統合失調症とその関連病態
ベッドサイド・プラクティス

〈編集〉
中安信夫

〈著〉
中安信夫　関 由賀子　神尾　聡
広沢正孝　本田秀夫　吉岡眞吾
針間博彦　船山道隆　堀　孝文
（執筆順）

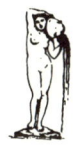

星 和 書 店

Seiwa Shoten Publishers

2-5 Kamitakaido 1-Chome
Suginamiku Tokyo 168-0074, Japan

Schizophrenia and Related Illnesses : Bedside Practice

edited by
Nobuo Nakayasu

written by
Nobuo Nakayasu
Yukako Seki
Satoru Kamio
Masataka Hirosawa
Hideo Honda
Shingo Yoshioka
Hirohiko Harima
Michitaka Funayama
Takafumi Hori

Copyright © 2012 by Seiwa Shoten Publishers, Tokyo

序

　「この数十年間，その時代その時代でトピックスがありましたが，精神科臨床において常に変わらず最重要なのは統合失調症ですよね！」

　上記は本書の出版元である星和書店の石澤雄司社長が漏らされた一言であるが，筆者もまたまったく同感である。筆者が精神科医となった昭和50年（1975）以降，境界例，多重人格，PTSD，そして現在の解離，アスペルガー症候群，「新型うつ」等々，時代時代で臨床トピックスがあり，それはそれで臨床に立ち向かう我々の目を見開かせ，豊かにさせてきたが，いつの時代においても重篤度ならびに患者数の点で最も重要な臨床課題が統合失調症であったこと，そして今もそうであることは否も応もなく否定できない事実である。これはなにも筆者が専門とする領域が統合失調症であるからだけでなく，精神科臨床に携わっておられる方ならば誰しもが抱く共通した思いであろう。

　先の言に続いて石澤社長が言われたことは「星和書店ではかつて『精神科プラクティス』シリーズを発刊し，その第1巻として統合失調症を編んだんです（黒澤尚，市橋秀夫，皆川邦直編『精神科プラクティス（1）精神分裂病』，星和書店，1991）。これは在庫が1冊しか残っていないぐらいにすごく好評で，ただもう古くなったので絶版にしているんですが，これと同じようなものを今の時代に合わせて作りたいんです。それは精神医学専門出版社としての使命だと思っています」であり，筆者にその編集を要請されたのであった。

　筆者はその要請に応えることにしたが，それは統合失調症こそ最重要な臨床課題であるという上記の理由に加えて，筆者が先年著した『精神科臨床を始める人のために──精神科臨床診断の方法』（星和書店，2007）という精神科臨床入門書の続編ないし拡大編を，すなわち先の書は主訴の聴取に始まり状態像の診断に終わるまでを取り扱ったものであるが，その後に続く状態像診断から疾患診断へ，さらにそれらの治療を実践的に論じる書，それは到底筆者一人の手に負えるものではないが，そうしたものを書きたいと願っていたからであり，統合失調症に限られるとしても，ここにその機会が与えられたと感じたからである。

*

　以上の意図のもと，筆者は本書の出版を決意し，それに際して次の3点を本書編集の基本方針とした。

　1）病期によってはまったく別の疾患かと見まがうほどの状態像ならびに治療的対応を異にする統合失調症を，その経過にしたがって初期，急性期，慢性期に分けて論じる。併せて，

統合失調症の臨床にあっては広くPsychoseと呼ばれる，鑑別を要すべき多くの関連疾患があり，それらの全般を論じることも実際の臨床のためには必要であるとの観点から，統合失調症の関連病態にも触れる。また精神科臨床においては薬剤副作用の防止ならびにその治療はそれ自体不可避的な臨床的課題であり，したがって抗精神病薬の副作用については別項を設けて詳述する。

　2) Professionalとしての精神科医が，一臨床医として外来，病棟を問わず眼前の患者に対して何ができるか，また何をしなければいけないか（ベッドサイド・プラクティス：ベッドサイドとは文字通りには「病床の傍らで」であって，一般的には例えばBed Side Learning：BSLにあるように入院治療を意味するが，ここでは「外来，病棟を問わず眼前の患者に対して」を意味している），そうした技法の数々を細大漏らさず，実際の臨床の用に足るべく記載する。その際，要点を一般的に述べるだけでなく，症例をあげて診療の局面局面において主治医として考えたこと，行ったことを具体的に記し，診療の実際が生き生きと伝わるようにする。なお，そうしたベッドサイド・プラクティスの基盤ないし背景をなしている理論的事項（精神病理や精神薬理）あるいは治療法一般（精神療法や薬物療法）は項を設けてまとめて論じるのではなく，各々の各論的項目の中で必要に応じて略記するに留める。

　3) 実際は複数の執筆者による共著となるが，一人の執筆者による単著のごとく最初から最後まで首尾一貫した論述となるよう心掛ける。そのために，統合失調症あるいは広く精神科臨床に対する考え方を筆者と同じくする，筆者が臨床家として信をおいている熟知の方々，いわばmy colleaguesを執筆者に選定し，かつ事前に徹底した打ち合わせを行い，いったん出来上がった原稿に対しても相互に検討することとする。

　以上の編集方針のもとに出来上がったのが本書『統合失調症とその関連病態：ベッドサイド・プラクティス』である。呈示症例は33例を数えることとなり，ベッドサイド・プラクティスの名に恥じない，症例に基づく実践書となったと確信するが，個々の症例の解説を通して筆者らが目指したものは，統合失調症とその関連病態に関する，精神科医ならば誰でもが共有すべきオーソドックスな診療技法を詳説することであり，そしてそれらを操作的診断や治療アルゴリズムのごとき機械的なマニュアルとしてではなく，同一の疾患，同一の状態像といえども個々の患者ごとに異なる実際の診療に際しての，まずもっての参照枠として呈示することであった。

　編者として全編を読み通して，俗に言う「使える本」になったと確信するが，本書が精神科医の日々の臨床実践に役立つ書として広く用いられることを切に望むものである。

2012年4月
中安信夫

目　次

序 ……………………………………………………………………………………………… iii

第Ⅰ部　精神科臨床におけるベッドサイド・プラクティス：概説

はじめに　3
1) 病　歴　3
　① 年齢，性別，職業　3
　② 主訴と受診動機（患者）and ／ or 来院理由（同伴者）　4
　　i.〈主訴〉と〈受診動機〉は別のものである　4
　　ii. 同伴者がいる場合には，患者とは別個に〈来院理由〉を尋ねる　4
　　iii. 主訴，受診動機は患者の生の言葉で陳述通りに記載する　5
　③ 現病歴　6
　　i. 現病歴をいつの時点から書き始めるかは治療者の判断に属する　6
　　ii. 時間を追って記載し，時期の特定とともにその折の患者の年齢や社会的立場も明らかにしておく　6
　　iii. 患者ならびに同伴者の陳述を生かし，術語は用いずに記載する　7
　　　症例1　20歳，女性，予備校生　7
　④ 家族歴　8
　⑤ 既往歴　9
　⑥ 生育歴・生活史　10
2) 診　断　10
　① 状態像診断　11
　　　コラム　精神医学 vs. 神経学　12
　　i. 表出　13
　　　コラム　いま一つの徴候　14
　　ii. 体験　15

   iii. 行動　16
    症例1　17
    症例2　19歳，男性，専門学校生　17
 ② 疾患診断　18
  i. 臨床診断とは1例に対する前向的な仮説設定である　18
  ii. 診断とはただに病名を与えることではなく，病態構造を見極めることこそ肝要である　18
   コラム　疾患概念 vs. 臨床診断　19
3）治　療　20
 ① 経験証拠／治療適応に基づく治療　20
  i. 経験証拠と治療適応　20
  ii. 経験証拠／治療適応に基づく治療の流れ　22
 ② 患者・家族への説明は治療の一環である　24

第Ⅱ部　統合失調症に対するベッドサイド・プラクティス

1　概説：統合失調症の概念，経過類型，および症状
はじめに　29
1）概　念　29
2）経過類型　29
 ① 急性−再発型　29
 ② 潜勢性−進行型　30
3）症　状　31
 ① 初期症状　31
 ② 急性期（極期）症状　31
 ③ 慢性期（後遺期）症状　32

2　初　期
はじめに　35
1）初期統合失調症の概念　36
2）診　断　38
 ① 初期統合失調症症状：概説　38

　　　　初期統合失調症症状一覧　　39
　②　初期統合失調症症状を聴取するにあたっての留意点　　53
　　　ⅰ．自生体験や気付き亢進の有無を先に聴く　　54
　　　ⅱ．質問は微に入り細を穿つようにする　　54
　　　ⅲ．質問に対して肯定の意が伝えられても，改めて患者自身の言葉で体験を具体的に述べるよう求める　　55
　　　　　コラム　症状同定における「体感」　　56
　　　ⅳ．一次的症状と二次的反応とを弁別する　　57
　　　ⅴ．極期統合失調症症状の有無はさりげなく'否定的に'尋ねる　　57
　③　診断の実際　　57
　　　ⅰ．定型（自生・過敏状態）　　58
　　　　症例3　初診時31歳，女性，無職　　58
　　　ⅱ．変異型　　64
　　　　a．内因性若年－無力性不全症候群　　65
　　　　症例4　初診時20歳，男性，無職　　66
　　　　b．偽神経症性統合失調症　　70
　　　　症例5　初診時14歳，女性，中学2年生　　72
3）治療　　77
　①　初期治療の目的と効用　　77
　②　治療技法　　77
　　　ⅰ．治療態度　　78
　　　ⅱ．面接技法　　78
　　　ⅲ．薬物療法　　79
　　　ⅳ．病名告知　　79
　　　ⅴ．予後予測　　80
　　　　症例3　　80
　③　治療がうまくいかなかった症例　　83
　　　ⅰ．自殺　　83
　　　　症例6　初診時27歳，男性，アルバイト　　85
　　　ⅱ．顕在発症　　93
　　　　症例4　　96
　　　　　コラム　ARMSははたして統合失調症の「早期発見」の具たりうるか？　　99

3　急性期
　はじめに　105
　1）状態像ごとの初診時診療の実際　105
　　① 幻覚妄想状態　106
　　　　症例 7　27歳, 男性, 無職　106
　　② 情意減弱状態　111
　　　　症例 8　21歳, 女性, 無職　111
　　③ 緊張病性興奮状態　113
　　　　症例 9　年齢不詳, 女性　113
　　　i. 意識レベル　114
　　　ii. 神経学的所見　114
　　　iii. 血液検査　114
　　　iv. 尿検査　115
　　　v. 頭部CT　116
　　　vi. 腰椎穿刺　116
　　④ 緊張病性昏迷状態　117
　　　　症例 10　29歳, 男性　117
　　　　　コラム　致死性緊張病（悪性緊張病）と挿話性緊張病　119
　2）急性期治療に必要とされる技法　121
　　① 鎮静と身体拘束　121
　　　i. 鎮静　121
　　　ii. 身体拘束　123
　　　　症例 9　123
　　② 薬物療法　124
　　　i. 静注　124
　　　ii. 経口　125
　　　　症例 7　126
　　③ 電気けいれん療法　127
　　　i. 適応　127
　　　ii. 手技　128
　　　iii. 副作用　129
　　　　症例 11　28歳, 男性, 作業所通所　130

4 慢性期
  はじめに　133
  1) 慢性期特有の症状　133
  2) 慢性期患者の治療　136
   ① 外来治療例　136
     i. 症例提示　137
       症例12　A, 筆者初診時51歳, 女性　137
         コラム　慢性期患者の表出について（関与しながらの観察と関与なしの観察の場合）　139
         コラム　精神行動特性とは　142
     ii. 慢性期の患者の外来治療のポイント　145
   ② 長期入院患者の治療例　146
     i. 症例提示　146
       a. 荒唐無稽な内容の妄想をもち続ける長期入院継続例　146
       症例13　B, 筆者担当時43歳, 男性　146
         コラム　診断のはっきりしない長期入院患者　148
         コラム　統合失調症患者の妄想主題─「出立」と「故郷回帰」　150
       b. 長期入院後の退院例　154
       症例14　C, 筆者担当時47歳, 男性　154
         コラム　50歳という年齢と終の棲家　157
     ii. 慢性期の患者の入院治療のポイント　160
  3) 慢性期治療の諸問題　161
   ① 予期の困難な自殺企図をめぐって　161
       症例15　D, 48歳, 男性　162
   ② 身体疾患への罹患と治療をめぐって　162
     i. 身体疾患の告知　162
     ii. 一般病院への転院の判断　163
   ③ 多飲症と水中毒をめぐって　163
     i. 多飲症と水中毒とは　163
     ii. 多飲症と水中毒の治療　164

第Ⅲ部　関連病態に対するベッドサイド・プラクティス

1　広汎性発達障害
はじめに　169
1) 統合失調症と広汎性発達障害との関係　169
　　コラム　アスペルガー障害 vs. 初期統合失調症　170
2) 広汎性発達障害のケースの診察　171
　① 診察手順　171
　② 診察技法　172
　　症例16　13歳，男性（思春期例）　172
　　症例17　26歳，男性（成人例）　174
3) 治療　176
　① 評価と治療計画作成　176
　② 多領域チームのコーディネイト　177
　③ 家族支援　178
　④ 社会参加のための環境調整　179
　⑤ 本人への精神療法　179
　⑥ 薬物療法　180

2　思春期妄想症
はじめに　183
1) 思春期妄想症の概念とその意義　183
　① 思春期妄想症の概念　183
　② 典型例の提示　184
　　症例18　筆者初診時27歳，男性　184
　③ 思春期妄想症の概念の意義　185
　　 i. 臨床現場での治療的指針として　185
　　 ii. 我が国独自の発信として　185
　　iii. 境界例研究の再構成　186
　　　コラム　軽症化した統合失調症　187
　　iv. 統合失調症の精神病理学的彫琢　187
　④〈思春期〉の意味　188

2) 他の疾患との関係　189
　① 統合失調症　189
　　　i. 長期経過の中で統合失調症への連続性が認められた症例　189
　　　ii. 統合失調症の前駆症状としての思春期妄想症病態　189
　　　症例19　当院初診時26歳，女性　189
　② 思春期妄想症の周辺の「非統合失調症性の」病態　190
　③ 思春期妄想症と類似の症状を呈する「双極性障害ないし非定型精神病」の症例　191
　　　症例20　当院初診時23歳，男性　191
3) 診察技法　193
　① 受診経路　193
　　　i. 患者本人が受診した場合　193
　　　ii. 家族等から相談を受けた場合　193
　　　iii. 他科（身体科）から受診依頼があった場合　194
　② 精神療法　194
　③ 薬物療法　195
　④ 長期的視点　195
　　　症例21　現在70歳代，男性　195

3　いわゆる「急性精神病」
はじめに　199
1) 疾患診断としての「急性精神病」　199
　① 急性精神病に関する類型診断　199
　　　i. 急性錯乱　200
　　　ii. 類循環精神病　200
　　　iii. 反応性精神病　200
　　　iv. 非定型精神病　201
　② 急性精神病に関するカテゴリー診断　201
　　　i. ICD-10：F23 急性一過性精神病性障害　201
　　　ii. DSM-IV-TR：298.8　短期精神病性障害　202
　　　コラム　若年周期精神病と産褥精神病　203
2) 暫定的状態像診断としての「急性精神病」　204
　① 狭義の急性精神病：急性の精神病状態　205

症例22　34歳，女性　　205
　　　症例23　26歳，女性　　207
　　② 広義の急性精神病：急性の行動障害　　208
　　　症例24　24歳，女性　　208
　3）疾患の鑑別のための手順　　210
　　① 外因性疾患の除外　　210
　　　ⅰ. 器質疾患　　210
　　　ⅱ. 中毒性疾患　　211
　　　症例22　　211
　　② 心因性疾患の除外　　211
　　　症例24　　212
　　③ 統合失調症，気分障害の鑑別　　212
　4）「急性精神病」治療の実際　　213
　　　症例22　　213
　　　症例23　　214
　　① 入院治療　　216
　　　ⅰ. 目的　　216
　　　ⅱ. 薬物治療　　216
　　　ⅲ. 行動制限　　216
　　② 維持療法　　217
　　③ 患者と家族に対する説明と関わりかた　　217
　　　ⅰ. 入院時　　217
　　　ⅱ. 入院後　　217
　　　ⅲ. 退院時　　217
　5）症例の経過／診断の変化　　217
　　① 気分障害化する経過　　218
　　　症例22　　218
　　② 統合失調症化する経過　　219
　　　症例23　　219

4　初老期・老年期の精神病
　はじめに　　223

1) 初老期・老年期の患者に対する診察手順・技法　223
　① 初老期・老年期の特徴　223
　　i. 初老期・老年期の心性　223
　　ii. 治療上の注意点　224
　② 認知症との鑑別　224
　　i. 認知症一般と初老期・老年期の精神病の鑑別　224
　　ii. アルツハイマー病　225
　　iii. 脳血管性認知症　225
　　iv. 前頭側頭型認知症　225
　　v. レビー小体型認知症　225
　③ 身体疾患の合併と精神病の経過中に死亡する可能性　226
　　i. 身体疾患の合併　226
　　ii. 精神病の経過中に死亡する可能性　226
　　　a. 悪性緊張病　226
　　　b. 誤嚥性肺炎　227
　　　c. 拒食　227
　　　d. 窒息　227
　　　e. 身体拘束　227
　④ 薬物療法の注意点　228
2) 遅発パラフレニー　228
　① 遅発パラフレニーとは　228
　　i. 遅発パラフレニーの特徴　228
　　ii. 遅発パラフレニーの近縁　229
　　　a. Janzarik, W. の接触欠損パラノイド　229
　　　b. Kraepelin, E. の難聴者による迫害妄想　229
　　　c. 原田の共同体被害妄想　229
　② 診察技法　230
　　症例25　発症時68歳, 女性　230
3) 遅発緊張病　233
　① 遅発緊張病とは　233
　　i. 遅発緊張病の臨床経過　234
　　ii. 遅発緊張病の経過中に死亡する可能性　235

② 診察技法　235
　　　　症例26　52歳，女性　235
4）退行期うつ病（退行期メランコリー）　239
　　① 退行期うつ病とは　239
　　② 診察技法　240
　　　　症例27　発症時52歳，女性　240
　　　　コラム　コタール症候群　243
5）その他　244
　　① 嫉妬妄想　244
　　　　症例28　発症時53歳，女性　245
　　② 口腔内セネストパチー　246
　　　　症例29　発症時67歳，男性　247
　　③ 皮膚寄生虫妄想　248
　　　　症例30　発症時71歳，女性　248
　　　　コラム　シャルル・ボネ症候群　250

第Ⅳ部　抗精神病薬の副作用に対するベッドサイド・プラクティス

はじめに　255
1）抗精神病薬による副作用　255
　　① 錐体外路症状　255
　　　　i. パーキンソン症状（振戦，筋強剛，無動，歩行障害）　255
　　　　ii. ジストニア（眼球上転，頸部ジストニア）　256
　　　　iii. Meige症候群（眼瞼けいれん）　257
　　　　iv. Pisa症候群　257
　　　　v. 遅発性ジスキネジア　257
　　② 代謝内分泌系　258
　　　　i. 高血糖　258
　　　　ii. 脂質異常症　259
　　　　iii. 体重増加（メタボリックシンドローム，睡眠時無呼吸症候群）　259
　　　　iv. 高プロラクチン血症（無月経，乳汁分泌，性欲減退）　260

③ 循環器系　260
  i. QT延長　260
  ii. 起立性低血圧　261
  iii. 心筋炎と心筋症　261
④ 血液系　262
  i. 顆粒球減少症　262
⑤ 自律神経系　262
  i. 抗コリン作用（口渇，便秘，イレウス，排尿障害，眼圧上昇など）　262
    コラム　Cholinergic crisisとcholinergic rebound　263
⑥ その他　264
  i. 肝障害　264
  ii. けいれん　264
  iii. 皮膚症状（薬疹，光線過敏症）　265
2) 精神症状との鑑別が問題となる副作用　266
① アカシジア　266
    症例31　26歳，男性　267
② 知覚変容発作　268
③ アキネジア・過鎮静・うつ　269
    症例32　28歳，男性　270
④ 悪性症候群　271
3) 妊娠，出産，授乳と薬物療法　273
    症例33　42歳，女性（出産時29歳）　275
4) 抗精神病薬と他の薬剤の併用の注意　276
① 気分安定薬　276
② ベンゾジアゼピン系薬　278
③ 抗生剤（抗真菌薬，マクロライド系）　278
④ 消化器系薬剤　278

著者一覧 …………………………………………………………………………… 283
編者略歴 …………………………………………………………………………… 284

第Ⅰ部

精神科臨床におけるベッドサイド・プラクティス：概説

精神科臨床におけるベッドサイド・プラクティス：概説

中安信夫

はじめに

ここでは，第Ⅱ部以下の個々具体的なベッドサイド・プラクティスの前提となる，またそれらに通底する全般的なベッドサイド・プラクティスを，「病歴」，「診断」，および「治療」に分けて概説する[1,2]。

1）病 歴

病歴を正確かつ詳しく聴取し，それを一定の方式で記載しておくことは，診断のみならず治療にとっても必要不可欠のことである。こうした病歴の聴取ならびに記載はもっぱら初診時に行われるべきことであるが，初診時にそのすべてが可能でなかった場合にも診療のなるたけ早い段階で行っておくべきである。以下，ここでは外来初診時を想定して，聴取すべき必要最低限の病歴の聴取と記載の留意点を述べてみる。

なお，病歴聴取の順序，流れについては，次の②〜⑥のうち，筆者はまず②→③と取り，その後，④，⑤，⑥を順不同に取っている。ただし，これはあくまでも原則であって，③の現病歴の聴取の段階で，患者の話が例えば④の家族歴，あるいは⑤の既往歴，あるいは⑥の生育史・生活史に及んだり，あるいはそれらを先に取っておいた方が理解がより容易になると考えられる時には，いったん現病歴の聴取を中断して，それらを先に尋ねるようにしている。

① 年齢，性別，職業

一般に年齢や性別は心的体験の把握において基本的なオリエンテーションを与えるものであり，また精神疾患の中には好発年齢帯や性差があるものもあり，したがってそれらは診断に際しての重要な情報であるが，受付からカルテがまわってきた段階で既に記載されているのが通常である。他の科とは違って重要なのは職業であり，いきなり，それも詳しく尋ねすぎるのは後の診療に支障をきたすが，面接のできるだけ早い時期に機をとらえて簡単に尋ねておくのがよい（初診時に自記式の相談表を用いる場合には職業欄を設けておくのが望ましい）。その職業とは例えば「会社員」，「自営業」，「大学生」，「主婦」などの程度のことでいいのであるが，おおよその社会的立場（社会の中で拠って立つ場）を知っておくと後の面接がスムースに流

れ，またそれは第2節で述べる表出 Ausdruck の評価にとっても重要であるからである（例えば，身のこなしや言葉遣いの評価など）。

② 主訴と受診動機（患者） and／or来院理由（同伴者）

i.〈主訴〉と〈受診動機〉は別のものである

「今日はどういうことでお出でになりましたか」で始まる面接において，その質問に患者本人が答えたものがここで述べる主訴ならびに受診動機である。ここに主訴とは「主たる訴え」とあるように，患者が最も苦衷としている自覚的訴え（症状）であり，一方受診動機とは何ゆえに受診を（時には「他ならぬ当院に，あるいは私に」という修飾句が付く）決意したのかという，その理由である。多くの場合，明言はしなくとも「苦衷（主訴）を，治してほしい（受診動機）」というのが患者の応答であり，ここにおいては主訴と受診動機は一体のもの，ないしひとつながりのものであるが，時としてこの両者を明確に別のものとして認識しておくことが必要となる。このことの最もわかりやすい範例は最近になって盛んになってきた，セカンドオピニオンを求めての来院であって，主訴は主訴としてあっても，それを治してほしいというのではなく，現在かかっている医師の診断ないし治療の当否を尋ねるということが受診動機となっている場合である。しかし，こうしたこと以前から精神科臨床においては主訴と受診動機とを区別しておく必要がある事態がある。例をあげるならば，それは病識を欠いた患者の存在であって，幻覚妄想状態にある患者が主訴がまったくないままに，あるいはせいぜい「眠れない」という些細な訴えのもとに，家族（親，配偶者，子），時には職場の強い要請に渋々したがうという形で来院する場合で，ここでは主訴と受診動機は乖離しているのである。また，病識を有する場合でも，主訴はすでに数年前からあるのに，何ゆえに今，この時期になって来院したのか，そこに主訴に直結するものではない受診動機が存在する場合もある。こうして見ると，我々治療者には主訴と受診動機を別のものとして区別しておく姿勢が必要となる。というのは，（順序を入れ替えて述べるが）受診動機は患者との診療契約にかかわることであり，主訴は診療契約が成立した上で患者と共有する治療目的にかかわることであるからである。殊に前者，すなわち受診動機を明確にし，それに応じた診療契約を結んでおくことは（病識を欠いた患者の場合には，それは治療当初は往々「仮初の契約」とならざるをえないが），診療を継続するにあたって重要なことと思える。

ii. 同伴者がいる場合には，患者とは別個に〈来院理由〉を尋ねる

以前に比べると，自発的かつ単身で受診する患者が増えたとはいえ，精神科においてはなお家族等の同伴者がいる場合が多い。この際には患者とは別個に，患者の診察に同伴した訳，すなわち同伴者の来院理由を尋ねておくのがよい。というのは，精神科にあっては，一つには患者に病識がない状態，例えば幻覚妄想状態や意識変容状態などが往々あるからであり，二つには患者が病識を有している場合でも，例えば家庭内暴力のごとく，同一の事態に対して患者と同伴者の評価が異なり，患者の主訴ないし受診動機と同伴者の来院理由に食い違いがあること

があるからである。

　同伴者の来院理由の聴取にあたって今筆者は「別個に」と述べたが，激しい精神運動性興奮・昏迷や意識障害がある場合は別として，一般的にはあくまでも患者の主訴ないし受診動機，およびそれに続く現病歴等の聴取が先であり，同伴者の来院理由はその後において初めて尋ねられるものであって，この原則は決してゆるがせにしてはならない。その理由であるが，一つには病識がなく周囲の強い勧めで渋々受診した患者であっても，受診する以上は自己に生じたなんらかの変化（例えば不眠）は自覚しており，それを治してほしいという潜在的な受診動機があるとみなすべきであって，それを聴かずして同伴者から先に話を聞くと，そのこと自体がすぐさまに患者の中に治療者に対する不信感を生み出し，ために患者との間で診療契約が結べなくなることが往々生じるからであり（このことは上述の患者の主訴ないし受診動機と同伴者の来院理由に対立がある場合には必発である），二つには患者に接する我々の中に，もっぱら外的な行動異常を問題視し，たぶんに素人的な解釈の入った「同伴者の眼（観察）」というバイアスがかかってしまい，いわば「眼が曇ってしまう」ないし「眼が歪んでしまう」からである。

　なお，同伴者の来院理由を尋ねるにあたっては筆者は次のような方法を取っている。患者の面接に先立って同伴者が面接を求めてくる場合も多いが，先の原則に則ってそれは断ることにしている。面接室への入室は患者と同伴者とで同時に行うが，その際には患者との面接に同伴者が同席することの可否を患者に尋ね，許可が得られればそのまま面接を行い，許可が得られなければ同伴者には待合室に退いてもらうよう求め，まずは患者だけとの面接を行う。前者の場合には，患者との面接を終えたのちに，患者同席のまま同伴者の来院理由を尋ねるが，患者との面接の段階で同伴者が患者とは別個に治療者と面接したがっているふうが認められる時には（通常，同伴者は患者の後方に控えているが，患者よりも前方に座っていたり横並びの際には後方にさがらせる。それは，面接の主役はあくまでも患者であることを患者自身に知らしめる効果があるとともに，後方にいる同伴者が身振りでもって患者の応答内容を否定するなど，同伴者と別個に面接をした方がいいかどうかの判断材料を患者に知られることなく示し易いからである）患者に待合室に退いてもらい，同伴者とだけ面接を行う。後者の場合には患者との面接を終えたのちに，'今度は'という格好で患者を待合室へ退かせ，入れ替わって同伴者に入室してもらってその来院理由を尋ねることにしている。もちろん，いずれの場合でも治療者と同伴者単独での面接を患者が拒否する場合にはこれを行わない。

　なお，患者は来院せずに家族のみが相談にきた場合には，家族の来院理由を聴き，家族からみた病歴を詳しく聴取しておくが，後日患者が来院した際には家族から得た情報はいったん「棚上げ」して，改めて患者を中心とした上述の面接を行う。

iii. 主訴，受診動機は患者の生の言葉で陳述通りに記載する

　患者の主訴ならびに受診動機は，一語一句，患者の陳述通りに記載しておくことが重要であり，例えば「自分のあそこから名状しがたい臭いが出ていて，電車で乗り合わせた人が咳払い

をする」と患者が話すならばその通りに記しておくべきであって，それを「体臭（ないし性器の臭い）の悩み」と要約したり，ましてや「自己臭恐怖」などと術語を用いて記載するのは厳禁である。というのは，治療は一方では患者に対する我々の診立てを軸に展開していくのであるが，他方では患者が何を苦衷とし（主訴），何を求めて受診したのか（受診動機）を具体的な生の言葉（それは時には独特の表現をもってなされることがある）で知り合意しておくことが，初診以後において患者と対話し，治療関係を維持し，治療の進展を測っていく上で欠いてはならないことであるからである（「君が最初に病院に来た時に言っていた，あの『○○』〈患者が自発的に用いた文言〉は今どうなっている？」とは，筆者がよく尋ねる科白である）。

③ 現病歴

ここでは3つの留意点について述べる。

i. 現病歴をいつの時点から書き始めるかは治療者の判断に属する

語られた「病歴」の中のいつの時点から現病歴を書き始めるかは，患者がいかに述べようとも，もっぱら我々治療者の判断に属する事柄である。それというのも，現在の疾患が発したと考えられる時点を特定して，そこから記載を始めることは，例えば各々の疾患には好発年齢帯があり，あるいはまた発病状況というものがあるのであって，したがっていつにかかって診断にかかわることであるからである。

ii. 時間を追って記載し，時期の特定とともにその折の患者の年齢や社会的立場も明らかにしておく

現病歴は当然のことながら時間を追って記載するが，その際エピソードごとにその発現時期をできるだけ詳しく特定するように努めるべきである。ここに，その時期は特定度によって年，年・季節，年・月，年・月・日，年・月・日・時間などがあるが，その特定が重要なのは症状ごとに，あるいは疾患ごとにおおよそそれらの時期特定度があるからであり（例えば，緊張病性興奮の発現は年・月・日・時間，少なくとも年・月・日の範囲で特定可能であり，逆に破瓜型統合失調症の始まりはせいぜい年・季節，下手をすると年の単位でしか特定できない），そのことが鑑別診断に有用であるからである。併せてその折の患者年齢と社会的立場（職業や学年など）も把握しておくことが重要である（例：「2011年〈平成23年〉1月〈18歳，高3〉頃より……」）。というのは，報告され記載されたなんらかのエピソードを理解する上で，何歳の時で，どのような社会的立場においてのことであったのかということを知っておくことは，時には診断に大きくかかわってくることがあるからである（上記の例では，患者が大学に進学した人であれば，大学受験期であったことがわかるし，例えば家族歴において母親の死亡が2010年12月と判明していれば，母死亡後間もなくの時期であったということで診断にもかかわってくる）。悪しき例として，例えば「2年前から」などと記した病歴があるが，病歴を記した現時点においてはその暦年や年齢，あるいは社会的立場がすぐにわかるものの，一般に精神疾患は慢性のことが多く，したがって長い経過の後には一々現病歴が記載された年月日から計

算しなおさないとそれらが判明しなくなるという不便が生じてくる。長い病歴のある人を受け持って，発病時の状況を知ろうとして古いカルテを取り寄せても，こういう記載のカルテに出会って苦労することも一再ならずあることである。

iii. 患者ならびに同伴者の陳述を生かし，術語は用いずに記載する

現病歴はもちろん治療者が患者ならびに同伴者の陳述を聞いて要領よく（要領よくではあっても，要約ではない！）まとめるものであるが，まとめるにあたって患者ならびに同伴者の生の陳述をできるだけ生かして記載するよう努めることが肝要である。事実とは異なると考えられる陳述（例えば病的体験）や患者独特の表現や言い回しにはカギ括弧を付し，その後に陳述者を明示し（例：「……」（患者）：但し，単身来院の場合には不要），また自発的ではなく当方の質問に患者が答えて得られた陳述もそれとわかるように記載する（例：「（……？）……」：質問に答えての患者の陳述，ことに「はい」，「いいえ」の応答は一般にその価値は乏しいと考えられる）。なお，長い病歴を有する患者の古い時点での病歴をのぞいては，「幻聴」とか「幻覚妄想状態」などの術語は用いないのが原則である。

以上，「陳述を生かし，術語は用いず」に記載するのは，主訴と同様に患者の生の体験を知っておくためであるが，併せて診断の再検討（自らによるもの，あるいは症例検討会等も含め他人によるものも）のためでもある。体験の具体的陳述が残っていればいつでも再検討できるが，例えば一言「幻聴」と記載してしまえば，はたして幻聴と見做してよかったものか否かも検討のしようがなくなってしまう。

上記①，②，③で述べたことを具体的に示すために，以下に記載の実際例を掲げることにする。なお，本症例に対する状態像記載の実際は第2節に呈示する。

症例 1　　20歳，女性，予備校生

〔主訴〕自分がここにいる気がしない。後頭部がボーっとする。

〔受診動機〕大きな病院がいいと思ったから。

〔現病歴〕（元来健康であり，それほど活発ではなく，どちらかというと家の中で遊ぶのが多かったが，学校生活，友人関係等の適応に特に問題はなく，成績も中の上であった）

1990年〈H2年〉頃（17歳，高2）より，1日中気がつくと頭の中でCMソング等の音楽がたえず鳴り続けるようになった（音は現実音のようにはっきりとしている）。また，気がつくと別のことを考えていたり，雑念が湧いてきて，TVを見ていても「頭の中がよそにいく」ような感じになった。雑念の内容は過去の記憶であったり，「自分で作ったもの」であったりと様々であり，必ずしも印象的に記憶されているような事柄にかぎらず，何気ない日常的な場面も想起される（例：幼稚園の頃，砂場でスコップで砂を掘って遊んでいた時，前の人に砂

がかかって謝ろうと思ったけど，恥ずかしくて謝れなかったこと)。想起される場面は視覚的で，動きや色を伴うありありとした映像として知覚されるが，現実の風景に重なって見えることはない。また，そういう時につい思い出し笑いをしてしまうこともあったという。「自分で作ったもの」の場合も同様で，その中に自分が登場する。また，ほかにも他人の話を聞いている時，一度頭の中で相手の言ったことを反芻しないと理解できないことや，一つの物を注視しようとすると周りの物も見えて視線が動くことなども出現してきた。

1992年〈H4年〉夏（19歳，予備校1年目）のある日突然，気がつくと後頭部の「喉の上の部分」（頭の内部のかなり広い範囲）が「ガンガン」し始め，1日中絶えず続くようになった。痛みはないが拍動性である。それが1～2カ月後には「ボーっとした感じ」に徐々に変化し，「神経が腫れている」ような感じがするようになった。その頃，ノイローゼに関する本を読み，離人症の記述に「自分がここにいる気がしない」とあるのを読んで「これだ！」と感じた。つまり，「頭の中がボーっとする」感じと「自分がここにいる気がしない」感じはまったく同質だと感じている。

1992年〈H4年〉秋頃よりは，食生活は変わらないのに「空腹感がなくなった」ように感じ始めた。実際には食事自体はおいしいと感じ，殆ど残さずに食べている。また音楽を聞いていても楽しめるが，その世界に入っていけないという感じが出現した。「睡眠のリズムの乱れ」も自覚し始め，朝まで眠れない日が何日も続くことがあった。年末よりは煙草がまずく感じられ，それまで20本／日だったのが10本／日に減った。

1993年〈H5年〉1月（19歳）に「頭がボーっとした感じの持続」を主訴にA〈実際は実名〉病院精神科を受診し，2週間に1度の割合で通院し，服薬（内容不明，2種類，精神安定剤と説明があった）し続けたが，まったく症状は変わらなかった。病状についてはまったく説明がなく，主治医がなんとなく気に入らなかったので，3月に自分から通院を中止した。

1993年〈H5年〉6月（20歳：予備校2年目）にB〈実際は実名〉大学病院精神科を受診し，同内容の投薬を受け，2週間の1度通院したが，ここでも特に説明なく，変化もしなかったので7月に通院をやめた。

頭がボーっとした感じは相変わらず続き，じっとしていられないほどではないが，苦痛や違和感を感じるので治したいという意思があり，1993年〈H5年〉9月20日当院外来を受診した。なお，現在は二浪中であるが，予備校生活や受験勉強には支障を来しているとは感じていず，成績もまあまあのところを維持している。

④ 家族歴

家族歴で記すべきは，家族図，精神疾患の遺伝負因，同居関係の3点である。家族図では筆者は通常，同胞，親，子供に関しては，その年齢や職業（学生の場合は学年），婚姻の有無な

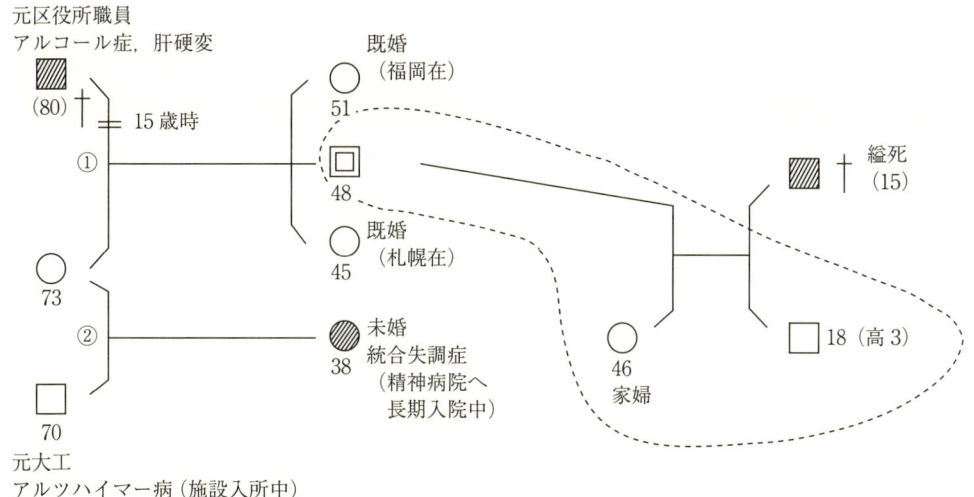

図Ⅰ-1　家族図の1例（文献2より転載）

患者は □（男性）または ○（女性）で示す。▨あるいは●と斜線を入れてあるのは精神疾患ないし自殺・行方不明の血縁者である。母の婚姻関係に①，②と番号を付したのは，①が初婚，②が再婚を示す。実父母の離婚はその関係を断ち切る二重線（＝）で示すが，父方に寄せてその二重線を入れたのは，父母の離婚後，患者が母に引き取られたことを示す。その際，父母離婚時の患者年齢を記しておく。実父ならびに長男が死亡しているが，死亡時年齢は（ ）に入れて示す。患者を含んで同居している家族を点線で囲む。

どを最低限書き込むようにしている（祖父母や孫については必要に応じて記載している）。精神疾患の遺伝負因に関しては「どなたか血縁者で精神科にかかったことのある人はおいでですか」と尋ねるが，精神疾患のみならず自殺者や行方不明者がいればそれも記載する。ただし，後者の自殺者や行方不明者については殊更に尋ねるものではない。この遺伝負因の有無は時に診断決定において極めて重要となるものであり，家族内集積性が高い疾患，例えば躁うつ病が疑われても家系内に同病の人がいない場合には筆者は診断保留とするのが常である。同居関係とは患者が誰と一緒に暮らしているかであって，家族図中に同居者を点線で囲んで記す。この同居関係を記すのは，場合によってはそのことでおおよその家族内力動を推測することが可能であるからであるが，当然同居してしかるべき家族成員が別居している場合には一応その理由を尋ねておくとよい。以上のすべてを含んだ一つの家族図を例として掲げておく（図Ⅰ-1）。

⑤ 既往歴

他の科とさほど異なるものではないが，脳損傷をきたすような事故や疾患の既往があるならば詳しく記載し，当該の疾患ですでに他院に，あるいは他の疾患で他院あるいは他科に受診している場合には診断病名とともにその処方内容を確認しておく（ことに精神症状を惹起する可能性のある薬物，例えばステロイドやインターフェロンの服用の有無）。またアルコール飲用歴も聴取しておく。

⑥ **生育歴・生活史**

　生育歴は，発達の要因の関与が疑われる場合に重要となる。しかし，周生期から学齢期にかけての発達の経過は本人の記憶によるわけにはいかないため，単独で受診してきた場合にはすぐには情報が得られない。そのような場合でも，親や同胞など本人の生育歴を聴取できそうな人が同伴してきた再診の機会を利用して聞き取るようにする。

　聴取に際しては，「小さい頃，何か変わったところはなかったですか？」といった大まかな質問の仕方は避け，乳幼児期の運動発達およびコミュニケーションの発達の主な里程標や行動特徴について，具体的に出現の有無や時期を確認する。聴取すべき項目をリストアップして手元に置いておき，必要に応じて用いるとよい。リストアップしておきたい項目としては，始歩の時期，初語の時期と内容，折れ線現象の有無，遊びの内容，友人関係，特定の事物や活動内容への執着や没頭，多動や不注意の存在が想定されるエピソード，学業成績などが挙げられる。保管されていれば，母子手帳，学校のテストや通知票，作文や図工の作品などを持参してもらう。（上記生育歴の執筆は第Ⅲ部第1章担当の児童精神科医，本田秀夫氏による）

　生活史の聴取は家族歴や既往歴と同様に面接の最後の方で行うのが通例である。よって，それ以前に行われた主訴や現病歴からおおよその疾患診断が推定されており，その推定される疾患によって生活史の聴取の粗密が決定される。例えば，人格障害圏や神経症圏の場合には生活史の聴取は詳細に行う必要があり（もっとも現病歴の聴取の段階で，現病歴と入り交じった形で生活史が語られていることが多い），逆に外因性の疾患が疑われている場合には簡略に済ますことができよう（後に外因性疾患が否定されて改めて生活史を詳細にとりなおさなければならないこともあるにはあるが）。最終学校歴（おおよその病前の知能を知ることができる。学校名のみからは判定しようがない時には公立小・中学校での成績をさりげなく聞く。ただし，いわゆる「学歴」を問題視していると誤解されないよう配慮を要する）および職歴（詳しい会社名等は不要。重要なのは職務の内容や職を転々としているか，その場合は最長どれぐらいの期間勤めたかなどで，社会適応の有無を推し量ることができる）は記しておくのがよい。

2) 診　断

　精神科における診断は図Ⅰ-2に示したように2段階の過程を経て与えられる。第1段階が状態像診断であり，第2段階が疾患診断である。第1段階の状態像診断とは，現在の精神状態が例えば幻覚妄想状態であるとか抑うつ状態であるとかの判定であるが，それらのカテゴリーは既に名称の与えられた上記のような状態像につきるものではなく，当該患者の現在の精神状態を統合的に表現しうるものであれば何でもよいと思われる（時に状態像が2つも3つも記されているカルテを見かけるが，状態像はあくまでも1つである）。第2段階の疾患診断とは，当該の状態像を示しうる疾患群の中から，発病の様相やその後の経過，生育歴・生活史，既往歴，家族歴，病前性格，身体的理学所見，種々の検査所見などを考慮して，もっとも蓋然性が

第1段階：状態像診断

状態像診断に加え，以下のことを考慮して疾患診断に至る

発病の仕方（急性／亜急性／潜勢性），その後の経過（漸次もしくは急速進行性，発作性／挿間性／相性，周期性など），遺伝負因，病前性格，知的能力，生育歴・生活史，適応状況，家族内力動，アルコール・薬物歴，既往・合併症，身体的理学所見，神経学的所見，心理テスト，一般生化学的検査，脳生理学的検査（EEG, SPECT, PET），脳形態学的検査（CT, MRI）など

第2段階：疾患診断

図Ⅰ-2　精神科臨床における2段階の診断過程（文献2より転載）

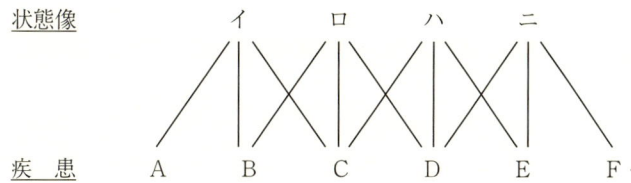

図Ⅰ-3　状態像と疾患との対応の模式図（文献2より転載）
イという状態像を示すのは疾患A，B，Cのみであり，ニという状態像を示すのは疾患D，E，Fのみであるとすると，イをニと誤診すると疾患診断は遠く逸れてしまうことになる。

高いと思われる1つの疾患を選択することである。

　上記したごとく診断過程が2段階に分けられ，状態像診断がその第1段階として置かれるのは何ゆえか。それはひとえに，患者が我々の面前で直接的に示しているものは疾患そのものではなく，また個々バラバラの症候でもなく，「表出，体験，行動のすべてが一塊のものとして表現される全体像」，すなわち状態像であるからである。このことが状態像診断を第1段階の診断として置くまず第1の理由であるが，我々が状態像を重視するのには今一つの第2の理由がある。それは，精神症状の発現は個々バラバラにではなく，通例ある一定のまとまりをもった状態像として見られ，かつ個々の状態像は複数の，しかし限定された疾患でしか見られないという観察があり，ここに状態像を特定化することが疾患診断に近づく第一歩であり，逆に状態像の特定において誤ると疾患診断は遠く逸れてしまう危険性があるからである（図Ⅰ-3）。

① 状態像診断

　それでは状態像診断はどのように行われるのであろうか。そのためには，精神科における診察手順を身体科一般の診察の手順と比較してみるのがわかりやすいであろう。図Ⅰ-4に身体科一般と精神科の診察手順を対比して示したが（ここにおいては家族歴，既往歴，生育歴・生活史の聴取は省略する），身体科一般においては主訴に続いて現病歴が，すなわち患者の自覚

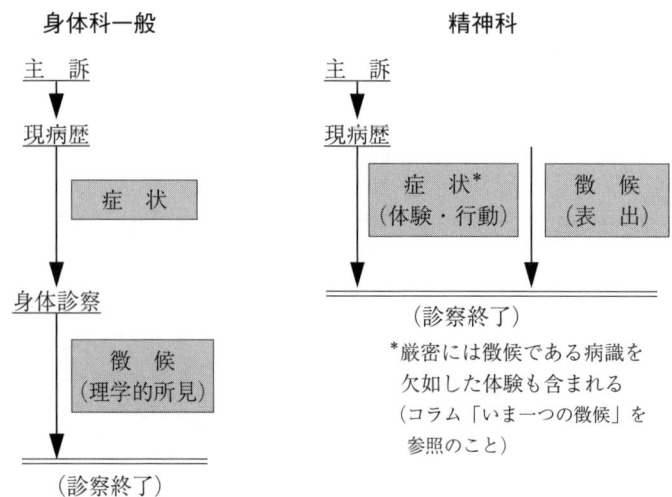

図 I-4　身体科一般と精神科の診察手順の違い（文献2より転載）

的訴えである症状が聴取され，次いで他覚的所見である徴候（理学的所見）を見い出すべく，通常は症状に焦点を絞った身体診察が行われる。精神科においても主訴，続いて現病歴という手順を踏んでいくことは身体科一般となんら変わりはないのであるが，じつは精神科においては診察はこの段階でもはや終了してしまうのである。となると，精神科では症状のみに基づいて診断を行っているのかといえばさにあらずで，現病歴（体験・行動症状）の聴取の段階で併せて徴候を同時並行的に取っているのである。ここに，その徴候とは一般に表出と呼ばれるものであって，客観的に見て取れる（といっても，直接的には患者と相対する治療者という第2者によって見い出されるものであるが）身だしなみや礼容，姿態や表情等々の「表に出づるもの」の一切である。現病歴の聴取の中心は「体験を聴く」ことにあるが，他方で「表出を観る」ことも重要であり，この両者を同時並行的に行う中で浮かび上がってくるものが状態像なのである。

精神医学 vs. 神経学

　本文において，精神医学の診断は状態像診断と疾患診断の2段階から構成されること，状態像とは「表出，体験，行動のすべてが一塊のものとして表現される全体像」であり，その診断は構成成分である表出，体験，行動の各々を逐一積極的に解析することを通して初めて得られると述べておいたが，精神科臨床診断のこうした特性をより一層明示するために，精神医学における診断手法と神経学における診断手法を対比しておこう。

　表 I-1に，精神医学における診断手法を神経学のそれと対比して示したが，精神医学においても，また神経学においても，診断は2つの段階に分けて行われること，そしてその第2段階目の診断が疾患診断であることは共通しているが，第1段階目の診断の対象ならびに手法において両者は異なっている。すなわち，診断対象において精神医学は状態像であり，神経学は病巣部位であるという違いがあり，また診断手法において精神医学は患者の陳述に共体験しつつ行われる即

応的質問，および患者の表出，体験，行動の一々を解析しつつ全体に統合して得られるパターン認知であり，神経学は最初から最後に至るまでシステマティックに構成された神経系の系統的検査，および神経解剖学の知識の上に立って行われるロジック判断であるという違いがある。このように，精神医学と神経学はその診断対象において「状態像−病巣部位」と異なるだけでなく，その診断手法において「即応的質問−系統的検査」，「パターン認知−ロジック判断」と表現されるような，対極的といっていいほどの差異を有しているのであって，同じく脳神経系の疾患を対象としつつも'はなはだ遠い'存在なのである（日常臨床においては必ずしもこうではないと反論されようが，診断困難例や未知の疾患に出会った際には，必ずやこうしたプロセスが踏まれているのである）。

表Ⅰ-1 精神医学と神経学における診断手法の共通点と相違点（文献1より転載）

		精神医学	神経学
第1段階		状態像	病巣部位
(診断手法)		即応的質問 (精神医学的面接)	系統的検査 (神経学的検査)
		パターン認知 ↓	ロジック判断 ↓
第2段階		疾　患	疾　患

文　献

1) 中安信夫：精神科臨床診断の思想―臨床診断基準に求められるものは何か. 松下正明総編集：臨床精神医学講座 24 精神医学研究方法. p.69-81, 中山書店, 東京, 1999.

先に，状態像とは「表出，体験，行動のすべてが一塊のものとして表現される全体像」であり，それは「（『体験を聴く』と『表出を観る』の）両者を同時並行的に行う中で浮かび上がってくる」と述べておいたが，それは構成成分である表出，体験，行動の各々を逐一積極的に解析することを通して初めて得られるものである。以下にそれらの定義，解析方法，記載の仕方を詳説する。

i. 表出

定義　文字どおり「表に出づるもの」であり，客観的観察によって得られるものである。具体的には，身だしなみ，礼容，服装，姿態とその変化，表情とその変化，声の大きさ・質と緩急・抑揚の有無，会話は自発的か（制止に応じるか否か）・それとも質問に答える形か（応答はすぐに戻ってくるか・答え始めるまでに時間がかかるか，質問は正しく理解されているか），まとまりがあるか否か（思路が追えるか，脇道にそれるか，断片的か），話し出した後は連続的か・断続的か・語尾が曖昧になるか，など。

いま一つの徴候

　本文において，精神科における徴候は表出 Ausdruck であると述べておいたが，じつはいま一つの徴候が精神科にはある。それは真正幻覚や妄想のような，病識欠如を病態として内包する心的体験であり，これらは通例は症状と呼び習わされているが，言葉の厳密な使用においては徴候と言うべきものである。筆者がそう言うのは次のような事情があるからである[1]。

　一般に症状とは「自覚的訴え」，徴候とは「他覚的所見」とされるものであり，身体医学においてはこの区別は明瞭であって，動悸は症状であり頻脈は徴候であるように，患者によって言葉で伝えられるものが症状であり，我々による何らかの操作（ここでは脈診）によって与えられるものが徴候とされるのである。が，精神医学においてはこうした理解をそのままに適用するならば，議論に混乱が生じてくることになる。なんとなれば，真正幻覚や妄想は言葉で伝えられるものではあっても，患者はそれを事実として述べるのであって，決して自覚的訴えとして述べるのではないからである。ここにおいて，真正幻覚や妄想ははたして症状なのか徴候なのかという問題が浮上してくる。

　筆者の考えるところ，これを解き明かす鍵は生起した異常な心的体験に対して主体がその異常性を認識しているか否か，言い換えれば病識欠如を病態として内包する心的体験か否かという観点である。例えば強迫観念や抑うつ気分のように，主体がそれを異常なものと認識し（すなわち「病識あり」），対象化しえているものに対しては我々は相手の陳述をそのままに素直にたどることによって，いわば心的体験に内から密着して概念化に至るのであるが，これは自覚的訴えそのものであって症状と看做してよかろう。一方，先に問題にした真正幻覚や妄想は，主体が時にその苦衷をのべたとしてもその真の異常性を認識しえない（すなわち「病識なし（病識欠如）」）心的体験であり，こうしたものに対しては我々は相手とは別の判断基準を導入して，いわば心的体験に外から距離をおいて概念化に至る（それに応じて術語には幻覚〈まぼろしの知覚〉とか，妄想〈迷妄の想念〉とかのように我々の判断が入らざるをえなくなる）のであるが，とするとこれは他覚的所見としての徴候といわざるをえないと思われる。ただし，知覚のまぼろし性や想念の迷妄性，それはまずは患者に相対する我々の判断なのであって，患者の述べる当該の知覚が真正幻覚という，あるいはまた当該の想念が妄想という徴候となるためには，我々の判断は決して恣意的であってはならず，例えば頻脈に 100/分以上という基準があるように，そこに客観性ないし普遍妥当性が求められなければならないのである。知覚のまぼろし性や想念の迷妄性がこと改めて問われる臨床現場というのは患者が病識を欠いている場合にほかならないが，筆者の理解するところ病識欠如とは総じて「蓋然度の逆転」（個々には真正幻覚においては「実在性 reality の誤判断」，妄想においては「蓋然性 probability の誤判断」），すなわち常識的判断においては有り得べくもない事柄をいささかの疑いを抱くことなく有り得る事実として確信することであるが，患者に対する質疑応答の内容やその際の表出の観察を通して，患者にこの「蓋然度の逆転」があることを確認することこそが，先に述べた，徴候としての客観性ないし普遍妥当性を証するものと思われる。

文　献

1) 中安信夫：記述現象学の方法としての「病識欠如」．精神科治療学，3；33-42, 1988.

解析方法 定義において「客観的観察」と述べたが，それには関与なしの観察（例えば，患者が一人待合室にいる場合）と関与しながらの観察（面接場面）の2つがある。筆者は初診の場合，待合室まで自ら患者を呼びにいくことを旨としているが，待合室での様子と面接場面での表出が際だって異なることもままあることであり，面接場面の観察だけであると誤診ともなりかねないことも時に経験する。後者の場合には，上記の表出ならびにその変化はたんに静態的に観察されるものではなく，それが当方と患者との二者の関係（場）のもとで展開していることであることを考慮に入れなければならない。我々は患者を観察するとともに，患者と自分とが構成している面接の場あるいは状況をたえず観察するという複眼的視点をもつ必要がある。

記載の仕方 記載するにあたっては異常なところだけでなく，正常・異常の区別なく，すべてを取り上げ，微妙な綾まで表現するためには日本語を用いて叙述的に詳しく記す[注]。ただし，患者の心の中を推察したような，感情移入した表現は避けるべきであり，客観的に観察された事実のみを記載すべきである（感情移入した表現を時に筆者も用いることがあるが，その場合には「悲しげ」，「思い詰めたような」等と記載し，'実際の内的体験はいざ知らず，当方にはそう見える'旨を示すことにしている）。

　　注）初診時の表出を詳しく記すのは状態像の特定のためであるが，他方後日において治療の成否をはかるためでもある。というのは，状態の改善ないし悪化は表出に端的に表れ，その点で初診時の表出をいわば基準点として覚えておくことが必要となってくるが，詳しく記しておけばおくほどそのイメージアップが容易となるからである。なお，筆者は再診時以降はカルテに表出の一々を記すことはなく，変化したことのみを記すようにしている。

ii. **体験**

定義 会話を交わすことによって初めて診察者にわかる患者の内的世界（体験）である。

解析方法 体験を知る上においては「体験を聴き，症候を読む」という姿勢が必要である。次に述べるように「記載にあたっては異常と判断される体験のみを取り上げて，それが既存の精神症候学的概念によれば何と表現されるものかを厳密に考究し，その術語を用いる」，すなわち状態像を特定する上においては，患者から聴取した異常体験に症候名を与えることが重要となるが，しかしながら目標とするものが症候名であるとしても，我々が「体験を聴く」にあらずして「症候を聴く」という面接態度—その典型は構造化面接である—で患者との面接に臨むとするならば，それは目標に達しないどころか，治療の弊害ともなろう（患者の苦悩に共感し，それを受容することが治療，ことに精神科治療の第一歩であることは言うまでもないが，先の「症候を聴く」という面接では患者には自己の苦悩が受容されたという実感が得られないからである）。

それでは，どのような面接態度や技法が望まれるのか。それは先にも述べたように，あくまでも「体験を聴く」という面接態度であり，それはとりもなおさず，患者の陳述の流れに寄り添いつつ行う共（追）体験とそれに基づく即応的質問という技法から構成されるものである。

以下，共体験と即応的質問について述べる。それは，患者の体験はもちろん言語的陳述とし

て表現されるが，我々は患者の陳述をただに外在的対象として聴くのではなく，いわば'自分の身に置き換えて'患者の述べる体験内容を心の中で自らが体験するように努め〈共体験〉，そしてその過程の中で共体験するうえで不明のところを尋ね，さらに共体験しえたとしたら，その体験から導かれるであろう次の体験（感情など）を類推してそれを尋ねる〈即応的質問〉，というような技法である。ここでは共体験という営みと即応的質問という作業が繰り返されるわけであるが，言葉を代えていえば我々は瞬時に当の患者になりかわり，瞬時に診断者へと戻るのである。これが適切かつ十分に行われているかぎり，症候の同定に足る体験内容はおのずと詳細に浮かび上がってくるものであり，また患者の苦悩に共感することともなり，治療上望ましい結果が得られることにもなろう。なお，体験を聴くにあたっては，患者の陳述の流れに素直に従う，いわば陳述に寄り添うことが大切であって，少なくとも初診の面接，ことにその前半においては筆者は患者の陳述を，それが診断上はどんなに些末なものであると思えても，それを打ち切ることはしない。それは，第1には打ち切ることが治療関係の形成を阻害することを考慮するからであるが，第2には初診においては患者の多くは混乱しており，その陳述が紆余曲折したものとなりがちなことは当然のことであって，そしてそうした混乱ゆえに発せられた直截な言葉の中にこそ真実があると思えることがあるからである（逆に，治療者が欲しい情報を，時にはメモにして，理路整然と与えてくれる，いわば'行儀のいい'患者がいるが，そこには「客観視」を通しての修飾や誤謬が含まれていることがあり，鵜呑みにしてはならないと思われる）。

　記載の仕方　記載にあたっては異常と判断される体験のみを取り上げて，それが既存の精神症候学的概念によれば何と表現されるものかを厳密に考究し，その術語を用いる（既存の術語に相応するものが見当たらない場合には，概念を明細化した新たなる術語を与える必要があるが，体験を患者の表現どおりに記載しておくのも一法である）。なお，記載の順は状態像の前景にあるもの，ないし患者の苦悩の中心にあるものから記載していく。先に述べた表出は，診察室場面での（場合によっては待合室でのものも含む），ある一定の時間内に認められたものに限って記載するが，体験の記載にあたっては診察室場面では認められなくとも，現在の状態が生起して以後のものはすべて記載する（体験というものは，それが正常であろうと異常であろうと状況に左右されることが多く，またその多くは本来短い持続で出没するものであるからである）。

　iii. **行動**

　定義　表出と同じく客観的に観察されるものであるが，表出とは異なってある一定のまとまりのあるものである（ただし，「一定のまとまり」とはいっても，異常な行動の場合には目的を有し意図して行われる行為には相当しないものも多々ある）。行動の異常は，それが著しい場合にはすでに診察室場面での表出となって表現される（例えば緊張病性興奮）。

　解析方法　診察場面で認められる場合には治療者自身による客観的な観察を行うが，日常生活におけるそれは，患者ともっとも身近に接している第三者（多くは家族，まれには職場の同

僚や学校の教師）から聴取する。後者（ことに家族）の場合には，行動の発現を外在的要因に関係づけ，患者の心を推定しての，すなわち了解的文脈のもとに情報が与えられることが多いので注意を要する。

　記載の仕方　診察場面での表出として認められる場合には，表出の項においてその具体的有り様を日常語で記載するとともに，この項においてそれに精神症候学的術語を与えておく。行動の異常はその質によっては，あるいは軽度の場合には診察場面で認められることがないが（例えば，無為・自閉的生活態度や易怒性亢進），この場合には体験の記載と同様に，現在の状態が生起して以後の，種々の生活場面で観察されたもののすべてを記載する。

　以下に状態像記載の実際例を2例あげるが，筆者は表出を1)，体験と行動は一括して2)として記載するのを旨としている。

症例1　(p.7の症例)
1) 単身で来院。身だしなみや礼容は整っている。背筋を伸ばして正対して着席するが，ややしばたくような眼であり，視線を外す傾向がある。全般的に緊張した様子があり，表情にもそれが窺えるが，時に話題に応じて見える笑顔はごく自然である。質問に対する理解は良好であり，応答は迅速であるが，その内容はごく手短であり，自ら積極的に話すことはない。
2) 体感異常的訴え（頭の中心部が「ガンガン」→「ボー」，別の表現では「神経が腫れている」）—同一の体験に対して自己存在感の喪失（自己精神離人症）を思わせる表現をする，自生思考，自生記憶想起，自生空想表象，視覚性気付き亢進，音楽性幻聴，即時理解の障害，アンヘドニア？，空腹感の欠如，睡眠障害（数日間の全不眠），嗅覚低下？（煙草がまずい）
状態像診断　自生・過敏状態

症例2　19歳，男性，専門学校生
1) 左側背方へ引っ張られる形（その後の観察では必ずしも左側背方ではない）で背筋を過度に伸ばし，また歩行は大腿部をやや過度に持ち上げるといった格好で入室してくる。入室→着席（起立→退室）の動作はきわめて緩徐である（2分程度を要する）。入室から着席後しばらくの間まで，何かをしゃべっているかのような口部の動きが認められる。着席した後も背筋は過伸展の傾向あり，一方肢位はいわゆるかしこまった形の萎縮姿勢。顔はこちらに向けているが，必ずしも視線は合わせず，茫乎，困惑げな眼。眉間に皺を寄せ，眼裂を細めてまぶしげな表情をし，同時に下唇をかみしめるような一連の顔面運動が頻回にくりかえされる。終了すると，ほっとため息をつくかのように，口を軽くあけ，かつ眼裂はかえって開大

する。緊張をときほぐすかのように（主に質問 – 応答の際に）笑顔を見せるが，上記表出とは不連続な印象である。質問には短く，Yes – No 的応答を返す（概ね No の返答）。
　2) 高卒後，上記の表出（＊）と行動の緩徐化（外出時のみ？），高3以来，全般性の意欲の低下，＊の中には独語（発声なし）– 言語性精神運動幻覚が含まれる。
状態像診断　緊張病状態

② 疾患診断

　先に述べたように，疾患診断は第2段階の診断過程であり，当該の状態像を示しうる疾患群の中から，発病の様相やその後の経過，生育歴・生活史，既往歴，家族歴，病前性格，身体的理学所見，種々の検査所見（それらの具体的内容は図I-2を参照のこと）などを考慮して，もっとも蓋然性が高いと思われる1つの疾患を選択することである。各々の病態ごとの疾患診断の要諦は第II部，第III部において述べられるので，ここでは全般に通じる留意点を2点ほど述べるに留める。

i. 臨床診断とは1例に対する前向的な仮説設定である

　臨床診断にあたっては疾患概念が準拠枠となることは改めて言うべくもないことであるが，忘れてはならないことは疾患概念が「多数例に基づく遡向的な事実認定」であるのに対して臨床診断とは「1例に対する前向的な仮説設定」であって，その考え方において両者はまったく対極的なものであり，したがって臨床診断は疾患概念をただスライドさせるだけであっては成り立たないということである。このことからは，臨床診断上，次の2点が留意されるべきである。

- 仮説設定としての臨床診断は，新たに入手された臨床情報の次第によっては変更を，また治療の成否によって検証を受けるべきである。
- 治療の目的はたんに現在の状態の改善のみならず近未来の状態の予防をも含むものでなければならないが，そうであるとするならば仮説設定としての臨床診断は疾患の萌芽形態ならびに不全形態の診断（初期診断，より重症の疾患であるとの疑診）をも含むものでなければならない。

ii. 診断とはただに病名を与えることではなく，病態構造を見極めることこそ肝要である

　ここに言う病態構造[3]とはいうならば「病的状態の態様の構造化」であり，より具体的にはどのような人（年齢，性別，遺伝負因，病前性格，知的能力，生育歴・生活史）が，どのような状況（職場・学校内適応，家族内力動）で，心身の両面において何を契機に，あるいは契機なしに，どのような発症の仕方（急性／亜急性／潜勢性）で，どのような症状（これには原発 – 続発の区別等の症状布置が考察される必要がある）を発し，その後はどのような経過（漸次もしくは急速進行性，発作性／挿間性／相性，周期性）を辿って，どのような状態像を現在呈するに至っているのか等々，文字通りの臨床場面で得られた情報を統合的に捉えたものであ

るが，それなくしては十全の意味での治療の方針は成り立たず，またそれ以前に患者にどう接すればいいか，それすらもわからないものであって，診断にあたって欠かしてはならないものである。

> ### 疾患概念 vs. 臨床診断
>
> 　近代精神医学の創始者ともいえる Kraepelin, E. が，進行麻痺をモデルとして原因－症候－経過－転帰－病理所見の一連の組み合わせによる疾患単位 Krankheitseinheit の概念を提唱したことは周知のことであるが，Kraepelin の指し示したこうした疾患単位の考え方は，彼の目論みとは違って今なお精神医学においては〈原因〉も不明でかつ〈病理所見〉の得られていない臨床単位が多数を占め，そうした臨床単位が症候－経過－転帰による取り敢えずの，いわば括弧付きの「疾患単位」に留まっているのが現状であるとしても，現在でもなお概ね妥当な見解であろうと思われる（現代においてはさらに，〈原因〉と〈症候〉の間に〈病態生理〉と〈病態心理〉を介在させるべきである）。ここにおいて重要なことは，疾患単位の成立には〈経過〉や〈転帰〉，さらに端的には〈病理所見〉を要件とすることに示されるように，疾患概念とは遡向的 retrospective な解析によって，そしてそれも1例の解析ではなく，類似した多数例の検討をへて与えられる事実認定であるということである。
> 　疾患概念とは「多数例に基づく遡向的な事実認定」と述べたが，一方我々が日々臨床の場で行っている臨床診断とはいかなるものであろうか。臺[1]が「診断は治療の侍女であって主人ではない」と述べたように，臨床診断というものが個々の症例に対して，かつもっぱら治療方針の決定のために行われるものであることは論をまたないが，治療というものが，救急例を思い浮かべればすぐにわかるように原則的には'待ったなし'のものであり，現在から未来に向かって行われるもの，すなわち前向的 prospective なものである以上，その方針を決定するための診断は常にその時点その時点において，情報の多い寡（すくな）いにかかわらず，得られているかぎりの情報に基づいて，暫定的であれ決められねばならないという性質を有するものである。このように，臨床診断とは現在におけるもっとも蓋然性の高い判断であるというにすぎず，新たな情報（治療に対する反応も含めて）の入手によっては未来における変更の可能性を残したものであるが，このことを鑑みるならば臨床診断とはあくまでも仮説設定であると言えるであろう。ここに臨床診断とはその本性として仮説設定であり，その意味において臨床診断もまた治療と同様に前向的なものと言わざるをえないと思われる。「疾患概念とは多数例に基づく遡向的な事実認定である」という先の言い方を真似ていえば，「臨床診断とは1例に対する前向的な仮説設定である」と言えるであろう。もちろん，ある1例に対していかなる仮説を設定するか，すなわちいかなる臨床診断名を与えるかにあたっては，多数例から得られた事実認定としての疾患概念が最大の準拠枠になることは改めて述べるべくもないことである。
> 　以上述べた疾患概念と臨床診断の違いを，対象，時間的ベクトル，作業内容に分けて表I-2に示したが，疾患概念と臨床診断の考え方を対比すれば，上述の項目に関して各々，「多数例に基づく－1例に対する」，「遡向的な－前向的な」，および「事実認定－仮説設定」となり，両者の考え方がまったく対極的なものであることがよくわかるであろう。なお，疾患概念を集約し，体系づけたものが疾患分類学 nosology であり，また臨床診断に基準を定めたものが臨床診断基準 diagnostic criteria であるが，その成り立ちからいってこの両者もその考え方において対極的といえるものである。

表 I-2 疾患概念と臨床診断の考え方の対比 (文献 2 より転載)

	対象	時間的ベクトル	作業内容	
疾患概念	多数例	遡向的	事実認定	→ 疾患分類学 nosology
臨床診断	1例	前向的	仮説設定	→ 診断基準 diagnostic criteria

文　献
1) 臺弘：三つの治療法（治療覚書6）．精神科治療学，5；1573-1577, 1990.
2) 中安信夫：精神科臨床診断の思想—臨床診断基準に求められるものは何か．松下正明総編集：臨床精神医学講座 24 精神医学研究方法．p.69-81, 中山書店，東京，1999.

3) 治　療

　各々の病態ごとの各論的治療は第Ⅱ部，第Ⅲ部にゆずり，本節ではそれらに通底する精神科治療のいわば総論を述べることにする．筆者はそれは「経験証拠／治療適応に基づく治療」（図 I-5）と考えているが，その十全な理解のために，近年盛んに言われるようになった，ある治療法と他の治療法との優劣を多数の症例を対象とした無作為割り付け比較試験 randomized controlled trial によって得られた統計証拠によって判定する evidence-based medicine（EBM）と，第1選択の治療をある一定期間施行し，有効の際には継続し，無効の際には第2選択の治療を施行するというような操作を順次重ねていくフローチャート式のアルゴリズムとの2点を基本骨子とする，いうならば EBM ／アルゴリズム治療ガイドライン（図 I-6）を反面教師として対比しつつ述べることが適切であろう．最後に，治療の一環としての患者・家族への病状説明にも触れることにする．

① 経験証拠／治療適応に基づく治療

　まずは本治療の2つの骨子である経験証拠と治療適応の概念を述べ，次いで経験証拠／治療適応に基づく治療の流れとその効果判定の方法を述べてみよう．

i. 経験証拠と治療適応

　第1の骨子である経験証拠についてであるが，これは EBM ／アルゴリズム治療ガイドラインの立場から従来治療の恣意性の例としてよく引き合いに出される，出身医局の伝統や先輩医師の教え・見よう見まねを通しての臨床経験だけでなく，そうした，ある意味では狭い経験を超えてさらに広く成書や論文を通して得た知識をも含めて，我々が主治医としてそれらを担当患者に適用することを通して，その治療効果，副作用，適応症等々を一々その細部に至るまで，時として十分には言語化できなくとも知悉していくこと，いわば「経験を通して身に

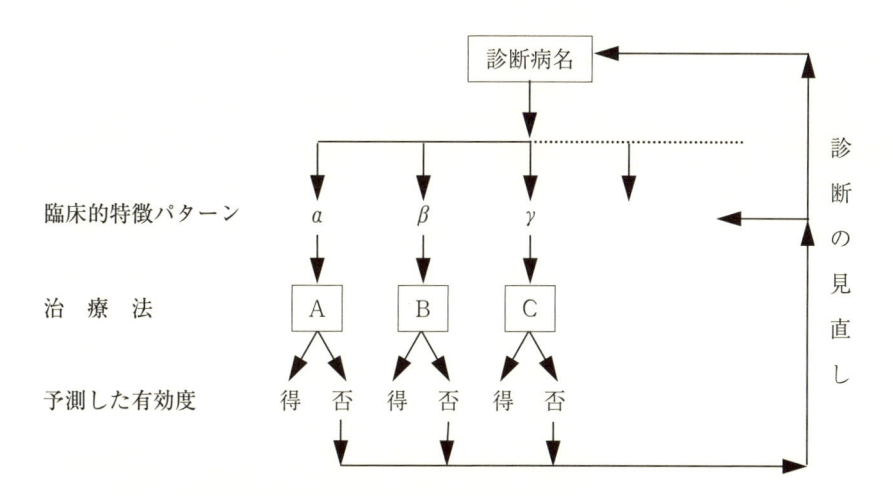

図 I-5　経験証拠／治療適応に基づく治療の図式化（文献1より転載）
1) 治療法 A, B, C ……の選択は診断病名＋臨床的特徴パターン（α, β, γ……）を経験証拠に照らし合わせて決定する
   ：経験証拠に基づく治療適応
2) 各々の治療法の効果は個々の症例ごとに予測した期間内に予測した有効度が得られたか否かで判定する
3) 診断の見直し（診断病名，臨床的特徴パターン）は治療法 A, B, C ……の各々において，予測した有効度が得られていない（否）と判定した場合に，そのつど行う

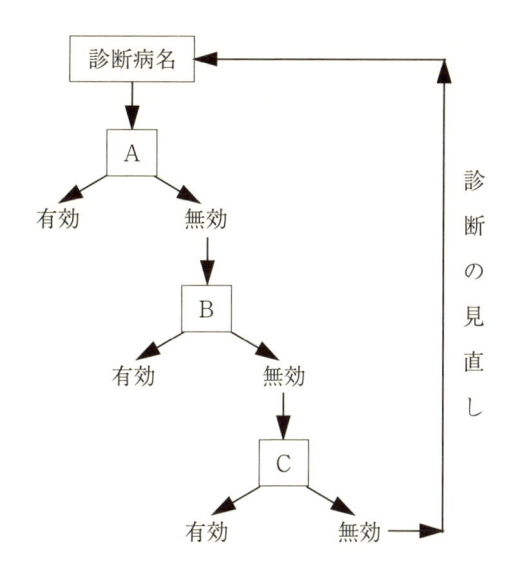

図 I-6　EBM／アルゴリズム治療ガイドラインの図式化（文献1より転載）
1) 治療法 A, B, C の各々の有効性は統計証拠により証明されており，またそれらの選択順序はあらかじめ決定されている
   ：EBM に基づくアルゴリズム
2) 各々の治療法の効果は診断病名ごとに定められた一定の治療期間後に有効－無効で判定される
3) 診断の見直しは最終選択である治療法 C が無効と判定されて初めて行われる

つけた技」をさしたものであるが，このことは医師というものが実地の技術者，より鮮明にいうならば職人である以上，自ら経験することこそが最良の'腕を磨く'場となるからである。Evidence-based medicine という用語を初めて耳にした時，筆者は最初非常に奇妙な感覚に襲われ，次いで猛然たる怒りが込み上げ，さらには言いようのない憐れみが浮かんできたが，それというのも，その概念がいまさらに提唱されるからには提唱者には従来の治療は証拠 evidence に基づいていないという認識があると思われたからであり，実地の医療，職人の世界を知らないにも程があると思われたからであった。筆者の眼からみれば，EBM のいう証拠とはたかだか大数研究に基づく統計証拠 statistical evidence であって，それを統計的という形容句なしにただ証拠と呼ぶなぞ僭称も甚だしいと思われる。

　次いで第2の骨子をなす治療適応 Indikation（簡略にたんに「適応」と呼ばれることが多い）についてあるが，これは改めて説明するまでもないことであろう。「この患者には○○が適応なんじゃないか」とかの会話は日常的に交わされるものであるが，上記の例で筆者が「この患者には」と述べたように，この治療適応とはたんに疾患や状態像をさしていう適応症という概念枠をこえて，経験証拠によって与えられる，種々の臨床的特徴に対するいわゆる'診立て'をもターゲットにして用いられているように思われる（なお，筆者はかつて大学病院で教育的立場にいたものであるが，精神科臨床研修のアルファでもありオメガでもあるものは状態像の診断と治療適応の決定の2点に尽きると教えていた。というのは，前者は診断に，後者は治療にかかわるものであるが，この2点において間違えないかぎり診療は決定的な過失を犯すことなく，逆にこの2点のいずれかにおいて誤るならば，時に患者に取り返しのつかない損害を与えてしまうこともありうるからである）。

ii. 経験証拠／治療適応に基づく治療の流れ

　それでは，以上の経験証拠と治療適応を骨子とする治療の流れを図Ⅰ-5に沿って見てみよう。

治療対象

　最初に診断病名があるが，このことは診断病名が治療方針の決定にあたっての最大の準拠枠である以上，当然のことである。次いで，診断病名が決定すると，仮に α，β，γ と書いた臨床的特徴パターンの検討が改めて始まることになるが（ここに「改めて」と述べたのは，治療に先行して行われる診断において，臨床的特徴パターン→診断病名という逆の流れの中で臨床的特徴パターンの検討が既に一度行われているからである），ここに筆者が臨床的特徴パターンと述べるものは，例えば状態像，病期，病勢，特定の症状の存在，年齢，性別，病前性格，生育歴・生活史，初回発病か否か，治療歴が有るか無いか，病識が有るか無いか，患者が治療に積極的か消極的もしくは拒否的か，単身で居住しているか家族と同居しているか等々の，診断病名以外のあらゆる臨床情報の総体によって構成されるパターンのことであり，当然のことながらこのパターンの認識には教科書的知識もさることながら，それ以前に経験した類似症例が示説例として参照されることになる。図Ⅰ-5には α，β，γ の3つのパターンしかあげて

いないが，このパターンをどれだけ多く持ちえているか，それが臨床医の修練の一つの目標であり，いわば'腕の見せどころ'ということになろう（EBM／アルゴリズム治療ガイドラインでこの項に相当するものは，ほぼ操作的診断基準によって与えられた診断病名のみであり，経験証拠／治療適応に基づく治療に比してきわめて特定度の低い患者を対象にしたものである）。

治療法の選択

診断病名＋臨床的特徴パターンが決定すると，それは経験証拠に照らし合わせられて治療法が選択されることになる。図I-5でA, B, Cと書いてあるのが各々の治療法で，今これを薬物療法に限定して考えるが，A, B, Cは決して単一の薬剤を意味したものではなく，例えば統合失調症患者にその治療の当初よりchlorpromazineとhaloperidolを組み合わせて処方する，あるいは薬物療法に恐れを抱き，拒否的となっている統合失調症患者には初回は睡眠導入剤のみを処方し，薬物療法一般に対する不安を減らした後に抗精神病薬を処方し始めるというような方法は筆者が折々取る治療戦略であるが，こうしたものの一々が各々の治療法A, B, Cということになろう（EBM／アルゴリズム治療ガイドラインでは原則，単剤治療である）。

治療効果の判定

こうして治療法が選択されて当該の患者に適用されることになるが，それでは治療効果の判定はどのようにして行われているのであろうか。簡略に言うと，筆者はその判定は個々の症例ごとに予測した期間内に予測した効果が得られたか否かで行われていると考えているが，なにゆえにこういう効果判定方法をとっているのかといえば，ある治療法を適用し，それが効果を有する場合，同一の診断病名が与えられる症例であっても臨床的特徴パターンごとに，また1症例の中にあっては症状ごとに予測される効果の発現時期が異なるからであり，またその予測される効果も必ずしも有効－無効という絶対的な基準のもとでの有効を目標とするものではなく，いくばくかの改善でも得られれば良しとせざるをえないほどの難治例も多々あるからである（要約するならば，経験証拠／治療適応に基づく治療では個々の症例ごとに，予測した治療期間内に，いわば縦断的経過評価である，予測した有効度が得られたか否かによって判定しているのに対して，EBM／アルゴリズム治療ガイドラインでは診断病名ごとに，一定の治療期間後に，いわば横断的病像評価である，有効か無効かによって判定しており，対極的である）。

診断の見直し

以上のべたように，治療効果の判定は個々の症例ごとに予測した期間内に予測した効果が得られたか否かで行われるが，予測した効果が得られたと判定されればその治療法は継続され，得られなかったと判定されれば診断の見直しが行われることになる。この場合，診断の見直しには当初の診断病名のもとでの臨床的特徴パターンの見直しとそもそもの診断病名の見直しとの2種があり，そしてこの見直しのもとに，例えば診断病名には間違いがなく，臨床的特徴パターンがαではなくβであったと訂正されれば，治療法Bが改めて選択されることになる（EBM／アルゴリズム治療ガイドラインでは診断の見直しは最終的な治療が無効と判明するまで

行われないが,これではもしも当初の診断が誤っていた場合には,延々数カ月にもわたって診断の見直しがされることなく誤った治療が行われるという,眼も当てられない惨状が現出することになる)。

　以上,やや堅苦しく,経験証拠／治療適応に基づく治療とその効果判定の方法を述べたが,より具体的に述べるならば,例えばある患者を幻覚や妄想を伴う緊張病性興奮状態であり,統合失調症であると診断した場合には,筆者は比較的大量の抗精神病薬の投与によって興奮の鎮静は1週間内外に,また幻覚や妄想の消褪は10日前後に始まり,遅くとも1カ月内にほぼ終了すると予測するが,実際の経過がこの予測をはずれないかぎり,診断を再検討することはまずない(もちろん,治療反応以外の新たな情報が得られた場合はこのかぎりではない)。また別の例でいえば,境界例と診断した場合には薬物療法はたぶん効果がないと予測し,長期間の精神療法的関与を要することを覚悟する。この場合は,前の例と違って薬物療法が有効であれば,逆に境界例との診断を疑うぐらいである。このように,治療反応が当初の予測に沿って生じているか否かは,たえず治療前の診断へとフィードバックされ,その妥当性の検討に生かされるのであり,またそうしなければならないと考える。このためには,治療者は各々の疾患に対する個々の治療法の効果とその発現過程についての知識を十分に知悉しておかなければならないし,また自身のこれまでの治療経験を十分に整理して記憶にとどめておかなければならない。

② 患者・家族への説明は治療の一環である

　外来通院や任意入院という形態での治療は言うに及ばず,患者の同意の得られない医療保護入院や措置入院においても,診断の結果や治療の方針を患者に説明することは,医療というものが医師と患者との契約(病識のない患者との間には「仮初の契約」とならざるを得ないが)に基づくものである以上,当然のことであり,また患者との間に治療関係を維持していく上でも必須のことと思われる(先に例示した症例1は筆者への受診以前に2カ所の病院へ受診していたが,通院を中断した理由は病状の説明がなかったからと述べていた)。

　この点については,筆者は病識があるか否かを問わず,診察を終えたのちに患者に病状を説明し,結果として病気と判断すること(診立て),および治療が必要でかつ治療によって治りうることと治療のおおよその内容(手当て)を告げることを旨としている。しかし,真の病名を伝えることに関しては,必ずしもそれをよしとしているわけではない。ことに本書で取り扱う統合失調症とその関連病態においてはそうである。というのは,これらの病態では病識を欠如した患者が多く,そうした患者に真の病名を伝えること,例えば「あなたは統合失調症にかかっています」と伝えること,併せ述べるならば真の症状名を伝えること,すなわち幻覚を「幻覚」と,妄想を「妄想」と伝えることはいきおい治療拒否につながるからであり,よしんば患者がそれを受け入れ治療を受けたとしても,その病名ならびに症状名がボディーブローの

ごとくに作用して，この先の長い療養生活の中で（多くは病状悪化時に）人生を続けていくことへの諦めを生み出し，自殺へといざなうことが往々生じると考えるからである。ただし，この問題は疾患，病期，状態像，症状等，広くは病態構造をどう考えるかという治療者の観点や，また主訴や受診動機等の患者の意向を考慮するならばケースバイケースであって，その場において臨機応変的に対処していかなければならないことである。各々の病態ごとにどう考えるべきか，それは第Ⅱ部，第Ⅲ部において論じられよう。

　なお，家族に対しては真の病名も含めてそのすべてを伝えることが必要である。それというのも，精神疾患は一般に長期の療養を要するものであって，家族が患者の病状を十分に理解しておくことは，不用意な治療中断をきたさないためにも，また病状悪化を早期に発見するためにも，また家族が広く精神的，身体的，ならびに社会的に患者を支えていくことにおいても必須のことであるからである。

■文　献

1) 中安信夫：EBM（統計症候）／アルゴリズム（フローチャート）vs. 経験証拠／治療適応―治療方針の選択に際しての臨床医の決断．精神科治療学，16；229-235, 2001.

2) 中安信夫：精神科臨床を始める人のために―精神科臨床診断の方法．星和書店，東京，2007.

3) 中安信夫：統合失調症の顕在発症に抗する防御症状―症状布置を把握するための一視点．精神科治療学，26；483-498, 2011.

第Ⅱ部

統合失調症に対するベッドサイド・プラクティス

統合失調症に対するベッドサイド・プラクティス 1

概説：統合失調症の概念，経過類型，および症状

中安信夫

はじめに

本章では次章以下の「初期」，「急性期」，「慢性期」の統合失調症に対するベッドサイド・プラクティスの理解の便をはかるべく，統合失調症についてその概念，経過類型，および症状に限ってきわめて簡略に概説することにする[1]。

1) 概 念

統合失調症とは，主として青年期ないし成人前期（15～35歳）に発病し，幻声，妄想知覚／被害妄想，自我障害，緊張病症候群などの産出性ないし陽性の症状，および感情鈍麻，意欲減退，思考弛緩（連合弛緩）などの欠損性ないし陰性の症状を呈し，急性－再発性あるいは潜勢性－進行性に経過し，ときに人格荒廃に至る，内因性の，つまり脳に粗大な器質的変化を欠き，現在のところ原因不明の疾患である。

統合失調症は精神障害のなかでも頻度の高い疾患であり，一般人口中の発病危険率は1%に近い。精神活動の広範な領域にわたって，きわめて多彩な精神症状を呈し，若年に発病し慢性に経過するため，患者の社会生活は深刻な障害をこうむる。こうした理由に加えて，原因が不明であることもあって，統合失調症は現在に至るも精神科臨床および精神医学研究の最大の課題である。

2) 経過類型

遡向的かつ詳細に眺めれば統合失調症の経過は多様であるが，臨床場面においては，発病様式（急性 vs. 潜勢性）と進展経過（再発性 vs. 進行性）に基づいて，次の2種に大きく区分しておくのが実際的であろう（図Ⅱ-1-1）。

① 急性－再発型 acute-recurrent type

初期－極期－後遺期と進展する特異なシューブを反復するものであり（シューブ Schub と

①急性-再発型

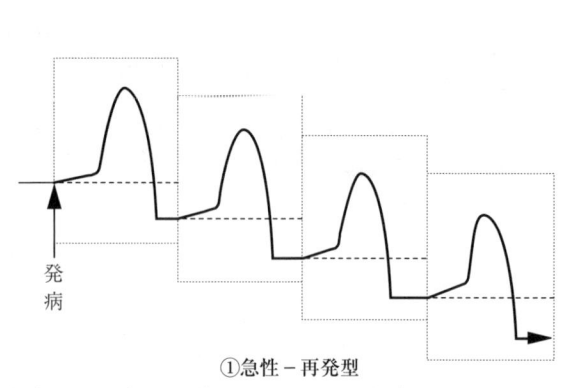

点線で表した水平基準線は個々のシューブ前(初回シューブでは病前)の状態を表す。基準線より上方はいわゆる陽性症状の発現を，また基準線より下方は陰性症状の発現を示す。シューブを経るごとに陰性症状が付加されて，基準線は低下していく。

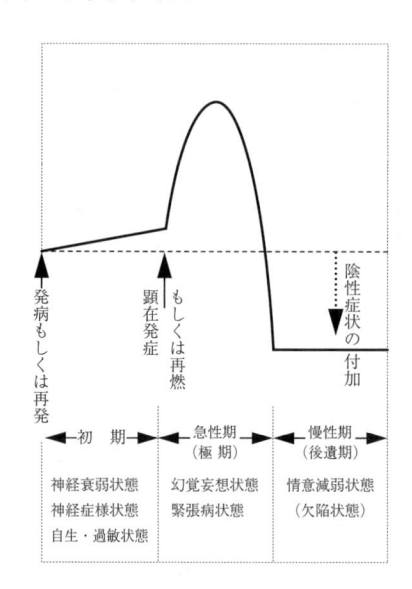

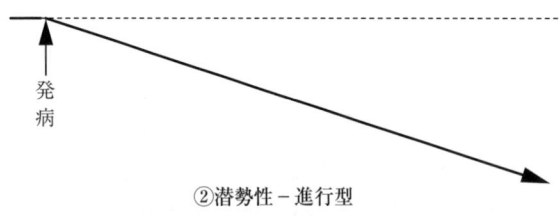

②潜勢性-進行型

陰性症状が直線的に増悪していく。陽性症状は持続的ないし断続的に存在するが，断片的であって明確なシューブを形成することはない。

図Ⅱ-1-1　統合失調症における2種の経過類型（文献1より一部改変して転載）

は一般には幻覚妄想状態や緊張病状態などの極期病像の再発をさすものであるが，ここでの用法は極期に先行する初期と極期に後続する後遺期をも含んだものであり，また再発時に限らず初発時にも適用されており，概念の二重の拡大が図られている），極期の発現（再現）である顕在発症（再燃）は比較的急性に生じ，極期を経るごとに後遺症状（欠陥，慢性期症状）が付加されていく。伝統的な亜型分類では緊張型や妄想型に属し，あるいはブロイラー型，辺縁群と呼ばれるものである。

② 潜勢性-進行型 insidious-progressive type

発病はいつとはなし（潜勢性）に起こり，その後も直線的に進行して強い欠陥（急性-再発型の後遺症状と同等のものであるが，症状の発現経過からはここでは「後遺症状」という用語はふさわしくない）を生じる。急性期病像も呈するが断片的であり，また急性-再発型の極期のごとく時期を画してのものではなく，比較的持続的に認められる。亜型分類では破瓜型や単純型に属し，あるいはクレペリン型，中核群と呼ばれるものである。

3) 症 状

　急性－再発型を取り上げて、統合失調症に認められる症状をその発現経過に沿い、かつ状態像に注目していささか模式的に描出を試みると以下のようになる。

① 初期症状
　頭重感、易疲労性、易刺激性、睡眠障害、思考力や記憶力の低下などの不定の心身的愁訴からなる神経衰弱状態や、離人症、強迫症状、あるいは抑うつ気分などからなる神経症様状態が見られることが多い。また客観的には口数が少なく、行動が不活発となり、閉じこもりがちとなる。このような症状のために神経症やうつ病、あるいは心因反応などと誤診されることがあるが、詳細に観察すると定型的な神経症やうつ病とは異なり、訴えの内容が曖昧で、ときには了解できないような奇異な訴え（たとえば体感異常）が混じっていることが多い。また訴えの内容に比して、患者の態度にどことなく深刻味が乏しい印象を受けることもある。さらには適切な質問によって、自生・過敏状態（自生体験、気付き亢進、緊迫困惑気分／対他緊張とその関連症状、即時的認知の障害）とでも呼ぶべき、統合失調症により特異的な初期症状で構成される状態像が観察されることもある。
　このような神経衰弱状態、神経症様状態、あるいは自生・過敏状態の期間は症例によって異なり、明瞭に認められなかったり、あってもせいぜい1〜2週間のものから、年余にわたるものまである。一般的にはこの時期にはまだ病識があり、自ら精神科を受診してくることもある。

② 急性期（極期）症状
　上記の初期状態を経過していくうちに、次第に明瞭な急性期（極期）症状が出現してくる。症状の進展を概略すると以下のようになる。
　なんとなく周囲の世界がそれまでと変わったように感じられ、何かが起こりそうで不気味に感じられたり、何かを意味しているように思える（妄想気分）。そのうちに次第に、ないし突然に明瞭な幻覚妄想状態が生じてくる。それまでは漠然と自分に関係があることとしか思えなかった周囲の出来事に特別な意味があることが明瞭に感じ取れるようになる。例えば、空を飛んでいるヘリコプターを見て「自分が監視されている」と思ったり、カラスの鳴き声を聞いて「今日、自分は殺される」と確信するなどである。一般的には周囲に生起する、通常ではその意味を問うことすらしない出来事に対して被害的な解釈を伴う自己関係づけが生じるのが通例である（妄想知覚／被害妄想）。また妄想は外界からの知覚刺激なしに突然に心の中で思いつかれることもある。例えば「自分はこの悲惨な社会を改革するために生まれたキリストの再来だ」とかの考えが突然に生じてきて確信される（妄想着想）。

一般的にはこうした妄想の出現と軌を一にして幻覚が生じてくる。幻覚は主として聴覚領域に人声として，すなわち幻声（言語性幻聴）として起こる。幻声は患者に話しかけ，患者が心の中で，あるいは声に出して応じると，それに対して幻声が応答する（話しかけられる型の幻声）。また2人以上の声が話し合っているのが聞こえることもある（対話傍聴型の幻声）。幻声の性状は知っている人の声であることもあるし，まったく聞いたこともない声である場合もある。内容は主として悪口，揶揄，非難，命令であり，妄想内容と符合したり，あるいは幻声に従って二次的に妄想化が起こる。幻声は外界（例えば天井裏，隣家，数キロメートルも離れた場所など）に定位されることもあるが，往々「頭の中で聞こえる」と頭の中に定位されることが多い。頻度は必ずしも多くはないが，そのほかには幻視や幻嗅，幻味，幻触，体感幻覚を認める場合もある。

　以上のような幻覚妄想状態は，時には種々の自我意識の異常を伴っている。自我意識の異常としては，自分が考え，自分が行動するという自我の能動性の意識が薄れ，「自分が考えて（行動して）いるのではなく，他人に考え（行動）させられている」という作為（させられ）体験や，「他人に考えを吹き入れられている」（考想吹入），「考えを抜き取られる」（考想奪取），「考えを操られる」（思考干渉）という被影響体験を生じたり，自他の境界が不鮮明となり，「自分が頭の中で考えたことが即座に周囲に知れわたってしまう」（考想伝播）と体験されたり，また自我の単一性が損なわれて，「自分の中にもう一人の自分がいる」などの二重自我が生じたりする。

　上記の幻覚妄想状態に入ると，患者は自宅あるいは自室にこもりがちとなり，外出した際には周囲に対して猜疑的，警戒的で，オドオドとしたり，あるいはイライラとしたりと，その表出も著しく変化してくる。またこうした幻覚妄想状態には大なり小なり精神運動性の障害が随伴してくるが，それが前景に立つ場合には緊張病状態と呼ばれるものとなる。これには，興奮して無目的な，まとまりのない運動の乱発を示す緊張病性興奮と，逆にほとんどいっさいの発動性がなくなり，硬く緊張した状態で動きが停止する緊張病性昏迷とがあり，両者は往々交代してみられる。精神運動性障害が前景に立つ時には，幻覚，妄想，自我意識の異常などの内的体験の聴取は不可能となるが，後にこれらが同時期に存在していたことが判明する場合が多い。

　以上述べたような急性期（極期）には，患者は病的体験を強く確信し，病識は完全に失われるために自傷他害などの事故が起こりやすい。

③ 慢性期（後遺期）症状

　前節で記した経過類型に従って述べれば，急性－再発型（妄想型と緊張型）では急性期症状が治療によって寛解に達した後に，また潜勢性－進行型（破瓜型と単純型）ではその当初より，感情鈍麻，意欲減退，思考弛緩などよりなる情意減弱状態（欠陥状態）を呈する。前者では再発を繰り返すごとに階段状に，後者では経過とともに漸次，その程度は強まっていき，そ

の程度が極度になるといわゆる人格荒廃状態と呼ばれるものとなる。

　患者は喜怒哀楽の感情が乏しくなり，外界からの刺激に対しても自然な感情反応が起こらず，何事にも関心を示さなくなる。表情や態度にも急性期の硬く緊張した様子と代わって，弛緩した鈍い印象が現れてくる（感情鈍麻）。また意欲ないし自発性が減退し，そのため社会生活に深刻な影響を及ぼすことになる。患者は学校や職場に行かず，昼夜逆転の生活をしたり，ぶらぶらとこれといった目的もなく日々を過ごすようになる（意欲減退）。先に述べた感情鈍麻とあいまって身だしなみもだらしなくなり，洗顔や入浴もせず，不潔となる。放っておくと終日臥床している場合もある。また，患者は口数が少なくなり，家族とも交わることをしなくなる。自室に閉じこもり，自分だけの世界に浸り込んでしまう。こういう状態の患者と面接してみると，生き生きとした感情的交流がとれず，思考内容は曖昧で断片的となり，まとまりがなく，観念連合の弛緩が認められる。ひどくなると滅裂思考となり，患者の言語はまったく意味をなさなくなる（思考弛緩）。

■文　献

1) 中安信夫：精神分裂病．松下正明，広瀬徹也編：TEXT精神医学（第2版）．南山堂，東京，p.299-318, 2002.

統合失調症に対するベッドサイド・プラクティス　2

初　期

関　由賀子

はじめに

　統合失調症は，かつては幻覚妄想状態ないし緊張病状態の急性発現をもって，あるいは情意減弱状態の潜勢性漸進をもって発病と看做されてきた。そして，その発病に先立つ時期，すなわち「前駆期」には例えば前兆 Vorboten[1,11] といい，あるいは前駆症 Prodrome[4,12]，前哨症状群 Vorpostensyndrom[4] といい，あるいはより一般的に心身的愁訴や神経症様症状といい，あるいはまた近年盛んに言われるようになった ARMS（at risk mental state：発症危険精神状態）[10] といい，何らかの症状が存在することが指摘されてきた。それらの症状は概括的に「前駆期症状」と呼ばれてきたが，そう呼ばれてきたのは，ひとえにそれらの症状が統合失調症にとって特異的ではないこと，すなわちその非特異性にあったと考えられる。しかし，1990年，中安[18] は McGhie, A. & Chapman, J.[13] の研究に導かれる形で，この時期に統合失調症に特異的 specific ないし疾病特徴的 pathognomonic な症状を見出し，旧来の発病に先立つ「前駆期」を発病した後の「初期」と改めると同時に，いくつかの臨床的特徴パターンからこの時期の統合失調症を「初期統合失調症」という1つの臨床単位として提唱した。本章で取り扱うのは中安の提唱した，この初期統合失調症である。以下，その概念を略説し，その後において実際の症例をあげて診断と治療を述べることとする。

　本稿は，かつて東京大学医学部附属病院精神神経科にて同僚であった中安信夫，針間博彦，ならびに筆者による初期統合失調症研究のこれまでの成果を，本書の趣旨に沿うべく筆者がまとめ直したものである。したがって上記3名の既報の論文から一部修正を加えて引用した箇所もあり，また症例呈示に際しては例示にもっとも相応しい症例を選択すべく筆者の担当例以外に中安，針間の症例も借り受けた（そのことを鑑み，また文意を損ねないためにも，症例記載ならびにその解説の文中の「筆者」は各々の担当医をさすものとして用いる）。以上のことをお断りしておく。

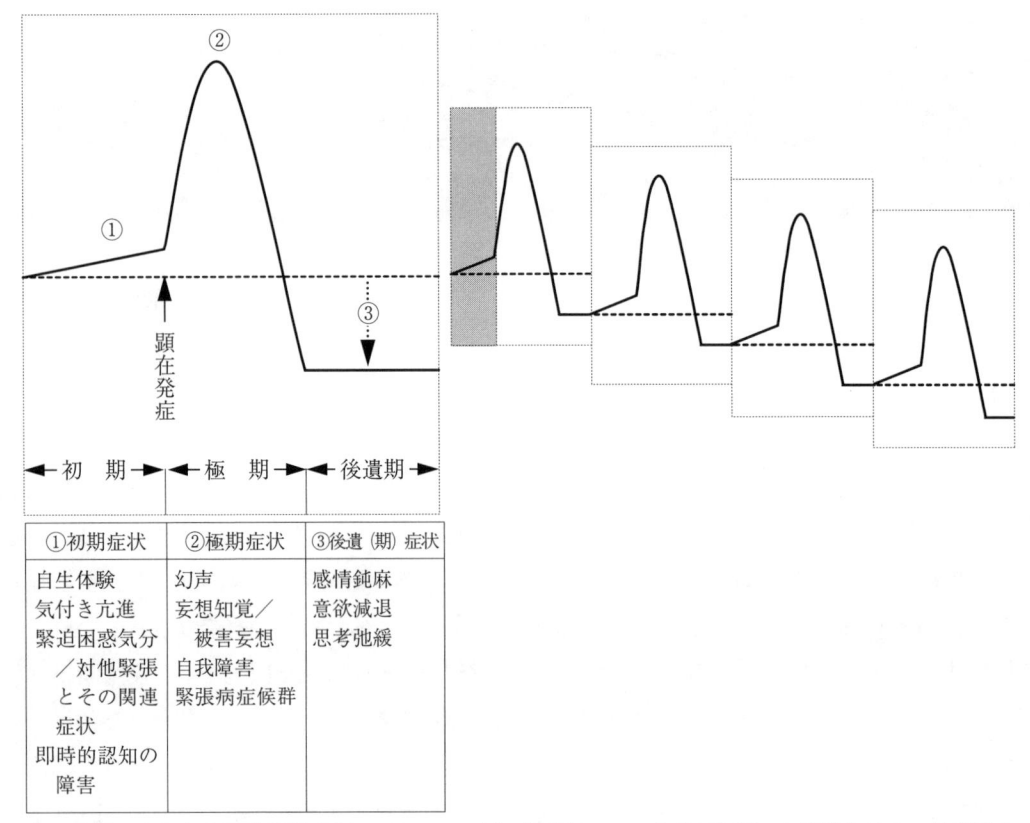

①初期症状	②極期症状	③後遺(期)症状
自生体験 気付き亢進 緊迫困惑気分 ／対他緊張 とその関連 症状 即時的認知の 障害	幻声 妄想知覚／ 被害妄想 自我障害 緊張病症候群	感情鈍麻 意欲減退 思考弛緩

左：点線で表した水平基準線は個々のシュープ前（初回シュープでは病前）の状態を示す。基準線より上方はいわゆる陽性症状の発現を，また基準線より下方は陰性症状の発現を示す。
右：統合失調症の経過は個々のシュープの連続と理解され，シュープを経るごとに基準線は低下していく。シュープごとに初期症状が出現するが，初回シュープの初期（■部分）のみを初期統合失調症と呼ぶ。

図Ⅱ-2-1　統合失調症シュープおよび経過の模式図と初期統合失調症（文献35より転載）

1) 初期統合失調症の概念

初期統合失調症[18,34]とは，「初期－極期－後遺期と進展する特異なシュープを反復する慢性脳疾患」という急性－再発型 acute-recurrent type（従来分類に従えば妄想型や緊張型であり，潜勢性－進行型 insidious-progressive type である破瓜型や単純型は除く）の統合失調症の定義を前提として「初回シュープの初期」と規定されるものであり（図Ⅱ-2-1），いうならば1つの病期型であるが，①極期ないし後遺期の症状と初期症状との間には明確な症状学的差異がある，②極期には病識は失われるが，初期には病識が保たれている，③極期症状に対しては有効なドーパミン受容体遮断剤，少なくとも chlorpromazine や haloperidol などの代表的な抗精神病薬が初期症状には無効である，④初期から極期への移行には段階的飛躍を要し，両者の間には障壁がある，という4点の臨床的特徴パターンからは1つの臨床単位 clinical entity

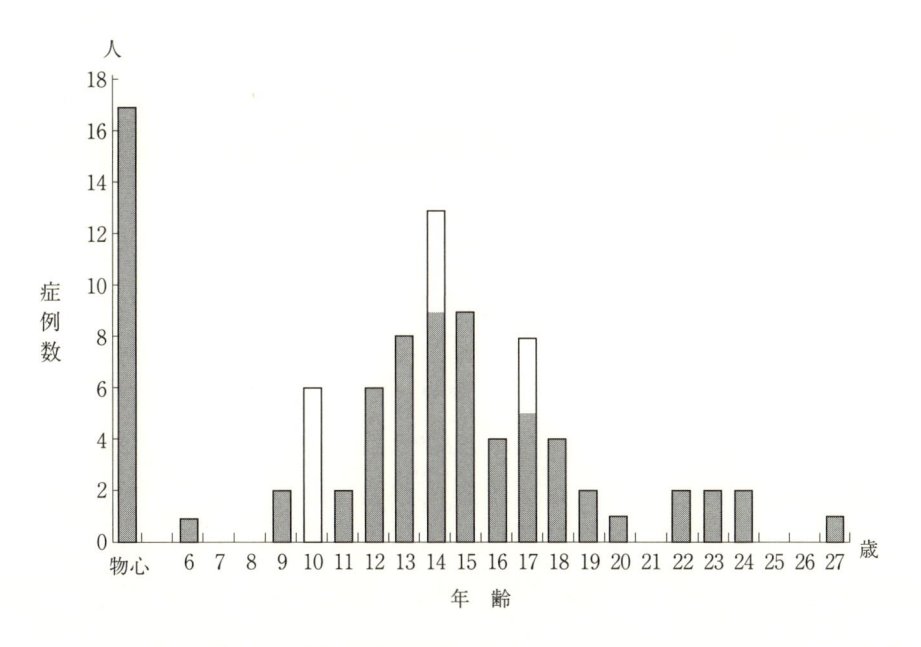

図Ⅱ-2-2　初期統合失調症の発病年齢（N＝90）（文献35より転載）
白の棒は左から順に，おのおの「小学生のころ」，「中学生のころ」，「高校生のころ」と曖昧に陳述された時期を，各時期の中位数の年齢において示したものである。

（疾患単位disease entityとしてはあくまでも統合失調症に属する）として取り扱われるべきものである。中安が従来一般には発病に先立つ「前駆期」とされてきたこの時期をすでに発病した後の「初期」と考えたのは，なによりも微細なものながら統合失調症に特異的ないし疾病特徴的と考えられる症状（初期統合失調症の特異的4主徴：①自生体験，②気付き亢進，③漠とした被注察感，④緊迫困惑気分）をこの時期に見いだしたことによるが，ただしこの考えはまったく新しいというものではなく，de Clérambault, G.[2]の小精神自動症 petit automatisme mental, McGhie, A. & Chapman, J.[13]の初期統合失調症 early schizophrenia, Huber, G.[9]の基底症状 Basissymptome，および中井[14]による「いつわりの静穏期」などの先行研究に通じるものである。

　性比・発病年齢について述べれば，やや古いデータながら筆者ら[28,29,35]の自験102症例の検討では，性比は通常の統合失調症と同じく男：女≒1：1（男性52例，女性50例）であり，男女差を認めなかった。また発病年齢は上記102症例のうち不明の12例をのぞいた90例での検討では，物心ついた頃と14～15歳前後にピークを有する二峰性の分布を示していた（図Ⅱ-2-2）。これらのうち，約4/5の73例が思春期を中心に分布し（非物心症例），その平均値は15.0±3.9歳であり，また約1/5の17例ではすでに物心ついた頃にいくつかの初期統合失調症症状が出現していたが（物心症例[21,36]），増悪を示したのはやはり思春期であり，こうした症例の増悪時年齢の平均値は15.6±3.2歳で非物心症例の発病年齢とほぼ同様であった。なお，初診時年齢の平均値は18.9±4.5歳で，発病（非物心症例）ないし増悪（物心症例）から3～4

表Ⅱ-2-1　初期統合失調症症状（30種）（文献35より転載）

No. 1	自生思考	No.16	要素幻視
No. 2	自生視覚表象	No.17	非実在と判断される複雑幻視ないし会話幻聴
No. 3	自生記憶想起	No.18	味覚・嗅覚の変化
No. 4	自生内言ないし考想化声	No.19	皮膚異常感覚
No. 5	自生空想表象	No.20	身体動揺・浮遊感
No. 6	聴覚性気付き亢進	No.21	体感異常
No. 7	視覚性気付き亢進	No.22	二重心ないし二重身
No. 8	固有感覚性気付き亢進	No.23	体外離脱体験
No. 9	漠とした被注察感ないし実体的意識性	No.24	離人症
No.10	緊迫困惑気分／対他緊張	No.25	現実感喪失
No.11	聴覚の強度増大ないし質的変容	No.26	即時理解ないし即時判断の障害
No.12	要素幻聴	No.27	即時記憶の障害
No.13	呼名幻声	No.28	心的空白体験
No.14	自生音楽表象（音楽性幻聴）	No.29	アンヘドニア
No.15	視覚の強度増大ないし質的変容	No.30	面前他者に関する注察・被害念慮

年を経過してからであったが，これは症状が微細なものであるだけに，患者にも，また家族にもそれが病気によるものだと認められにくいことを示しているかと思われる。

2) 診　断

初期統合失調症の診断はもっぱら症状に基づいて行われる。本節では，まずは初期統合失調症症状を概説し，次いで初期統合失調症症状を聴取するにあたっての留意点を述べ，最後に筆者らの自験例を挙げて診断の実際を例示してみたい。

① 初期統合失調症症状：概説

中安の初期統合失調症研究はもともとは統合失調症の確実な初期診断を求めてのことであり，したがって当初提出された《初期統合失調症の特異的4主徴》（1990）[18]はその名称に示されるように統合失調症により特異的ないし疾病特徴的な初期症状に限定されたものであった。しかし，ともするとそれらのみが初期統合失調症症状のすべてであると誤解されるむきもあり，そのためにNakayasu, N.[23]は1996年初期統合失調症の臨床像の全貌を描き出すべく，それまでの自験64症例の症候学的検討を行い，《初期統合失調症の特異的4主徴》の下位症状10種に加えて新たに20種の症状，総計30種の症状を初期統合失調症症状と認定した（表Ⅱ-2-1）[23,28,29,35]。表Ⅱ-2-1のうち，No.1～10は《初期統合失調症の特異的4主徴》の下位症状であり，それらの統合失調症特異性は中安の提唱する統合失調症の病態心理仮説（状況意味失認－内因反応仮説：図Ⅱ-2-3）によって精神病理学的にほぼ保証されていると考えられ[31,42,43,45]，また新たに追加されたNo.11～30は上記No.1～10の少なくとも1種が確実に存在し（その大半，95.3％の症例が2種以上を有する），かつ他の疾患を疑う根拠が見いだせないということで初期統合失調症と診断された64症例において，No.1～10，すなわち《初期統

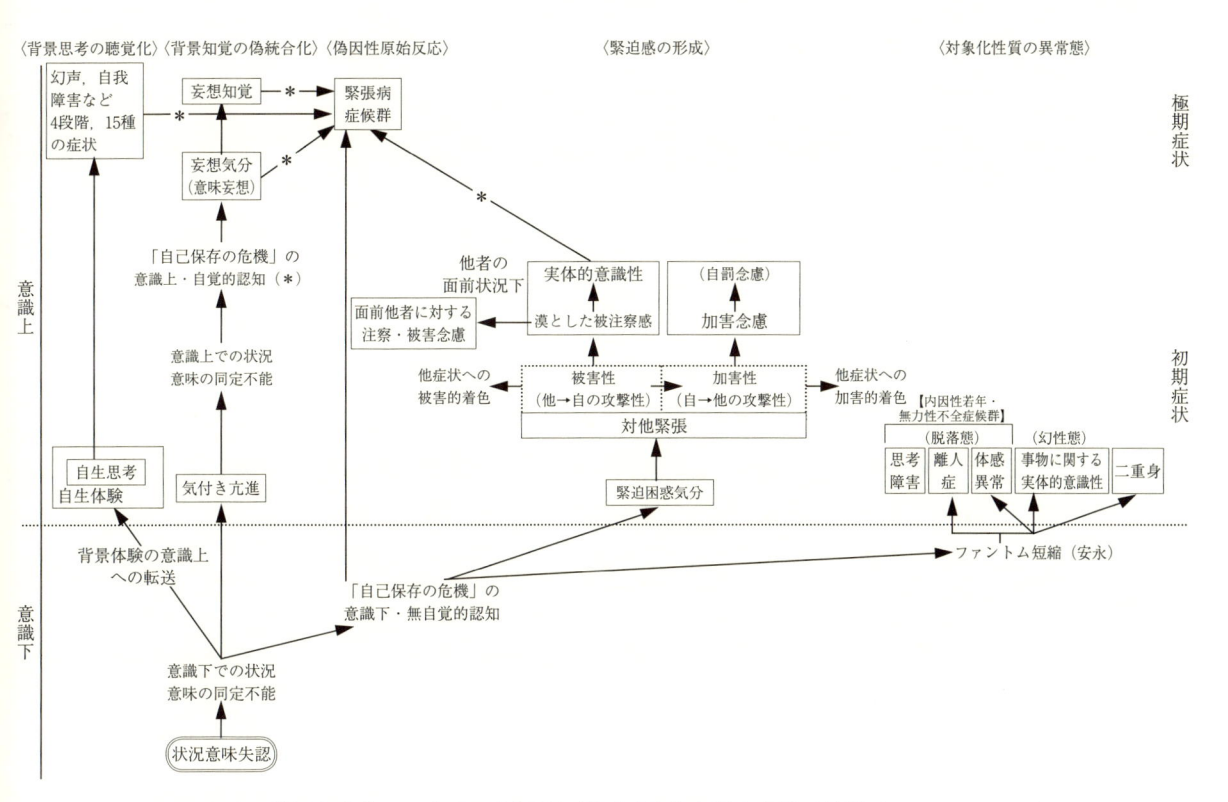

図Ⅱ-2-3 状況意味失認－内因反応仮説に基づく統合失調症症状系統樹（文献35より転載）

合失調症の特異的4主徴》との併存が頻度高く観察されたものであり，それらの統合失調症特異性は十分に保証されたものではなく，また他の疾患にも往々認められるものもあるとはいえ，なお初期統合失調症症状である可能性が高いと判断されたものである．以下に，これら30種の初期統合失調症症状の症状名，ならびに定義と陳述例を列記し，参照に供することにする（旧来にない症状名ならびにその定義は筆者らによるものであり，また陳述例はすべて筆者らが主治医として関わった症例からのものである．また，＊を付した症状は後述する《診断に有用な高頻度初期統合失調症症状》である）．

初期統合失調症症状一覧[35)]

No.1　自生思考 autochthonous thinking ＊

定　義：とりとめもない種々の雑念が連続的に勝手に浮かんでくる，あるいは考えが勝手に次々と延長・分岐して発展すると体験されるもので，何らかの葛藤状況にある人がある特定の観念に関して堂々めぐりのごとく思い悩むのとは異なる．患者は浮かんでくる考えの内容を答えられることもあり，また答えられないこともある．この体験は自然に生じてくる場合のほかに，たとえば何かを見た際とか本を読んでいる際に，それが刺激となって生じる場合もある．これらが常態化した場合には，本来の自己とは異なる「もう1人の自分」を感知することにもなる．

陳述例：①自分で意識して考えていることと無関係な考えが，急に発作的にどんどんと押し寄せてくる。頭の中がごちゃまぜとなってまとまらなくなる。長くて10分，短くても2～3分は続く。

②雑念が出てくる。テストの前なんか余計に出てくる。必ずしもテストに関係ない。逆らうみたいに出てくる。（コントロールできない？）全然身勝手に動いている感じ。放っておこうと思えば，悩まなくてもすむけど。

No.2　自生視覚表象 autochthonous visual images
定　義：明瞭な視覚表象が自然に頭の中に浮かんできて「見える」と体験されるもののうち，その視覚表象が過去に体験した情景的場面（自生記憶想起）や空想による情景的場面（自生空想表象）である場合以外のすべてのものである。したがって，ここに含める視覚表象は単一の人の顔や姿，あるいは単一の場所や物品などに限定されたものである。

注）同様のものが外部客観空間に定位される場合は〔17. 非実在と判断される複雑幻視ないし会話幻聴〕とする。

陳述例：①1日に何十回となく特定の級友の顔や姿がふっと頭の中に浮かんでくる。持続は数秒程度であり，像の鮮明度は意識的に思い浮かべたものと変わりはない。像は静止しており，背景もない。その像は最近になってクラブの先輩の顔に変わった。何もしていない時にも浮かぶが，ことに授業中や自宅で勉強中に浮かぶことが多く，妨げとなるためいらいらしてしまう。

②蛍光灯のような輪状の光が頭の中に見える。しだいに小さくなって消えていく。

No.3　自生記憶想起 autochthonous recollection ＊
定　義：過去に体験した情景的場面が現在の状況や気分に関係なく，自然によみがえってきて「頭の中に見える」と体験されるものである。よみがえってくる情景は，忘れてしまっていたような些細なものであることがもっとも多いが，それに次いで不快な体験が数多くみられる。この症状の同定にあたっては，必ずそれが自分の過去の体験であると患者に認知されることが必要である。「過去の情景が見える」だけでなく，「その場にいる人が何をしゃべっているのかわかる（あるいは声が聞こえる）」とかの聴覚表象を帯びてくる場合や，「臨場感があって，今その場にいるようだ」いうレベルまで様々である。また，その折の気分や情動の再現が随伴する場合もある。

注）同様のものが外部客観空間に定位される場合は〔17. 非実在と判断される複雑幻視ないし会話幻聴〕とする。

陳述例：①頭の中に昔の場面がよく浮かぶ。友達と遊んでいる情景が多く，実際の場面と変わりがないほど鮮明で色彩もあり，人の動きも場面の変化もある。見ているという

よりも，なんとなくその場にいるような感じで，ハッと気がつくと1時間もたっているということもある。声は聞こえていないと思うけど，会話はしている感じ。
②頭の中に昔のことがよく浮かぶ。2～3歳の頃のことまで。記憶にあることだし，目線の位置が低い。たとえば，母親が出てくると腰のところまでしか見えない。いつも人がいる場面。相手や自分の言っていることが，はっきりと聞こえるとはいえないけれど，わかる。

No.4　自生内言ないし考想化声 autochthonous inner speech and/or thought hearing
定　義：自生内言とは端的には「言葉が浮かんでくる」と訴えられるものであり，内容はすべて逐一具体的な言語で表現できるものであるが，「聞こえる」という音声性を欠いた体験である。音声性がやや増してくると，言葉が浮かんでくるようでもあり，また声が聞こえてくるようでもあり，そのいずれとも患者には決めがたいという体験（心声未分化）となり，さらには自分の考えが声となって聞こえるという考想化声（ただし，聞こえる声が'自分の声'のものに限定）となる。

陳述例：①心の中に言葉が出てくる。たとえばテレビで男優を見ると，自分では結婚など考えてもいないのに「結婚できるかしら」とか，女ばかりの同胞の長女なので両親の面倒をみていかなければならないと思っているのに「親の面倒はみない」とか，中華料理店の前を通りかかると「帰りにギョーザを食べて帰ろうか」などの言葉が心の中に自然と出てくる。それらの言葉の内容はまったく考えてもいないものであったり，常日頃考えていることの逆であったりする。こうした言葉はすぐに紙に書き写せるほど言語的に明瞭であるが，聞こえるとか見えるとかの感じはまったくない。あくまでも心に湧いてくる感じ。また，言葉が涌いてくるスピードは普通にしゃべっているのと変わりはない。（自生内言）
②テレビを見ていても「次はトイレに行こう」と考え，それが声になってしまう。だから，その声とテレビの音声とが一緒になって，頭が混乱してしまう。（考想化声）

No.5　自生空想表象 autochthonous fantastic images *
定　義：俗に白昼夢と呼ばれるもので，物語性の展開を有する空想的情景表象である。表象像は主として視覚性であり，広く「頭の中に見える」という体験の一部をなしている。加えて聴覚性や触覚性の成分を伴うこともある。典型例では患者はそれに没入し，はっと気がつくと30分とか1時間とか比較的長い時間がたっていたということになる。
　　　　注）同様のものが外部客観空間に定位される場合は〔17．非実在と判断される複雑幻視ないし会話幻聴〕とする。

陳述例：①好きな人の名前が浮かんでくることもあるが，そのときは相手が実際にそこにい

るような感じでしゃべってしまう。半分では空想とわかっているが，半分ではそれに浸り切っている。頭の中にはそういう情景が見えている。セックスの場面もある。たとえば，寝物語をしているとか。キスをする感覚があったり，局部に性感を感じるときもある。ふっと気がつくと机の前に座っている。長ければ2～3時間もそうしているときがある。

②頭の中にイメージで，マンガみたいな顔をした男の人が後ろ手に手錠をされていて，「お前なんかに店は出せない」という。ちょうどその時，イヴ・サンローランの一生をテレビでやっていて，店を出すとか出さないとかの場面をやっていた。似たようなことをあげれば，絵を描いていたら，何かが崩れるような音がして，馬の目が見え，「お母さん」，「アンセニーニョ」という声がした。ムー大陸とかアトランティスの話が好きなのが関係あるかも。

No.6　聴覚性気付き亢進 heightened auditory awareness ＊

定　義：注意を向けている対象以外の，種々些細な知覚刺激が意図せずに気付かれ，そのことによって容易に注意がそれる（往々，驚愕や恐怖などの情動反応や進行中の行為の中断を伴う）というもののうち，気付きの対象が予期せず突発的に周囲で起こる些細な物音や人声など，聴覚性のものである場合をさす。往々それらの雑音が大きく聞こえるという聴覚強度の増大を伴いやすい。患者は「音がすると気が散って，1つのことに注意の集中ができない」，「音がするとビクッと驚いてしまう」，「その時にしていたことが中断される」などと訴える。

陳述例：①他人の声や不意の音，たとえば戸を開閉する音や近くを走る電車の音などを聞くとビクッとして落ち着かなくなる。ラジオ，テレビ，ステレオは不意の音を消すためにわざと聞いているのであるが，それらの音に対してはそういうことはない。最近はそれほどでもないが，大学を中退した頃が最もひどく，音を出している人に憎しみさえ抱いた。講義中，まわりの学生が雑談していると耐え切れなくなって外へ出た。何かをしようとすると，決まって音声が耳に入ってきて注意が集中できなかった。

②些細ではあっても不意の物音に過敏になった。たとえば，授業中に誰かが鉛筆を落とすとか，家庭ではハンガーが落ちたり，戸が閉まるとかすると，びっくりして「キャー」などの声をあげてしまう。そのために，クラスでは物笑いの種になるし，家族からは訝しがられた。

No.7　視覚性気付き亢進 heightened visual awareness

定　義：注意を向けている対象以外の，種々些細な知覚刺激が意図せずに気付かれ，そのことによって容易に注意がそれる（往々，驚愕や恐怖などの情動反応や進行中の行為

の中断を伴う）というもののうち，気付きの対象が自然と目に映ずるなにげない物品・人物・風景，あるいはそれらの動きなど，視覚性のものである場合をさす。患者は「何かを見ようとしても，まわりの余計な物が目に入ってくる」などと訴えるほか，場合によっては「部分部分がばらばらに入ってくる」など，統一した視覚像が得られないという訴えとなることもある。

陳述例：①他人が動いていても，普通の人であれば何かしら考え続けているでしょう。自分は他人が動くと，考えていたことを考え続けることができない。たとえば，昨日のテレビのストーリーを来週はどうなるのかなと考えていても，他人が動くと考えを続けることができなくなる。

②ものを見る時，焦点が定まらない感じがする。周囲のものも同時に入ってきて（気になって）しまう。たとえば，鏡で自分を映す時，その全体像がつかめない。個々（部分部分）がばらばらに目に入って全体の1つの像にまとまりにくい。また，テーブルの上にいろいろなものがあって，それを片づけようとするとき，（気が散って）何から始めたらよいのかわからなくなる。ものが見にくい。

No.8　固有感覚性気付き亢進 heightened proprioceptive awareness

定　義：不随意的な気付きの対象が手足の位置やその動きなど深部固有感覚に由来するものであり，身体の存在そのものが意識化される場合や，その動きが意識化される場合もある。後者の場合，動きの一々が意識化される結果として，何げない行為（例えば歩行）がぎこちなくなったり，さらには途中で停止してしまうことも生じうる。その場合，患者は行為を行う前にその行為に含まれる一々の動作をあらかじめ考えてから始めるということで対処しようとする。

陳述例：①頭や手など，自分の肉体の存在感を意識してしまいます。注意力がそういうところへ行ってしまうというか。

②自分のすることに，知らず知らずのうちに意識的になる。無意識にできない。ただ手を前に出すこと，自分の声を出すことなどに。

No.9　漠とした被注察感ないし実体的意識性 a vague sense of being watched and/or 'leibhafige Bewußtheit' *

定　義：周囲に誰もいない状況で「誰（何）かに見られている」と感じられる体験である。「見られている」という感じは明瞭，確実であるが，患者は「実際に誰かが見ている」とは考えていない。見ている存在に関しては，その方向や距離も十分に定めきれず，またそれが人間であるか否かもわからないもの（漠とした被注察感）から，その存在が実体的に明瞭に感知されるもの（実体的意識性）まで様々である。通常，背後から見られるという体験が多いが，それに限られるものでもない。

陳述例：①夜，自分の部屋で勉強しているときなど，背後から霊に見られている感じがする。振り向くけど何もいない。しかし，前を向くと再び見られる感じ。怖いので勉強を止めて寝てしまう。このことがあって霊の存在を信じるようになった。（漠とした被注察感）

②自分の背後5メートルくらいから，誰かに見られている感じがする。時にはそれが自分と同じぐらいの年齢の人（男だったり，女だったり）とわかる。（実体的意識性）

No.10　緊迫困惑気分／対他緊張 tense and perplexed mood／tension against people and things ＊

定　義：緊迫困惑気分とは，何かが差し迫っているようで緊張を要するものの，何故そんな気持ちになるのかわからなくて戸惑っているというような，緊迫感の自生とそれに対する困惑からなる気分である。対他緊張とは，上記の緊迫困惑気分がいささか進展したものであり，他（他人，他物）→自の攻撃性とともに，それに対抗すべく生じた自→他の攻撃性という，双方向性の攻撃を内に含んだ著しい緊張感である。

陳述例：①いつも何かに追われているような圧迫感があります。（追われるって何に？）時間とか……。（怖いって感じはあるの？）怖いです。（自然に緊張してくるの？）いつも面接の前のような緊張感が，朝も昼も晩もあるんです。（緊迫困惑気分）

②眼に映るすべてのものが襲ってくるような感じになるときがある。物とか看板とか，文字が……人もそうですが。（対他緊張）

No.11　聴覚の強度増大ないし質的変容 heightened vividness and sensory distortion of auditory stimuli

定　義：聴覚の強度増大とは以前よりも音が大きく聞こえるようになることである。聴覚の質的変容はより多様で，音質の変容（音の聞こえ方が以前より鋭くなった，滑らかになった，高音〈低音〉が耳に障る，音が薄っぺらになった，重厚になった），音の分離感の変容（鮮明になった，細かなディテールまで聞き取れるようになった，一つひとつの音が手に取れるように明瞭になった，以前よりのっぺりとしてしまった，音が団子状になってしまった），音源の定位の障害（音のする方向や音までの距離がわからなくなってしまった）などが含まれる。

陳述例：①たとえばコーラを飲むとするでしょう。そうすると炭酸のはじけるシュワーという音が耳の奥から頭の中まで聞こえる。その音がすごく大きくてうるさい。また，賑やかなところへ行くと，「うるせー」と怒鳴りたくなる。小さな音が大きく聞こえるので。

②ジューサーや洗濯機の音が体に響くというか，刺さってくる感じで，痛くないのに痛いような感じ。

No.12　要素幻聴 elementary auditory hallucinations
定　義：一般には非言語性の単純な音の幻聴であるが，ここでは「キャー」とか「ウー」とかの叫び声，唸り声などの単音性の人声をも含むものとする。単純な音の幻聴の場合，いわゆる「耳鳴り」，「頭鳴り」として訴えられることもある。
陳述例：①オーンとかトーンとか，テレビの時報の最後の音のようなものが，5〜10秒間聞こえる。ある時は5〜10分続くこともある，その時は他の音はいっさい聞こえなくなる。昼間や時折は夜，いつもちゃんと起きて何かをやっているとき。カチャと何かを耳に詰められるような感じで音がして，「あれっ」という感じで，何も聞こえなくなる。またカチャとして音が聞こえ始める。
②1人でいると音がする。鳥の鳴く声，ザワザワとした音，足音など。上の方から。

No.13　呼名幻声 hallucinatory voices of calling one's name
定　義：自分の名前（姓，名，もしくはあだ名）がどこかから呼ばれたような感じで聞こえるものである。ただし，名前が聞こえるとしても，それが他人同士の会話の一節として出てきたものは，この呼名幻声には含まない。
陳述例：①（名前を呼ぶような声が聞こえることは？）たまにあります。（誰の声？）先生とか，お母さんとか，友達の声。（先生は何て？）山田さん。（お母さんは？）優子。（友達は？）あだ名で。
②自分の名前を呼ばれるようなことはいっぱいあった。2日間くらい，母に「呼んだ？」と聞いていた。下の方から，女の人の声で「みき」と何度も呼ばれた。

No.14　自生音楽表象 autochthonous music images（音楽性幻聴 musical hallucinations）＊
定　義：たとえばテレビのコマーシャル・ソングや小学校唱歌のような聞き知っている音楽，まれにはこれまで聞いたこともないようなメロディーが自然に頭の中に聞こえてくるものである。「聞こえる」，「鳴り響く」と体験される場合のみに限定する。
陳述例：①頭の中に急に音楽が鳴り始めることがある。歌の場合もあるし，演奏のときだけのこともある。頭の中にテープが入っている感じ。よく知った曲のほかに，小学校の頃に習ったことがあるなあという曲もある。
②頭の中でコンサートをやっているみたい。聞きかじったことのあるコマーシャルソングや歌謡曲。持続は短いが，浮かんでは消え，消えては浮かぶ。知っているところは鮮明に，記憶にないところはボリュームが下がったり，途切れたりする。歌の場合は知らないところは伴奏のみ，知っている箇所は伴奏に歌がついている。

No.15　視覚の強度増大ないし質的変容 heightened vividness and sensory distortion of visual stimuli

定　義：対象物の細部が明瞭になったり輪郭が強調される明瞭視，色彩の鮮やかさが増す鮮明視，物の形が歪んだり直線が曲線に見える変形視，二重に見える二重視，揺れているように見える動揺視，実際よりは小さく遠くにあるように見える微小・遠方視，実際よりは大きく近くに見える巨大・近方視，色彩が変わって見える変色視などが含まれる。
　　　　注）単純な強度減少は含まない。
陳述例：①黒板の白い字が白い四角のものになってブラブラに見えた。眼鏡をかけても字が二重に見えた。「あれっ」と思って机の上の教科書を見ると，字も二重で眼が痛くなった。離して見ても二重になる。2〜3日続いた。横を見ると，物が斜めに歪み，そしてその端はカーテンが揺れるように，揺れ動いた。
　　　　②物が歪んで見える。その場合には見る物見る物が歪む。また，アコーディオンのように広くなったり狭くなったりもする。

No.16　要素幻視 elementary visual hallucinations
定　義：外部客観空間に定位される幻視のうち，その内容が単純な点や線，あるいは影や幾何学的模様であるものである。
陳述例：①暗い部屋に入ったとき，何かの気配がする。そこに光が当たると，白っぽいものが浮かび上がるのが見える。また影が横切る。暗い所では黒い影が，明るい所では白い影が。また視線を動かすたびに，金色の小さな点が横切ったような気がする。
　　　　②目の錯覚みたいなものだと思うんですけど……。黒い影のようなものが縞模様のようになって見える。ほかにも，まるいアメーバみたいな，黒い影のようなものの時もある。これは動いていないみたいなんだけど，よく見ると小刻みに動いている。赤い光の線というか，光が線を引いているようなものが見えるときもある。

No.17　非実在と判断される複雑幻視ないし会話幻聴 formed visual hallucinations and/or conversational auditory hallucinations which are judged as being unreal by the patient
定　義：患者がそれは実在のものではないと判断している，複雑な構成を有する幻視もしくは他人同士の会話の幻聴である。複雑幻視と会話幻聴が同時に一体のものとして現れる場合と，その一方のみが現れる場合とがある。複雑幻視は内容的には自生視覚表象，自生記憶想起，自生空想表象と同一であるが，定位される場所は外部客観空間であり，その点で後3者と区別される。会話幻聴の定位は外部客観空間の場合と内部主観空間の場合とがある。
陳述例：①ベッドに横になっていると，男の子どもとその母親の2人がドアから入ってきて，天井のところを通っていく。その影が見えて，話し声が聞こえる。話し声は頭

の中に聞こえる。これは小学校4年の頃からあるが，ほとんど同じ内容のよう。ベッドといっても二段ベッドで，天井はすぐ近くにある。
②最近，また声が聞こえる。横になっているとき，声というか，雑音がする。（たとえば？）頭の中で誰かと誰かとが話している。そのつど違うが，2人以上の女の声，たまに知っている男の声。たとえば祖父の声とか。（そういう時，君に話しかけてくることは？）内容はよく覚えていないが，何かごちゃごちゃと話していて，自分は「ふうん，そうか」と声に出して，ハッと気がつく。よほど疲れているとき。

No.18　味覚・嗅覚の変化 changes of gustatory or olfactory vividness
定　義：味覚と嗅覚の両方もしくは一方の強度が増大した，あるいは低下したと感じられるものである。
陳述例：①味を濃く感じる。そのままだと味に呑み込まれていく感じがして，吐いてしまう。また，考えが味に消されてしまう。（どういうこと？）味が頭の中に広がって，自分が自分でなくなってしまいそうで怖い。それで，お母さんに頼んで，自分だけ味を薄くしてもらっている。たとえば，うどんの時は醤油の量を少なくしてもらうとか。
②食べ物の味がわからない。全然わからないこともあった。ただ，ゴソゴソ，ゴソゴソしているなあって。臭いも全然わからなかった。

No.19　皮膚異常感覚 paresthesias
定　義：特に客観的異常は認められないのに訴えられる，皮膚表面の触覚，痛覚，温度覚等の主観的異常感覚である。たとえば，「しびれる」，「ピリピリする」，「かゆい」などと訴えられる。
陳述例：①手足や前胸部，ときには全身がしびれる。正座したあとのしびれに似ている。また，頭のてっぺんの地肌がヒリヒリしたこともあった。
②頭皮全体がかゆい。蚊に刺されたようなかゆみがあって，夜になるとひどくなる。腕に湿疹ができているが，そこよりもよほどかゆい。何カ所かの皮膚科にかかったが，何もできていないと言われ，また塗り薬，飲み薬と色々と薬をもらったが全然効かない。

No.20　身体動揺・浮遊感 a sense of swaying or floating of one's body
定　義：客観的にそうと認められないのに，体全体が左右・上下に揺れたり，地面から浮いていると感じられる体験である。
陳述例：①テレビをじっと見ていると，こういうのを幽体離脱というんじゃないかと感じることがある。〈体外離脱体験の説明をすると〉違いますね。自分を見ている感じではないですね。ふわっふわっとなる。少しずつ落ちていく。（何が？）自分が落ちていく。

②〈患者メモ：整然とせず，いつも自分が一段高い所を歩いているような感じで不自然で困る〉（一段高い所を歩いているって？）視点が高くなったというか……外へ出ると人と違う所を歩いているような，人と違う所を見ているような……自分が浮いていてこれまでとは違うように見えます。

No.21 体感異常 cenestopathy
定　義：相応する身体疾患が認められないのにもかかわらず訴えられる，身体内部の実体的異常感覚であり，一般には奇妙で了解しがたいが，患者は確信をもって明確に断言する。
陳述例：①寝返りをうったとき，頭の中に水がある感じなんです。グジュグジュしているような。（流れる感じなの？）そうです。（水みたいなもの？）なんか，ジュブジュブという感じです。（グジュグジュとか，ジュブジュブって聞こえるの？）いえ，感じるんです。
②後頭部の喉の上の部分がある日 'ガンガン' とし始め，痛みはないが拍動し始めた。それが1〜2カ月後には 'ボー' っとした感じに徐々に変化し，次いで神経が腫れているようになった。

No.22 二重心ないし二重身 double mind and/or double body
定　義：二重心とは「もう1人の自分の心」が何らの身体の存在を媒介することなく，アプリオリに感知されるものである（ただし，それは身体内の一部に限局して同定されることもある）。また二重身とは「もう1人の自分の体」が幻視として見えたり（自己像幻視），実体的意識性あるいは体感異常として感知されるものである。
陳述例：①精神が2つに分かれることがある。どれが自分か，わからなくなる。頭の中に，心の中にたくさんの自分があって，ごちゃごちゃしている。一度にたくさんの自分が出てくる（二重心）。
②何かをしている時に，それを見ている自分がいる。左後方50センチぐらい。顔しかない。（あなたの顔？）くっきりではないけど，私だとわかる。顔があるというのがわかる。姿が見えるというのでなく，あるのがわかる（二重身）。

No.23 体外離脱体験 out-of-body experiences
定　義：それまで一体のものであった体と心が分離し，今や体の外にある心が，自動的あるいは被動的にも感じられる体の動きとか，外界とかを見ているという体験である。
陳述例：①時々自分を見下ろしているようになる。見下ろしていると言うと言い過ぎかもしれないが，自分はこの辺にいて〈と，肩の後ろをさす〉，体を見ているという感じ。体が自然に動いているようでもあり，半分は何かに動かされているようでもある。
②自分を客観的に眺めている。待ち合い室で本を読みながら待っている自分をテレ

ビのある辺りから眺めている。

No.24 離人症 depersonalization
定　義：自己の存在感や行為に際しての自己の能動感が失われたものである。
　　　　注）離人症という用語には，広義には自己身体を含む外界の現実感の喪失も含まれるが，ここではそれは〔25．現実感喪失〕として取り扱い，この症状項目には含まないことにする。
陳述例：①'自分がここにいる気がしない'という表現がぴったり。（'自分がない'というのとは違うの？）違う。（どっかにいるの？）それはない。（自分が存在していない？）存在感が感じられない。（薄れているの，それとも全然ないの？）薄れているのかなあ……はっきりとはわからない。（しゃべったり，何か行為をする時は自分がしている？）それは大丈夫。
　　　　②自分がここにいるという実感がない。自分に実感がない。他人みたい。また，自分が動いている感じがしない。物を触っても，触っている感じがしない。

No.25 現実感喪失 derealization
定　義：周囲の人物や事物，あるいは自己身体が現実のものとは思えないという体験である。これが強烈であると，自分だけ異次元の世界にいるように感じられることもある（異次元体験）。
陳述例：①買い物をしているとき，人がテレビの画面に映っているような。（もっと説明して？）たとえば，商店街の取材のような……。自分はテレビを見ていて，商店街にテレビカメラが入っていく感じ。ぼんやりしている。（人がロボットのような？）無気質なもの。（生きとし生けるものという感じがしない？）生活臭なく，人畜無害という感じ。生け簀の中の魚が泳いでいるのと同じ。
　　　　②（そうすると，他人と話していて別のことを考えていることもある？）他人の話をどこか違ったところで聞いているような感じ。他人の顔を見てもぼおっとしているんです。しゃべっている人の顔を見ると，怖くなります。自分だけ違う世界にいるよう。ここでこうして話していても，半分はここにいて，半分は遠いところにいるようです。（自分だけ別の世界にいる？）はい，みんなと別のところにいるよう。

No.26 即時理解ないし即時判断の障害 disorders of immediate understanding and judgement *
定　義：常日頃は即座に理解できていた他人の会話が知らない外国語を聞くようにわからなくなったり，簡単な文章すらも十分な時間をかけなければ理解できなくなったり，あるいはそれまでは自明のことであったこと（たとえば，形や色の違いなど）がわからなくなったりするという体験である。

陳述例：①人の話を聞いても，別の国の言葉を聞いているよう。何を言っているのか，だいたいわかるけど，意味としてまとまらない。単語がグシャグシャにならんでいるだけで，暫くするとわからなくなる。（書かれたものはどう？）活字を目で追っているだけで，それ以上のものとはならない。

②他人の話の内容，テレビの内容などが理解しにくくて，なかなか頭に入らない。頭の中でその内容を立体的に組み立てられない。集中力がないのか。また，判断力がなくて，もどかしく思う。（判断力って？）たとえば，箸立てに箸が入っていて……即座にこれとこれが違うってわからない。（論理を追っていかないとわからない？）はい，確認しないとわかりません。

No.27　即時記憶の障害 disorders of immediate memory ＊
定　義：直前に自分でしようと思ったことや他人から聞いたこと，あるいは読んだことがまったく思い出せなくなるという体験である。
陳述例：①何をしようとしていたのか忘れてしまうんです。たとえば冷蔵庫に何かを取りに行くとすると，何を取りに来たのか思い出せないんです。〈遊園地でお土産の販売のアルバイトをしているが〉いつも忘れてしまうので倉庫に商品を取りに行くときには，その商品を1つ持って行くようにしています。

②文章を読むのが辛い。記憶力が悪い。英語の単語や数学の公式の暗記力が悪い。試験の時に4つの選択肢から選ぼうとしても，（a）を読んで次に（b）に進むと，もう（a）を忘れてしまっているので比べられない。

No.28　心的空白体験 blank experiences
定　義：意識の減損がないにもかかわらず発作様に，自分が誰であるのか，どこにいるのか，ないしは何をしているのかなどの自己に関する見当識が失われ，当惑するというものである。
注）自己に関する見当識の喪失はあくまでも発作の最中において生じる。
陳述例：①（さっき，「自分がわからなくなる」って言われたけど？）自分が誰で，何をしていて，なんでここにいて，それがふっとわからなくなるんです。そういうときはとても恐怖感におそわれて，孤立しているように感じます。ほかのときにもありますけど，鏡を見ているときに起こりやすいみたいです。（ふっと起こるんですね？）はい。（そういう時はまわりの見え方はどうなの？）頭の中が空白になっちゃうような，真っ白というか。まわりは変わっていないんです。自分だけ異次元にいるような。（どれぐらい続くの？）30秒ぐらいです。（頻度はどれぐらい？）結構頻繁に起こるみたいです。1日に1回から数回ぐらい。異次元へいっちゃったように感じられます。

②他人と話していても，突然に，今自分がどこにいるのか，何をしているのか，何

を考えているのか，全然わからなくなる．少し不安が心から出てくる．

No.29　アンヘドニア anhedonia
定　義：「楽しい」，「嬉しい」，「心地よい」などの快感情が希薄化ないし喪失したものである．
陳述例：①喜怒哀楽のうち「怒」だけがある．短気なところがあって，他人からからかわれると怒る．それ以外はない．遠足へ行くとか小遣いをもらって，わくわくすることはあっても，それは表面的なもの．'心底楽しい' ということがない．('心底楽しい' というのは味わったことがないわけだから，そういう言葉の意味するものがわからないのでは？）そうです．悲しい，淋しいというのもわからない．楽しさがわからないから，悲しさもわからない．将来について，何をしたいということもない．たぶん今と同じなんだろう．'希望を持って' ということもわからない．過去に関しては，記憶はあっても，それは「思い出」とは呼べない．
②小さい頃より何をしていても楽しくなく，「楽しい」という感じをもったことさえなかった．現役で東大に入学したが，まわりが喜んでいるのを見ても不思議であった．人がはしゃいでいるのが不思議でならない．

No.30　面前他者に関する注察・被害念慮 suspicion of being observed and commented on by the people around ＊
定　義：周囲に人のいる場所において，人から見られている，あるいは人々から自分のことが悪く言われていると感じられるものであるが，被害妄想とは異なってその確信度は半信半疑であり，またその場では強く確信されたとしても，場を離れるとそれが否定されるというように（'今信次否'），その場限りのものである．
陳述例：①学校へ行くと，どことなくまわりから見られている感じがして緊張する．通学の途上でも．また学校で友達が笑ったりすると，自分が笑われているんじゃないかと思ってしまう．半分はそう思っていないんだけど，半分はそう感じてしまう．ことに背後から見られているという気がしていて，そうした時に笑い声がすると．
②まわりのことが気になりすぎてしまって，自由に行動できない感じ．自由に行動しているようでもあり，していないようでもある．（まわりのことって？）少しのことでも気になる．友達と話したときのちょっとしたこととか，まわりの人が話しているのとか．（話している場面を見て，どう思うの？）そんなことはないと半分ではわかっているけど，自分のことを話しているのではないかと思ってしまう．（自分のことって悪口とか陰口とか？）はい．（学校の生徒に限られているの？）クラスの人とかに限らず，まわりの人はみんなっていうか．（そうすると，見ず知らずの人にも？）あります．視線が少し気になったり．（見られるという感じなの？）そうではないと頭ではわかってはいるんですけど……．

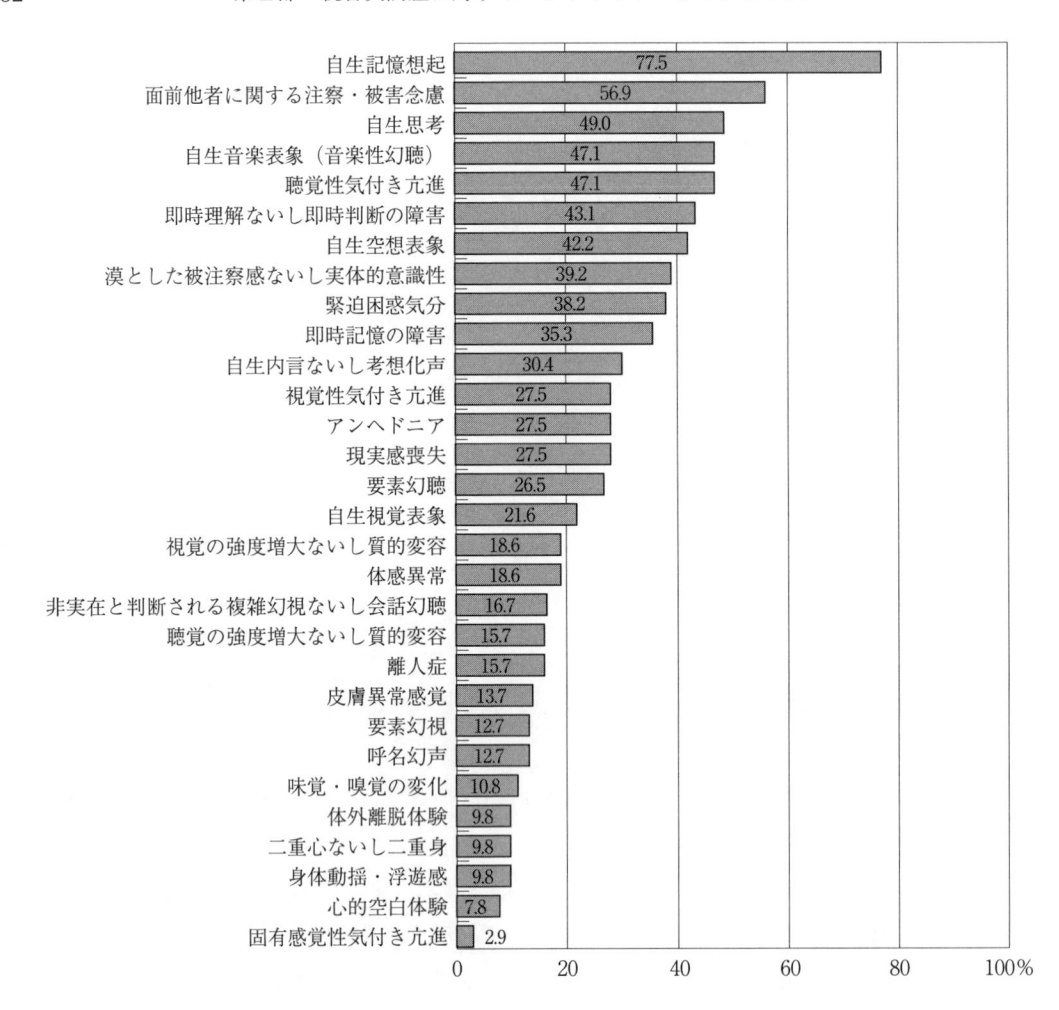

症状	%
自生記憶想起	77.5
面前他者に関する注察・被害念慮	56.9
自生思考	49.0
自生音楽表象（音楽性幻聴）	47.1
聴覚性気付き亢進	47.1
即時理解ないし即時判断の障害	43.1
自生空想表象	42.2
漠とした被注察感ないし実体的意識性	39.2
緊迫困惑気分	38.2
即時記憶の障害	35.3
自生内言ないし考想化声	30.4
視覚性気付き亢進	27.5
アンヘドニア	27.5
現実感喪失	27.5
要素幻聴	26.5
自生視覚表象	21.6
視覚の強度増大ないし質的変容	18.6
体感異常	18.6
非実在と判断される複雑幻視ないし会話幻聴	16.7
聴覚の強度増大ないし質的変容	15.7
離人症	15.7
皮膚異常感覚	13.7
要素幻視	12.7
呼名幻声	12.7
味覚・嗅覚の変化	10.8
体外離脱体験	9.8
二重心ないし二重身	9.8
身体動揺・浮遊感	9.8
心的空白体験	7.8
固有感覚性気付き亢進	2.9

図Ⅱ-2-4 初期統合失調症症状（30種）の出現頻度（N＝102）（文献35より転載）

さて，上記30種の初期統合失調症症状に基づいて，1999年に筆者ら[28,29,35]は新たに自験102症例（先の中安の自験64症例も含む）の症候学的検討を行ったが，その結果得られた「初期統合失調症症状（30種）の出現頻度」ならびに「初期統合失調症症状（30種）に関する症状数の人数分布」を図Ⅱ-2-4ならびに図Ⅱ-2-5に示す。初期統合失調症の病像の全貌がこれら図Ⅱ-2-4，図Ⅱ-2-5によっておおよそ知れることとなったが，臨床の実際にあってはこれら30種の症状の有無を一々チェックすることはほとんど不可能であり，よって筆者らは初期統合失調症の診断をより簡便に行うべく，1/3（33.3％）以上の症例に認められた高頻度症状に注目し，これらを《診断に有用な高頻度初期統合失調症症状》（表Ⅱ-2-2：上記した初期統合失調症症状一覧の＊）として提出した。表示したごとく，これらは10種あって，大きくは4種の上位概念にまとめられるものであるが，図Ⅱ-2-6「《診断に有用な高頻度初期統合失調症状》に関する症状数の人数分布」に示すごとく，各々の症例の有症状数は4個をピークとする一峰性の分布を示し，平均して4.7±1.9個という数値が得られた。

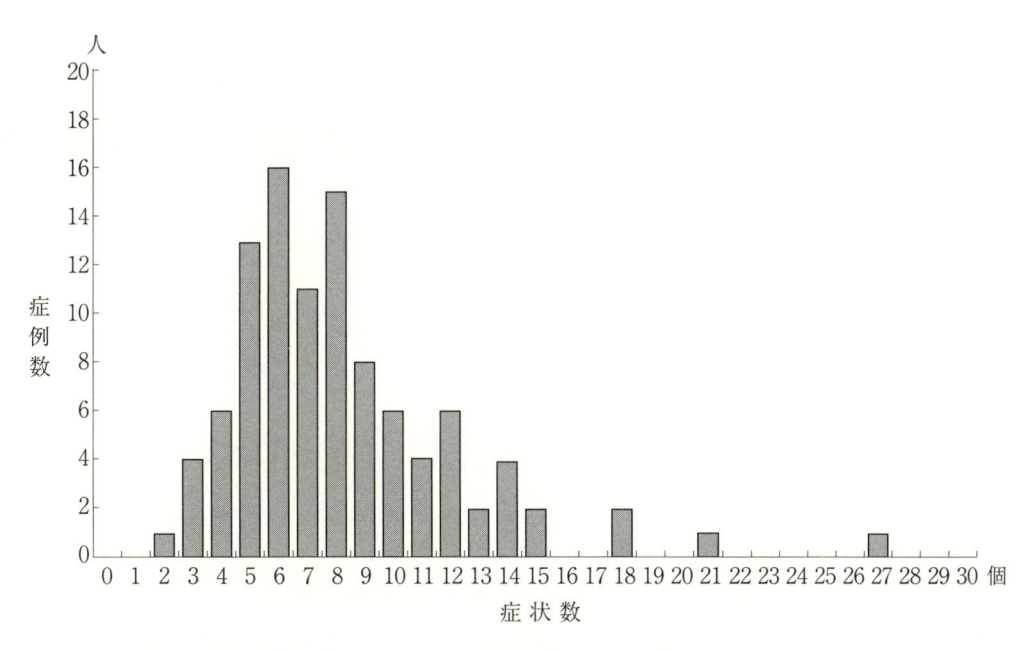

図Ⅱ-2-5 初期統合失調症症状（30種）に関する症状数の人数分布（N=102）（文献35より転載）

表Ⅱ-2-2 《診断に有用な高頻度初期統合失調症症状》（文献35より転載）

1. 自生体験
   ・自生思考
   ・自生記憶想起
   ・自生空想表象
   ・自生音楽表象（音楽性幻聴）
2. 気付き亢進
   ・聴覚性気付き亢進
3. 緊迫困惑気分／対他緊張とその関連症状
   ・緊迫困惑気分／対他緊張
   ・漠とした被注察感ないし実体的意識性
   ・面前他者に関する注察・被害念慮
4. 即時的認知の障害
   ・即時理解ないし即時判断の障害
   ・即時記憶の障害

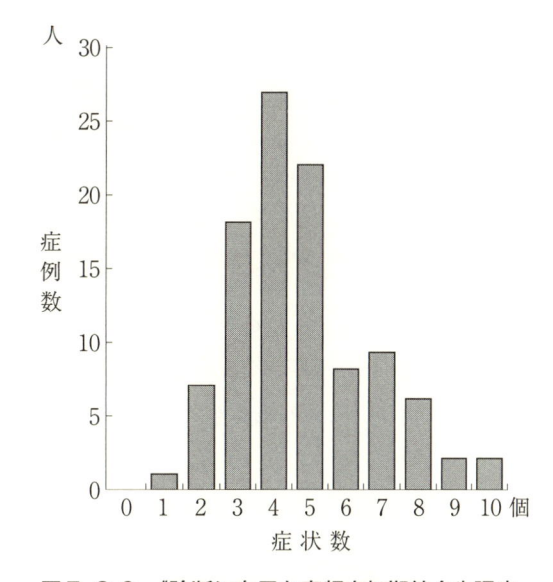

図Ⅱ-2-6 《診断に有用な高頻度初期統合失調症症状》に関する症状数の人数分布（N=102）
（文献35より転載）

② 初期統合失調症症状を聴取するにあたっての留意点

　初期統合失調症症状を聴取するにあたっての留意点[17,39,44,47]を面接の流れに沿って以下に箇条書きするが，こうした手続きを踏むにあたっては次の2点が決して欠いてはならない前提となる。

その1は診断面接に際してはできるだけ早く初期統合失調症を疑うことであって，これには主訴あるいは面接開始後間もなくの陳述の中に初期統合失調症症状の断片を（そのためには面接者は初期統合失調症の概念ならびに症状に知悉しておかなければならない），ならびに一方に張りつめが，他方にはくすみが併存しているという初期統合失調症患者に独特な表出（「張りつめ／くすみ」[32]：後に詳述）を看て取ることが重要である。

その2は患者に接する態度に関してであって，（これは後述するように治療において必須のことであるが）「張りつめ／くすみ」という患者の表出，その背後にある緊迫困惑気分[19]に対応すべく，治療者は居住まいを正し，粛然たる態度で患者に臨むことが初期統合失調症症状を聴取する上において肝要である。

こうした前提の上に立って，以下の手順を順次踏んでいく（とは言っても時には臨機応変も必要である）。

i. 自生体験や気付き亢進の有無を先に聴く

患者は，それが気分性であるだけに自分自身では十分に自覚できていないとしても緊迫困惑気分を苦衷とし，あるいはその背後にある自分が崩壊していきそうな恐怖感に襲われて自ら来院することが多い。しかし，だからといっていきなり核心を衝くかのように，こうした受診動機を詳細に尋ねていくことは侵襲的にすぎよう。まずは患者によってもあまり気付かれておらず，また気付かれていてもさして重大であるとは思われていないこともある自生体験（自生思考，自生視覚表象，自生記憶想起，自生内言，自生空想表象，自生音楽表象：これらのうち，もっとも多いのは自生記憶想起であり，筆者はこの症状から始めるのを旨としている）や気付き亢進（聴覚性気付き亢進，視覚性気付き亢進，固有感覚性気付き亢進：これらのうち，もっとも多いのは聴覚性気付き亢進であり，筆者はこの症状から始めるのを旨としている）の有無を尋ねていくのがよい。しかし，決してチェックリストを追うような機械的な面接はすべきではなく，自発的発言あるいは質問への応答の中に垣間見えてきた上記の諸症状の断片をその都度個々に取り上げていくのがよい。

ii. 質問は微に入り細を穿つようにする

自生体験や気付き亢進に限らず，一般に初期統合失調症症状は微細でかつ言語化しづらい（日常用語ではピタッとうまく言い表せない）ものであり，かつ患者の中にはそれらの断片を幼い頃から体験している者（物心症例）もいて，十分に対象化，言語化されていることが少なく，患者の発言をただ受身的に聞き取るだけでは初期統合失調症症状の聴取はほとんど不可能となる。したがって面接の進展につれて，患者によって漸次語られる内容に合わせつつ，微に入り細を穿つ具体的な質問を重ねていくことが必要となってくる。このためには治療者が初期統合失調症症状に精通していることが必須であるが，たんにそれを言語的に知っているというだけでなく，語られた内容をイメージとして頭の中に思い描きながら（まさに共〈追〉体験しつつ），次を聴くという姿勢がその時々の患者の心性に適った的確な質問のためには重要である。

極期に見られる幻声や妄想知覚などに対しては，治療上，一般にその存在が確かめられただけで十分であり，また急速に展開していく極期にあっては症状内容を詳しく聞き取る余裕もなく，治療的対応が急がれる。また，あまりにも根掘り葉掘りと症状内容を聞き出すことは，症状形成を助長するという作用もあって禁忌に近いものと思われる。しかし，初期統合失調症症状への対処はまさに正反対であり，その存在が確かめられた際には質問を重ねて内容をできるだけ詳細に明らかにする方がよい。というのは，診断上，微妙な初期統合失調症症状の同定のためには詳しい聴取が不可欠であるからであり，また治療上は詳細な質疑応答は患者が自己に生じた異常体験を自我異和的なものとして対象化することを促進するからである。後者についていま少し説明すると，一般に初期統合失調症においては患者は自分に何が起こったのか，またその何かが病気によるものか，それとも自分自身の問題なのかがわからなくなっており，そうした戸惑いが緊迫困惑気分に重なって不安・恐怖感を一層助長させ，そのことが自殺企図に至るまでの著しい情動的混乱を引き起こし，また顕在発症への推進力となると考えられるが，（病気の症状という）異物として体験を対象化することはこうした情動的混乱を鎮め，かつそのことによって顕在発症への推進力を削ぐことになるからである。実際，質問がいかに細部に及ぼうともそれが的確になされる限り，患者は侵襲された感じは受けず，むしろ治療者との間に〈症状探しの旅〉にでかける連帯感のようなものすら感じ始めるようである。

iii. 質問に対して肯定の意が伝えられても，改めて患者自身の言葉で体験を具体的に述べるよう求める

この意図は，第1には初期統合失調症症状の質問に対して，類似はしているが実はまったく異なる体験を患者が思い浮かべて肯定するという〈偽肯定〉を排除するためである。例えば「頭の中に次々と色々な考えが浮かんでくることがありますか？」という自生思考の有無を問う質問に対して，心に葛藤のある人は容易に肯定したりする。もっとも，患者自身の言葉での体験の陳述を求める以前に，肯定の意の伝え方一つで，実際に初期統合失調症症状があるのか，あるいは〈偽肯定〉なのかのおおよその見当をつけることはできる。というのは，実際に初期統合失調症症状がある場合には患者は即座に肯定の意を伝え，時には'よくまあ，私の心の中がわかるものだ'という新鮮な驚きとともに「ああ，それ，あります！」と叫ぶように答える者もいる。一方，初期統合失調症症状がない場合には患者は質問内容がいま一つよくわからないという訝しげな表情を浮かべ，〈偽肯定〉を与える場合にもやや考えてから肯定することが多い。自生思考を問う先の表現は必ずしも患者の実体験に密着したものではなかろうが，しかしそれでも初期統合失調症患者には驚くほどよく通じるものである。逆に我々日常世界に住む者にとっては，先の質問は確かに言葉の論理的意味はわかるとしても，実体験がないだけにいま一つピンとこないものである。

患者自身の言葉で体験を陳述することを求める意図の第2は，体験の対象化の一層の促進という治療上の意義である。質問に対してたんに「あります」と答えるだけでなく，なんとも表現しがたい心的体験をあれこれと言葉を捜しつつ，苦労しても自力で表現することの方が対象

化としてはより有効であり，心に刻み付けられる度合いが強いのは想像に難くないであろう。ここでは治療者は安易に言葉を貸してはならず，じっと待たなければならない。そして，いったん患者が表現しえた場合には，その表現をできるだけ正確に引き取って「……なんですね」と確認し（治療者がえてして行う，ごく些細な省略すらもが，時には患者に‘治療者が十分には理解してくれていない’という感すら引き起こすことがある。こうした場合には一語一句に及ぶ正確な復唱が必要である），また以後の面接では患者の表現をキーワードとして使っていくと，会話がスムーズに成立していくようである。

症状同定における「体感」

　中安は兼本浩祐との対談[1]で，初期統合失調症症状の同定におけるコツを以下のように述べている。筆者（関）は東大病院精神科に入局して暫くの間，中安の初診患者の予診を務めたが，以下に記されたことを目の当たりに見，またその後，自身の臨床経験の中でも実感した。‘百聞は一見に如かず’というが，さらに言えば‘百見は一験（経験）に如かず’である。

　兼本：（これがある特定の症状であるかないか，それを）体感で確認するというようなことはDSMには書いてないじゃないですか。
　中安：体感っていい表現ですね。その体感を感じるためには，本当に適切な質問の仕方をしなきゃだめなんです。初期統合失調症症状があるときには患者はまさに「打てば響く」ないしは「当たり」って感じなんですよ。患者の表情がパッと変わりますよ，「あ，それ，あります！」って。自生記憶想起という症状を例に挙げれば，「自分では考えようとしていないのに，昔の，過去の記憶がどんどんよみがえってくることがあるというようなこと，それが頭の中で映像として見えるようなことがあるかな？」と尋ねると，その症状がない人は何を尋ねられたかイメージできなくて戸惑ってしまったり，類似した，でも違うという体験がある人は「うーん」と考え込むんですよ。それで，「うーん，ありますね」とか，こうなるのね。ところがある人は，「あ，それ，あります！」と，もう即座ですよ。そしてパッと患者の表情が変わる。それを異常だと思って悩んでいた人は，「あ，やっとわかってもらえた」と安堵の表情が出たり，小さいときからあって，それをあまり異常だと思っていない人は「ええ，ありますが」とすぐに認めつつ，「自分では当たり前だと思っていたのに他の人にはないことなのですか」となかば当惑の表情になったり。魚釣りに譬えれば「引いた」っていう感じ。そういうのも症状の有無の判定に入れているんですよ。だから，患者が「あります」と言ってもそうした表情変化を伴わないような場合には，具体的に話させると「これは違う」となるんですよ。ところがパッと即座に答えて「ある」と言ったときには，具体的に言葉で言わせると「まさにこの症状だ」となるんです。

文　献
1) 中安信夫, 兼本浩祐：対談：職人芸を言葉にする……しかし，なお伝えきれぬもの. MARTA 8 (2); 2-13, 2010.

iv. 一次的症状と二次的反応とを弁別する

　精神科臨床一般において，疾患そのものに基づく一次的症状（原発症状）とそれに対する二次的反応（続発症状：中安[48]はこれを，その続発機制に基づいて①明らかに了解可能な反応，②対処行動，③防御症状の3種に分類している）との弁別，すなわち症状布置を理解しておくことは病態構造を把握する上において必須のことであるが，初期統合失調症の臨床においては殊更にこのことが要求される（後の症例5を参照のこと）。というのは，初期統合失調症の場合には一次的症状は微細で表現しがたいものであり，かつ患者自身もそれを異常であると認識していることが少なく，いきおい面接場面において二次的反応が語られることが多いために，治療者の側に一次的症状と二次的反応とを弁別する姿勢がないと，実は二次的反応にすぎないものを一次的症状と誤認するという陥穽にはまってしまう。こうなると，個々の体験や行動の様相は明らかにしえたとしても，病態構造の理解としては混乱し，時には本末転倒的な理解すらも起こりかねなくなる。こうした誤った病態構造の理解が患者に伝えられる時には，患者は一層激しい混乱に陥っていくことになる。受診時において自分が病気であるか否かもわかっていない患者には，もちろんのこと一次的症状と二次的反応とを弁別する力はなく，したがって治療者の誤診，誤治療が患者によって正されることはない。一次的症状と二次的反応との弁別はもっぱら治療者に課せられた課題であり，正確な病態構造を伝えることは患者自身による症状整理の上で必須であり，強調に強調を重ねてもなおあまりあるものと思われる。

v. 極期統合失調症症状の有無はさりげなく'否定的に'尋ねる

　初期統合失調症症状の確認が終わったら，最後に「こんなことはないと思いますけど」と前置きしたり，「○○ってこと，ないですよね」というような尋ね方で極期統合失調症症状の有無を確認する。その有無を確認する意図はもちろん，現在が純然たる初期にとどまっているのか，それとも初期から極期への移行段階にあって顕在発症の一歩手前なのかという病期の判定にあるが，このことを上記したように'否定的に'行うのは，「自分は精神病になるのではないか」という不安・恐怖感にとらわれている患者に対して，言外に「そんな心配はないですよ」と伝えるためである。これもまた，患者に安心感を与えようとする1つの技法であるが，筆者はこれを決して当初より意図した技法として用いているのではない。患者の，混乱の一歩手前という緊迫と困惑を前にすると，こうした尋ね方しかできないというのが真相である。

③ 診断の実際

　以上，初期統合失調症症状一覧と筆者らの自験例に基づく統計データ，ならびに初期統合失調症症状を聴取するにあたっての留意点を示したが，次に症例をあげて初期統合失調症に対する診断の実際を述べることにする。なお，初期統合失調症はその状態像に基づいて定型（自生・過敏状態）と変異型（内因性若年－無力性不全症候群，偽神経症性統合失調症）とに区分される。

i. 定型（自生・過敏状態）

　先に，4カテゴリー10種の《診断に有用な高頻度初期統合失調症症状》（表Ⅱ-2-2）を示したが，これらの症状のうち，カテゴリー1～3に属する症状からなる状態像を自生・過敏状態と呼び，これが初期統合失調症の定型である（ここに「自生」とはカテゴリー1の自生体験を表し，「過敏」とはカテゴリー2の気付き亢進とカテゴリー3の緊迫困惑気分／対他緊張とその関連症状を表している——言うならば，前者は「知覚過敏」，後者は「対人過敏」）。以下に例示する症例3がそうであるが，その治療経過は次節で述べることとして，本節では初診時の病歴と所見，ならびに再診時に患者が持参した病状メモを示して，診断の実際を解説する。

症例3　　初診時31歳，女性，無職（中安の症例）

〔主訴〕他人がいると異常に緊張感が高まる。

〔受診動機〕中安著『初期分裂病』を読んで，自分の状態によく似ていると思ったから。

〔家族歴〕2人同胞の第1子長女であり，9歳下に弟がいる。定年退職した64歳の元会社員の父，家婦である57歳の母，弟との4人同居。遺伝負因としては父方縁戚に禁治産者が1人いるとのこと。

〔生活史〕公立高校を卒業後，18～25歳時にはアルバイトをしつつ，ある劇団に所属していたが，25歳時以降は自宅に閉居している。

〔現病歴〕X−17年（15歳，高1）の頃より「聴覚亢進」がある。高校生の頃は腕時計の秒針の音が気になった。リズムを刻んで，常に聞こえている感じであった。X−13～X−1年（19～30歳）まで一人暮らしをしていたが，些細な物音に敏感であり，電話のベル音が鳴るとビックリして心臓の鼓動が速くなる。それで5年前から電話のコードは抜いていた。X−1年9月実家に戻ったが，電話には決して自分では出ないし，柱時計の音は始終気になっている。その他，歩いていて自分の着ているコートの衣擦れの音がすると他人からつけられていると勘違いしたり，イヤリングなどの付属品の音がすると何かが自分を襲う音のように聞こえて大きな声を出したりする。

　この6～7年来，自宅（アパート→実家）に引きこもっている。それは，他人がいるとそのわけはわからないが異常に緊張感が高まるからとのこと。

　　（危害を加えられそうな感じ？）はい。他人にとっては危害というほどのものではないこと。例えば，歩いていて肩がぶつかるようなこと。

　　（見られる，言われている感じは？）今日はなかったが，感じた時もあった。加えて，外出した時にパニック発作が起こることがある。全身が熱くなる，汗が出たような感じ。膝がガクガクとし，歯がガチガチと噛み合わないほど。

（死ぬのでは？　自制心を失うのでは？）ない。いま述べた緊張感とは関係なく，急に，例えば犬の散歩をしていてなど。

　視野の端の方で何か黒い物が動いたような気がする。例えば，ゴキブリやネズミなど。見てみても何もいない。また，飛蚊症のように卵円形のような丸いものが視野の中に見える。ただし，人間の顔や姿など形あるものは見えない。

〈その他の初期統合失調症症状について尋ねる〉

　（テレビとかラジオとかかかっていないのに音楽が聞こえてくることは？）日常的なこと，あります。例えば，「NHK みんなの歌」に出てくる子供の歌であったり，一番最後に聞いた歌であったり。

　（思い出そうとしていないのに過去に自分が見た情景が思い出されて頭に中に見えるとか，過去に経験のない空想的な情景が頭の中に浮かんで見えるようなことは？）普通にあることと思う。子供の頃，教師に空想癖を指摘されたことがある。

　（例えば自分が1人で部屋にいるような時に，どことなく周囲から見られているような気がすることは？）一人暮らしの時，盗聴器がつけられていて盗み聴きされているような感じがしたことがある。盗聴器がコンセントの中にあると思って。

　（誰が？）家の工事をした人。

　（何のために？）わかりません。

　また，上記の症状との関連性は自分ではわからないと言うが，この5～6年間は過食傾向がある。3～4時間も食べ続けて，嘔吐はしないが下剤を常用している。また，とにかく眠りたくてデパス（0.5）を10錠ぐらいまとめのみしたこともあると言う。

　なお，これまでに19歳時，27歳時に一時期精神科クリニックに通院し，またX－5年（26歳）以来，上記とは別の精神科クリニックに断続的に通院・服薬している。診断は「抑うつ状態（神経症）」であり，perphenazine 8mg/日，biperiden 2mg/日，etizolam 2mg/日，ベゲタミンB 1錠/日を服薬している。Perphenazine を最初に服薬した際に一時的に劇的に改善したことがあるが，その後また元の状態に戻ってしまった。自分の病気は何なんだろうと思って書店で『初期分裂病』を読み，そこで挙げられている症例と自分の状態がよく似ていると思ったからとの理由で，X年3月に筆者の診察を求めて来院した。「いまの状態が治るのならば，病名は分裂病であってもかまいません」と述べる。

〔初診時所見〕

1）表出：母と同伴入室する。日常普段着ながら身だしなみは整っており，礼容も保たれている。ほとんど終始，やや作ったような笑顔を浮かべており，にこやか（話の内容といささか乖離あり。患者はいつの頃からか，他人と会う時はこうした表情になると言う）。質問への

理解は良好であり，応答も迅速・的確。ハキハキとした話し方である。自ら初期統合失調症を疑っての来院であるが，当方が肯定すると「違っていたら，どうしようかと思っていました」とやや安心したように笑顔を浮かべる。

　2）体験・行動症状：対他緊張（他→自の攻撃性の漠然とした感知を含む），辺縁幻視，非実在と判断される幻視（ただし，複雑幻視は否定），過食・下剤常用〈以上，6〜7年前より〉，驚愕を伴う聴覚性気付き亢進，聴覚強度の増大〈以上，15年前より〉，自生音楽表象，自生記憶想起，自生視覚表象，自生空想表象〈以上，幼少期より〉，盗聴妄想〈一時期〉

　①診断的考察：対他緊張を主徴とする自生・過敏状態であり，疾患診断としては初期統合失調症。他の初期統合失調症症状も幼少期から段階的に付加してきている。一次的に盗聴妄想が発現したか？　これまでの治療で唯一 perphenazine が有効であったよう（抗精神病薬はこれのみ）。初期統合失調症に対する fluphenazine の効果と同質のものか？

　②当面の治療方針：sulpiride 付加（100mg/日より開始する）。

〔診断〕初期統合失調症

〔初診後1週間目の再診時に患者が持参した病状メモ〕

　個々ばらばらに記されていた患者の体験記載を筆者の手で並べ替える（記載内容は原文のまま）。各々の体験記載の冒頭に掲げた症状名は筆者によるものであり，初期症状（ゴチック体）は上記した初期統合失調症症状一覧の番号順に配列し，その後にその他の症状を記す。

自生思考？

・天気予報をみようと TV をつけて，その一部始終を見ていたはずなのに，肝心の予報を見損ねている。考えごとでもしてぼーっとしていたよう。しょっちゅうである。

・お風呂の湯の温度を測ろうと温度計を入れて目盛りが定まるまでの何秒か待っていたら，ぼーっとしていた。1分ぐらい。

・自生記憶想起なのか自生思考なのか，ただ思いにふけっているのか，区別がつかないけれど，何かを思ってるような，考えているような感じがある。オムニバスのようだったり，言葉尻（？）をとって展開していくようだったりする。自分には長く感じるけれど，5分くらいしか経ってない。なんだか一日が長く感じる。

自生記憶想起

・10年前，20年前のことが思い浮かぶ。思い出しているのかもしれない。自生記憶想起かはわからない。「あのときは悪かったなァ……」と思ったり，口に出したり。

聴覚性気付き亢進

・一人暮らしのとき，蛇口から水の落ちる音が苦手だった。何度も蛇口をきつくしめても気になった。一年に二度，パッキン交換をした。

視覚性気付き亢進

・TVに映る細かなものに目がいく。ドラマなら小道具，車のナンバー。車のナンバーはおぼえてしまう。ドラマが終われば忘れてる。相撲なら観客の顔に目が行く，でも取り組みも背景の客も同時にみている。

・煙草に火をつけた途端に何かに気付く。例えば，ゴミが落ちてるとか。そうすると拾ってゴミ箱に捨てないではいられなくて，煙草は中断。そして，また腰をおろして火をつけると，また何かに気付いてしまう。ゆっくり吸えない。

・新聞や本がざっと目に入る。文章を読んでいるのとは違うみたい。ビジョンが焼きつく感じ。速読術みたいな。斜め読みみたいな，ざっと目が通る感じ。

緊迫困惑気分

・朝，目覚めると同時に慌ててしまう。慌てる理由などないのに。寝過ごしちゃったような気分。あがってる感じ。「やばい！」という気持ちになって，焦ってしまう。動悸がするときもある。

・洗濯を始めると動悸がする。ドキドキ，あがっているような感じ。追いたてられるようで落ち着かない。洗濯機につきっきりでセカセカする。余裕がない。

・いつも奥歯をギュッと噛みしめている。どうして噛みしめちゃうのか，わからない。常にそうなっている。母は，私の肩にいつも力が入っていて緊張しているという。自分では肩のりきみは感じない。眉をひそめていることは多いかも。額が重く感じるから。

・一日中ゴロゴロして過ごしているのにくたびれる。夜までエネルギーがもたない。それであまり風呂に入れない。エネルギーをふりしぼって5日に一度くらい。風呂に入ってないからと引きこもりに拍車がかかる。

対他緊張

・スーパーへ買い物に行くにも緊張する。最初の一歩は清水の舞台から飛び降りるよう。行きも帰りも走っているような，焦っているような。汗をびっしょりとかく。レジの会計のとき，震えることが多い。

・緊張するので美容院に行けない。今年2月劇的に調子が良くなって行くことができた。4年ぶりだった（でも，やっぱり震えた）。美容院でケープを巻かれるのが嫌なのかもしれない。でも，よくわからない。ドキドキして震える。逃げだしたくなる。逃げだすんじゃないかと思う。

・引きこもったばかりの頃，こんなことではいけないと，家族の勧めもあり，ハローワークへ職業適性検査を受けに行った。しかし，あまりの緊張でテスト開始後すぐに飛び出してしまった。「気分が悪いので帰ります」と言って。まさに緊張。あがってしまって，ドキドキ，ドキドキして，手が震えて，鉛筆も握れなくて逃げだした。恥ずかしい。あとでお電話があり，テスト代も返送していただいた……ほんと情けなかった。

聴覚の質的変容？

・TV などで音楽が流れているとき，伴奏の一部の楽器（音）を実在の音と勘違いしてしまうことがある。音の源をさがして「なんだ，TV か」と気付く。

自生音楽表象（自生視覚表象を伴う時もあり）

・音楽性幻聴は「NHK みんなの歌」で聞いたリズミカルな曲や CM ソング。メドレーのこともある。最近，演歌もあった。バレエ音楽の「ドン・キホーテ」，「海賊」の中のアップテンポの曲もある。このときは踊っているバレエダンサーがみえる。お気に入りのダンサーが踊ってるシーン。

即時理解の障害？

・子供の頃から理解力，集中力に欠けていた。授業もところどころは聞いていたんでしょうが，ほとんどわかっていなかった。小学生のとき，先生に「作文を書くときに材料となるものは？」と聞かれて，「紙と鉛筆」と答え，笑われた。全体の話は聞いておらず，その質問だけ，たまたま耳に入ったらしい。学業成績は小，中，高校（最終学歴）一貫して不振。高校を卒業できたのは奇跡！

錯視

・ケタの多い数字を書きうつすのが苦手。1234 だったら 1324 というようにミスする。見たときに読み間違えているみたい。高校生の頃から，そういえば文字も同じように読み違えることがある。

・道に落ちてる物を見まちがえて，早とちりする。ゴミ袋とかゴムバンドとか落ちているのを「ウサギだ」とか「ヘビだ」とか思う。すぐ間違いには気付く。よくものを見間違えるというか，「何，いまの！」ってギョッとする。

被害妄想

・一人暮らしの時，つけ狙われていると思っていた。外に干す洗濯物，朝出すゴミなど，何者かが何かをしていると思っていた。例えば，洗濯物は帰宅すると違う干し方に感じたし，ゴミは誰かが開けていると思っていたので，他人のゴミを上にしたり，あとで開けられていないか，確かめたりした。帰宅すると，物の置き場所が違ってるとも感じた。この時期，交番に行って助けてほしいとお願いした。

その他

・優先順位がつけられない。何から手をつけていいのか，わからなくなる。そんなふうに迷ったり焦ったりしているうちに，結局何もできないで一日が終わることがある。例えば，掃除，洗濯など。気力とか意欲がなくて行動できないのかも。

2 初期

　本症例の診断はすでに初診時の病歴で確定的であり，1週間後のメモによって一層確かなものと判断された。初診時所見にあるように状態像の前景に立っていたのは著しい対他緊張[38]であり，患者メモ「スーパーへ買い物に行くにも緊張する。最初の一歩は清水の舞台から飛び降りるよう。行きも帰りも走っているような，焦っているような。汗をびっしょりとかく」にあるようにそれは人前ではひと時も落ち着いてはおれず，その場を逃げ出すほどのものであり，その結果，患者は自宅閉居を余儀なくされていた。この症状は先に挙げた初期統合失調症症状一覧の「No.10 緊迫困惑気分／対他緊張」にあるように緊迫困惑気分[19]と一体のものであるが（他者がいない所では緊迫困惑気分，他者がいる所では対他緊張という形で表現される），その気分性のゆえか緊迫困惑気分はなかなか表現しがたいものである。しかし，本症例は患者メモ「朝，目覚めると同時に慌ててしまう。慌てる理由などないのに。〈中略〉『やばい！』という気持ちになって，焦ってしまう」にあるようにそれを十分に物語る陳述を与えている。本症例にはそのほか，自生思考？，自生記憶想起，自生空想表象，自生音楽表象，聴覚性気付き亢進，即時理解ないし即時判断の障害？もあり，総計で7種の《診断に有用な高頻度初期統合失調症症状》をも有しており，初期統合失調症との診断は確実と思われた。

　なお，本症例の診断に関して3点ほど補足しておく。

　その1は，本症例においては各種の症状が段階的に付加されてきたことである。その概要を述べれば，初診時所見欄に記したように各種の自生体験は幼少期から出現しており（この点で物心症例である），次いで高校1年頃から気付き亢進が付加し，さらに25歳前後から対他緊張が出現してきているが，これらのうち患者がもっとも苦衷としたのは最後に出現してきた対他緊張であり，そのことはその出現以前には行っていた，アルバイトをし，劇団に属するという社会生活がそれを機に途絶えて自宅閉居となったことにも，また「他人がいると異常に緊張感が高まる」が主訴であったことにも窺われる。

　その2は，上記の患者の苦衷のあり処とその深さとも関連するが，主治医としてきわめて印象深かったのは，患者が筆者の『初期分裂病』を持参し，それを見せながら「私ってこれですよね。病気ですよね。いまの状態が治るのならば，病名は分裂病であってもかまいません」と述べ，筆者がそれを肯定すると「違っていたら，どうしようかと思っていました」と安心したふうを示したことであった。いかに「初期」であるとしても「統合失調症」という診断名を告げることには筆者はいまもって躊躇があり，しかし筆者はここではそれを認めて告げるしかないと決断したのであったが，その時の患者の安心した様子には驚くとともに，患者の苦衷の深さはそれほどのものなのかと改めて思い知らされた感がしたのであった。

　その3は，一人暮らしの時に一過性に盗聴妄想を含む被害妄想を呈した時期があったようであり，厳密にいえばいったんは極期に進行して再び初期に戻った経緯があったと推測されることである。上記の経緯があるとはいえ，筆者がなおもこの症例を初期統合失調症としたのは，現在の状態が定型的な自生・過敏状態であることとともに，いわゆる欠陥，後遺症状が本症例にはいっさい認められなかったからである。

張りつめ/くすみ　次いで，本症例からは離れるが，初期統合失調症との診断の導きの糸ともなる，中安[32]の指摘した「張りつめ/くすみ」という患者の表出に関して触れておこう（本症例では，対他緊張による苦衷から逃れようという患者の必死の思いのゆえか，あるいはまた患者自身が「いつの頃からか，他人と会う時はこうした表情になる」と言う，対他緊張を隠そうとする作り笑顔のゆえか，少なくとも初診時にはこうした表出は認められなかった）。

中安によれば，ここに「張りつめ」とは定かな理由なく内的に促迫されて抱く緊迫の感であり，また「くすみ」とは生彩さに欠け，消耗しつくしたというような疲弊の印象であるが（緊迫困惑気分/対他緊張が直接的に「張りつめ」を，またそれが長期にわたって打ち続くことによる精神的疲弊が「くすみ」を生み出すものと考えられる），重要なことはその両者が/で繋がれて「張りつめ/くすみ」と表現されているように，たんに「張りつめ」のみが，あるいは「くすみ」のみがあるのではなく，両者が併存し，「張りつめ」が「くすみ」を際立たせ，逆に「くすみ」が「張りつめ」を強調するような構造となっていることである。本症例では，稀なことではあるが自らが初期統合失調症を疑って受診し，かつ対他緊張を主訴として述べ，かつ詳細な初期統合失調症症状についてのメモを持参したがゆえに，治療者が患者を前にして初期統合失調症との疑いを抱くことは容易であった。しかし，通常は患者は自らが受診を希望しながら初期統合失調症症状の言語化が困難であり，時には何に困っているのか，その対象化すら困難であることもあるのであり，従って治療者の方で初期統合失調症との疑いを抱くか否かが診断の鍵となるが，その導きの糸となるのがこの「張りつめ/くすみ」という表出なのである。後に述べる治療の項で，初期統合失調症患者に対する治療態度として「居住まいを正し，粛然たる態度で臨む」ことが肝要であることを述べるが，こうした「張りつめ/くすみ」と表現される患者の表出を前にすると，居住まいは「正さざるをえず」，粛然たる態度で「臨まざるをえない」というのが実際であって，初学者にとっては自分がこうならざるをえないことの自覚こそが初期統合失調症を疑う導きの糸となるかもしれない。

ii. 変異型

ここで変異型と呼ぶのは，先にあげた定型である自生・過敏状態とは違って，自生体験，気付き亢進，および緊迫困惑気分/対他緊張とその関連症状が存在するには存在するが，それらは後景に退いており，状態像の前景には別の症状が立っているものである。前景に立っている症状によって，それらは内因性若年-無力性不全症候群[3]と呼ばれ，あるいはまた偽神経症性統合失調症[7]と呼ばれてきたものであるが，これまでいずれも統合失調症圏であることは指摘されてきたものの，初期段階あるいは不全型を表す1つの愁訴型（前者），あるいは1つの臨床亜型（後者）としかされてこなかったものである。しかし，筆者ら[20,25,41,46,48]による各々の原典の批判的検討を通して，初期統合失調症症状が併せ認められること，ならびに前景に立っている症状の成立機転が精神病理学的に説明しうることが判明して，筆者らはこれらを初期統合失調症の変異型と理解しうるという判断に至ったのである。なお，「変異型」という名

称は中安ら[25]によってこれまでは内因性若年－無力性不全症候群に対してのみ与えられたものであったが，ここではその名称は偽神経症性統合失調症にも拡大されて使用されている。

a. 内因性若年－無力性不全症候群

内因性若年－無力性不全症候群 endogene juvenil-asthenische Versagenssyndrome とは 1968 年 Glatzel, J. und Huber, G.[3] によって提唱された症候群であり，①身体感情障害 Leibgefühlsstörung，②疎隔体験 Entfremdungserlebnis，③思考障害 Denkstörung の3種（トリアス）からなるものであるが，ここにおいて身体感情障害とは狭く体感異常を意味しており，また疎隔体験とは現実感喪失のみならず広く離人症一般に相当するものである（よって，以下においては上記の①，②は各々体感異常，離人症と記すことにする）。Glatzel らによれば，本症候群提唱の目的は広く神経衰弱状態の中から統合失調症の初期段階あるいは不全型を鑑別することにあり，そのために上記トリアスで構成される一つの愁訴型に着目したのであったが，中安ら[20,25,41,46,48] による Glatzel らの原典の批判的検討，内因性若年－無力性不全症候群の自験例ならびに文献例の検討，および離人症あるいは体感異常に着目したわが国の文献例の検討を通して，上記トリアスから成る内因性若年－無力性不全症候群にはほぼ必ずと言っていいほどに中安の言う初期統合失調症症状が各種併存していること，および Glatzel らの思考障害は「思考の障害」ではなく，個々に即時記憶の障害，即時理解ないし即時判断の障害，あるいはまた思路構成の障害（前2者は30種の初期統合失調症症状，さらに10種の《診断に有用な高頻度初期統合失調症症状》に含まれる）として理解することが適切であることが明らかとなり，ここに内因性若年－無力性不全症候群は初期統合失調症の症状スペクトラムに含まれる一症候群であり，本症候群が前景に立った初期統合失調症はその変異型であることが判明したのである（付言するならば，先に定型である自生・過敏状態は《診断に有用な高頻度初期統合失調症症状》のカテゴリー1～3から構成されると述べたが，内因性若年－無力性不全症候群を前景にしたこの変異型はカテゴリー4が際立ったものと言えようか）。

なお，なにゆえに体感異常，離人症，ならびに思考障害が，すなわち内因性若年－無力性不全症候群が病像の前景に立つのか，それをごく最近中安[48]が著した「統合失調症の顕在発症に抗する防御症状―症状布置を把握するための一視点」という論文を援用して述べておこう。中安はその論文の中で個々の患者の病態構造の把握にあたってとりわけ重視されなければならないのは症状布置 constellation of symptoms であり，それを「何が原発症状で何が続発症状であるのか，加えてその続発はどのような機制によるものか，言うならば『症状群（複数の症状）symptoms の構造化』」と定義し，続発症状をその機制によって，i) 明らかに了解可能な反応，ii) 対処行動，iii) 防御症状の3種に分類するとともに，内因性若年－無力性不全症候群を統合失調症の顕在発症に抗する防御症状であるとしている。詳細は原論文にあたっていただくこととして，ここでは上記3種の症状が防御症状たりうることを論じた結論部分のみを引用しておく。

それでは，その場合にこれらの各々の症状はいかなる点において防御機能を発揮するのであろうか。まず離人症の防御機能であるが，前節で紹介した筆者[22,26]のヒステリー論において，その節では紹介しなかったが，離人症を対象化に伴って付与される対象化性質の脱落態と捉える筆者は，離人症とは〈葛藤対象の隠蔽〉たる転換症とは違って苦悩の対象・客体が心理的葛藤にあることを正しく認識し，他方において〈葛藤主体の隠蔽〉たる解離症とも違って自らがその苦悩をまさに主体的に引き受けつつも，苦悩の現実感，迫真性を減じようとしたものであって，不完全さは否めないものの，これもまた心理的葛藤に対する隠蔽工作であり，ある種のヒステリー症状であると考えているが（DSMでは離人性障害は広く解離性障害に含まれ，すなわち旧来概念に則ればヒステリーと看做されているが，この点だけは筆者はDSMを評価している），この点からは内因性若年－無力性不全症候群における離人症は迫りくる顕在発症の予兆，その恐怖に対して，譬えるならば'目を曇らせる'働きがあるのではなかろうか。次いで体感異常の防御機能であるが，これは転換症が苦悩の対象・客体ないし矛先を心理的葛藤から身体的症状へと置き換えることによって〈葛藤対象の隠蔽〉を図るのと同様に，迫りくる顕在発症の予兆から奇異な体感へと'目を転じる'ことによって恐怖を減じようとしたものではなかろうか。最後に残された思考障害であるが，先に述べたようにその実体は即時記憶の障害，即時理解の障害，思路構成の障害であり，とすればこれは'頭をぼんやりさせる'ことによって顕在発症の予兆，その恐怖をvividに感じさせないようにしたものではなかろうか。総じて，迫りくる統合失調症の顕在発症の予兆，その恐怖からの'めくらまし'という効果を狙ったものであり，それがいかに姑息なものであろうとも筆者はそこに患者の必死のもがきを見る思いがするが，内因性若年－無力性不全症候群が治療抵抗性であるのは，それこそ患者がそれを'命の綱'としているからであろう。

以下，症例を挙げて，内因性若年－無力性不全症候群が前景に立った初期統合失調症を例示しておこう。

症例4　初診時20歳，男性，無職（針間[5,6]の症例）

（本症例は初診時に当時研修医であった針間が予診をとり，筆者ら初期統合失調症研究グループ以外の他医が本診をした患者である）

〔主訴〕子供っぽい性格になる。音に敏感になってびくっとする。

〔家族歴〕2人同胞の第2子，次男。遺伝負因は否定。

〔生育歴〕発育・発達に特記すべきことなく，元来明るく，なにごとにも楽観的な子供であった。

〔現病歴〕X-6年，中学2年の14歳頃，授業中に隣席の女子生徒が筆箱を落とした際，びっくりして首がビクッと震え，それを彼女に気付かれたのではと思った。以後授業中の些細な音や教師の声に敏感になり，それを周囲に気付かれるのではと思って緊張することが常となっ

た。またこの頃より「顔の周りに薄い膜があった」。自信を失い，学業成績が下がり始めた。

　公立高校に入学後も，授業中は緊張のために机にうつ伏してばかりいるため，X-4年，高校1年6月，学校の勧めで地域のA病院の精神科を受診し，以後通院内服（診断，薬物の詳細不明）を続けたが，学校での様子は変わらなかった。授業中以外は緊張しなかったが，友人はほとんどできなかった。高校は卒業し，大学受験するも不合格であった。予備校に籍を置くものの数カ月で緊張のためほとんど出席できず，外出すると音に驚いて緊張するため，自宅に引きこもり，昼夜逆転の生活を続けていた。自宅にいれば緊張はしないという理由で，その年の秋，通院・内服も中断した。

　X-1年，19歳時，「物の名前が思い出せない」という体験とともに，「目の前の膜のために物がよく見えない。周囲の気配を感じることができない」という体験が出現した。「だんだん子供っぽい自分になっていき，舞い上がった状態」となった。

　X年，20歳時，「頭の後ろを使うようにすると，本当の自分が戻ってきて調子が良くなった」と言いつつも就学も就職もしようとせず，昼夜逆転した生活であったため，親に連れられてB大学病院を受診した（診断不詳）。Sulpiride 150mg/日を処方されるが，数日間しか内服せず，通院も不規則であった。「子供っぽい自分が馬鹿馬鹿しくなった」ことから，大量服薬や感電による自殺企図を2度行った。大事には至らなかったものの，心配した両親に連れられ，当時筆者の勤務していた大学病院精神科を初診した。なお，患者は初診時に病歴を回顧して次のように述べた。「中2の時演技をする外面を作ってから，音に敏感になり緊張するようになった。いつのまにかそうした顔の前の方の子供っぽい自分を本当の自分だと思っていた。そんな自分でいるときは，緊張して自信がなく，頭が働かず，周りに膜がかかり，瞼が下がり，物がよく見えず，周りの実感が希薄になる。頭の後ろの方を意識して使おうとすると，昔の大人っぽい本当の自分に戻れて緊張しなくなり，体の力がすっと抜けて，頬の肉が落ちて顔がすっきりし，物もよく見える。顔の前の自分と頭の後ろを使う自分との割合で，その時の調子が決まる」。

〔初診時所見〕（他医により記されたもの）

1) 表出：軽装だが身だしなみに乱れはなく，礼容は保たれる。やや緊迫した面持ちであり，ときに軽くほほ笑むほかは表情変化に乏しい。問いの理解は良く，話のまとまりは保たれる。体験を語る際やや雄弁となる。

2) 体験・行動症状：15～16歳頃，視線恐怖，関係念慮のようなものがあったか？，18歳頃からのdepersonalisationがあり，それについて「頭の後半で考えると落ち着く」など，bizarreな説明をしている。思路の障害。その他の表現されない病的体験もあるらしい。日常生活はほとんど家庭内に限られ，食事も1人でする。昼夜逆転に近い，autistic, abulia.

〔診断〕統合失調症

再診以後，針間が主治医として本症例を担当したが，初診時ならびにその後の経過の中で聴取された症状を一括して示すことにする。なお，症状の配列は発現順とし，発現年齢と陳述内容も併せ記すこととする。

聴覚の強度増大と驚愕を伴う聴覚性気付き亢進

14歳頃より，授業中など周囲に他人がいる際に，「消しゴムや鉛筆が落ちる音」など些細な音や声に対して「首や体がビクッとして，音に神経が集中する」，「音が大きく聞こえて，神経に衝撃が来る」など，聴覚の強度増大と驚愕を伴う聴覚性気付き亢進が起こるようになった。その結果，「それを他人に気付かれるのではないか，緊張しているところを見られるのが嫌だ」など対人場面では常に緊張するようになった。当初は授業中のみであったが，高校卒業後は外出時や自宅で家族と過ごしている時にも些細な音に気付き，四六時中緊張するようになった。

体感異常

14歳の頃からすでにおぼろげに感じていたが，この1～2年来明瞭に次のように感じられるようになってきたものである。「透明から白っぽい重い膜か磁場のようなものが，顔の中の前三分の一から（目や耳の周り5～10センチのところまで），かかっている」，「良くなるときは頭の後ろの方から何か大きなものが持ち上がってくる。悪くなるときは逆にそれが下がってきて，頭の後ろの方が空洞になることもあった。膜が重くて瞼が下がってくる」，あるいは「目の奥が痛い，頭の中心が硬くなっている」。

事物に関する実体的意識性

上述の体感異常と連続し，同じく14歳頃に出現したものであるが，「透明から白っぽい重い膜か磁場のようなものが，（顔の中の前三分の一から）目や耳の周り5～10センチのところまで，かかっている」と述べる。

現実感喪失，離人症

19歳頃より「ものがよく見えない，周りの気配がつかめない」，「生きている実感が薄い。自分自身が薄れていく。自分をチェックできない。していること，しゃべっていることの感じが希薄」，また「時間の経過がわからない」といった，外界や時間に関する現実感喪失および自己に関する離人感を自覚するようになった。

二重心

19歳頃より「2人の自分を感じる」と自己分離感が生じ，それが以下のように各々身体内の別の個所に定位されるようになった。たとえば，「頭の前と後ろがはっきりとではないが，2つに分かれている。頭の前の子供っぽい自分と，頭の後ろを使った本当の自分と。顔の後ろの自分が外面の自分を感じている」と。

聴覚性気付き亢進に伴う被害念慮

「家の隣の工場から音が聞こえるのは，自分が緊張するのを知ってやっている」といった被害的自己関係づけがときに聴覚性気付き亢進に断片的かつ一時的に伴うことがあったが，持続的に確信されることもそれ以上発展することもなかった。

即時理解・即時判断の障害

19歳頃の離人症の出現時に，「しゃべっているとき，物の名前が出てこない，物が何かわからない，単語を思い出せない」ことがあり，その後，「判断力や思考力が落ちている」，「相手の言うことがちゃんと理解できない」。

自生記憶想起

19歳頃より「瞬間的に中学，高校の時の一般的な日常生活がよみがえる。一人で何かやっているときのこと。手足が見えるように自分の姿も見える」。

視覚性気付き亢進

出現時期は不明ながら「調子が悪いと，周りの物が目に飛び込んでくる感じがする」。

緊迫困惑気分

出現時期は不明ながら「前は見られて緊張していたが，今はその緊張感だけが残っている。この緊張するところを治してほしい」。

漠とした被注察感

出現時期は不明ながら「家の中にいても見られている感じがする」。

後の治療の節で述べるように本症例はその後に顕在発症した症例であるが，上記初診時においては「家の隣の工場から音が聞こえるのは，自分が緊張するのを知ってやっている」という断片的かつ一時的な被害念慮が認められたものの，病像の全体からは初診医が記したような統合失調症の段階に至っていたと判断されるものではなく，あくまでも初期統合失調症と診断されるものであった。

経過の概略を記すと，発病は中学2年，14歳時であり，初発症状は聴覚性気付き亢進であった。本症例におけるこの症状は聴覚強度の増大と驚愕を伴って患者に著しい苦痛を与えるものであり，その驚愕ぶりを周囲の級友に知られまいとして授業中は机にうつ伏してばかりいるというほどに，患者に対人場面での強い緊張を強いるものとなっていた。同時期から軽微な体感異常が認められてはいたものの，これが19歳頃になると「透明から白っぽい重い膜か磁場のようなものが，顔の中の前三分の一から（目や耳の周り5〜10センチのところまで），かかっている」と明瞭となり，その連続体として「透明から白っぽい重い膜か磁場のようなものが，（顔の中の前三分の一から）目や耳の周り5〜10センチのところまで，かかっている」と事物に関する実体的意識性をも伴うようになってきた。加えて現実感喪失や離人症，さらには身体内に定位される二重心，離人症と関連して即時理解・即時判断の障害も出現してきた。

以上のことに付言するならば，中安[16,24]によるところ体感異常は身体内偽対象感，事物に関する実体的意識性は外界内偽対象感であって一連のものであるが，「透明から白っぽい重い膜か磁場のようなもの」という同一のものが体感異常としても事物に関する実体的意識性としても感じられるという本症例の体験はこのことを証する好個の例であり，また体感異常，事物に関する実体的意識性，二重心は「対象化性質の幻性態」であり，それと一対の病理である「対象化性質の脱落態」である現実感喪失や離人症も併せ出現していることになり，一連の症状がほぼ軌を一にして出現してきたことになる。

ここにおいて，体感異常，現実感喪失と離人症，即時理解・即時判断の障害は各々，内因性若年 − 無力性不全症候群のトリアスである身体感情障害，疎隔体験，思考障害に該当するものであり，また先にあげた聴覚の強度増大と驚愕を伴う聴覚性気付き亢進のほかにも，陳述は少なく後景的なものながらも自生記憶想起，視覚性気付き亢進，緊迫困惑気分，漠とした被注察感という明白な初期統合失調症症状もあり，したがって本症例は20歳の初診の時点では「内因性若年 − 無力性不全症候群が前景に立った初期統合失調症」と診断されうるのであった。

b. 偽神経症性統合失調症

Hoch, P. と Polatin, P.[7] が提唱した偽神経症性統合失調症 pseudoneurotic schizophrenia が，Hochらの意図とは異なって統合失調症の1つの亜型ではなく，また後にこの概念が嚆矢とされた境界例 borderline case（DSMでは統合失調型パーソナリティ障害：SPDに相当）でもなく，じつは初期統合失調症ではないかと筆者ら[41]が疑うようになったのは，1つには経過中ごく短期間の精神病状態（小精神病 micropsychosis）が起こるとされていること[7]，2つには5〜20年後の予後調査においておよそ20％が明らかな統合失調症へ発展したとされていること[8]，すなわち病像の点でも，また経過の点でも，偽神経症性統合失調症は明らかな統合失調症の前段階を，すなわち筆者らの観点からすれば初期を表しているのではないかと考えられたからである。そこで筆者ら[41]はHochらが原論文であげた5例の症例記載をつぶさに検討してみたが，以下の諸点を見出したのである。その1は，病歴の中に初期統合失調症症状である自生思考，考想化声，自生空想表象，緊迫困惑気分，体感異常，二重心，面前他者に関する注察・被害念慮を思わせる患者の陳述があること，その2は，HochらがBleuler, E.の統合失調症の基本症状—副次症状という区分に準じて，第2次臨床症状（副次症状に相当）としつつも「診断学的にもっとも重要な症状」の1つであるとした汎不安 pan-anxiety（今1つは汎神経症 pan-neurosis）は，筆者らが言う緊迫困惑気分と相同であることが示唆されたことである。それを示すために，この汎不安についてのHochらの原記載[7]をここに引用しておこう。

　診断学的にもっとも重要な症状は，筆者らが汎不安，汎神経症と呼んでいるものである。通常の神経症者と異り，これらの患者の多くは，あらゆる方向に拡がるような不安を示す。そしてこの不安のために，緊張なしに日常的な対人交流を持つことができない。実際，患者の体験するこ

とはすべて，この不安に影響を与える。患者が如何に自分自身であろうと努めようとも，不安をかわそうとしても，また，葛藤を何とかして打ち破ろうとしたり避けようとしても，不安症状は常に明白なので，これは多形性不安である。自分自身であろう，不安をかわそう，打破しよう，避けようといった試みは，通常同時に生じる。この瀰漫性不安に関連して，汎神経症も現れる。

ここに，Hochらが多形性不安 polymorphous anxiety，あるいはまた瀰漫性不安 diffuse anxiety と言葉を変えつつ繰り返し述べている，患者を襲っている著しい不安である汎不安が，「何かが差し迫っているようで緊張を要するものの，何故そんな気持ちになるのかわからなくて戸惑っているというような，緊迫感の自生とそれに対する困惑からなる気分」である緊迫困惑気分と相同であることは，上述のHochらの記載と筆者らの定義，ならびにこの緊迫困惑気分を主訴とした先述の症例3の陳述とを比べれば明らかであろう。

以上の2つの理由によって，筆者らはこの偽神経症性統合失調症もまた初期統合失調症に包摂されるものと考えたのであった。

それでは次に，偽神経症性 pseudoneurotic という形容句の元ともなり，今1つの「診断学的にもっとも重要な症状」とされた汎神経症は，初期統合失調症の精神病理の中でどのように位置づけられるものであろうか。ここで，この汎神経症についてHochらがどのように述べているか，改めて原記載[7]を見てみよう。

　この瀰漫性不安に関連して，汎神経症も現われる。患者は通常一，二の異なった神経症症状を示すのではなく，あらゆる種類の神経症症状が同時に生じてくることが多い。このような患者は，不安に結びついて緊張や多くの転換症状を持っている。例えば，大ヒステリー，不眠，食欲不振，嘔吐，心悸亢進などの自律神経症状，殺害恐怖，閉所恐怖，広場恐怖，地下鉄恐怖といった不安ヒステリー患者に見られるのと同様な恐怖症状を同時に現わしてくる。このような種々の恐怖症状は他の強迫機制と関連していることも多い。こういった恒常的に変動する神経症症状に患者は支配されている。これらの症状は決して消失することはない。さらにかなり多くの患者は抑うつ症状を示し，何ごとからも喜びを感じ取ることのできない状態，すなわち快楽消失に陥る。この時期に患者は喜びを味わえるような体験をしようと努めるのだけれども，うまくゆかない。

この原記載をまとめるに，「あらゆる種類の神経症症状」とは緊張，ヒステリー症状，自律神経症状（不眠，食欲不振，嘔吐，心悸亢進），種々の恐怖症状，強迫症状，抑うつ気分，アンヘドニアであり，それらは汎不安と結びついて同時的に発現し，かつ持続的に存在するということになろうか。

すでに述べたように，筆者らはこの偽神経症性統合失調症とは初期統合失調症であると考えているのであるが，さすればこれらの神経症症状の発現は初期統合失調症の精神病理の中でどのように理解されるであろうか。先にも紹介した中安[48]の「統合失調症の顕在発症に抗する

防御症状―症状布置を把握するための一視点」論文をここでも援用するならば，Hoch らの言う，汎不安（筆者らの観点からは緊迫困惑気分）と結びついて同時的に発現してくる「あらゆる種類の神経症症状」は緊迫困惑気分を原発症状とする続発症状であって，それらのうちヒステリー症状は汎不安（緊迫困惑気分）に対して葛藤対象を隠蔽し（転換症），あるいはまた葛藤主体を隠蔽する（解離症）ことによって，不安ならびにそれによって促進される顕在発症の危機を減じようとする防御症状であり，強迫症状は自生・過敏状態（広くは自動症症候群）という，精神の能動性が失われかねないという実存的恐怖に対して，繰り返し繰り返し自己精神の能動性を確認するという営為（その点で強迫症は「能動強迫」と言いうる）であって，これもまた顕在発症に抗する防御症状であると考えられ，他方緊張，自律神経症状（不眠，食欲不振，嘔吐，心悸亢進），種々の恐怖症状，抑うつ気分，およびアンヘドニアは初期統合失調症患者がもっとも苦衷とする緊迫困惑気分に対する明らかに了解可能な反応ということになる。

　以上，Hoch らが偽神経症性統合失調症の臨床において「診断学的にもっとも重要な症状」として並記した汎不安と汎神経症は決して並列的な症状ではなく，汎不安は初期統合失調症の原発症状である緊迫困惑気分であり，汎神経症は汎不安（緊迫困惑気分）に基づく続発症状であって，両者は層構造をなしているものと理解されたのであった。ここに，偽神経症性統合失調症もまた，内因性若年－無力性不全症候群と同じく，初期統合失調症の1つの変異型と理解されたのであった。

　以下，この偽神経症性統合失調症という変異型を示した筆者の自験例を掲げる。

症例 5　初診時 14 歳，女性，中学 2 年生 （関[49,52]の症例）

〔主訴〕情緒不安定で，うわ言のように喋り続ける。
〔既往歴〕分娩時に臍帯巻絡があったが，発達上は特に問題はなかった。
〔家族歴〕2 人同胞の第 1 子，長女。父方祖母，共稼ぎの両親，1 歳違いの妹との 5 人暮らし。精神疾患の遺伝負因はないとのこと。
〔生活歴〕幼少時よりおとなしく，「いや」とは言えないたちだった。地元の幼稚園，小学校を経て，初診時公立中学 2 年生。成績は中程度。バスケット部に所属している。
〔現病歴〕
1）初診医による病歴および診断
　X 年 2 月末（中 2），バスケットボールの練習後に突然過換気症状を呈し，某総合病院に約 2 週間検査のため入院した。入院中に行なった脳波や頭部 CT 等の検査では特に異常なく，入院中の様子にも問題はなかったとのことであった。退院した 3 月 11 日の夜になって急に「情緒不安定」になり，「怖い。近くに誰かがいる」と怯えて泣き出したが，しばらくして落ち着きを取り戻し，眠りに就いたとのことであった。翌 3 月 12 日，本人が嫌がるのを無理矢理登

校させたところ，教師が他の生徒を殴っているのを目撃したのを機に，そわそわして落ち着かなくなった。この2日間には，普通の状態に戻ることもあったが，急にうつろな目をして「友人がいる」とか「待っている」など，部活のことや学校での出来事をうわごとのように喋り始め，急に笑ったり，怯えて泣き出したりすることがあった。話している内容は，部活のことや学校のことが主で，また幼い頃のイメージが頭の中にあるようだがはっきりしないとのことであった。このため3月13日（過換気症状を呈してから3週間目，某総合病院を退院してから3日目）に，母親に伴われて筆者の勤務していた大学病院精神科を初診した。

初診時は，幼児のように母親にべったりくっついて離れず，診察には拒絶的で応じない反面，母親と医師の会話にはすぐ口を挟んでくる，涙をぽろぽろこぼしているかと思えば，すぐケロッと笑い出す，時にはじーっとどこかを見つめているといった状態で，まったくコンタクトがつかなかったようであった。初診医は，過換気症状を起こした先行体験として学校の部活動で何かあったらしいと考えたが，本人がまったく話さないため，その内容については確認できなかった。この時点での暫定診断は心因反応，鑑別診断としては統合失調症が考えられるということで，haloperidol 2.25mg/日が処方された。

2）初期統合失調症と診断がつくまで（約2カ月間）

初診から2週間後の第2回目の診察から筆者が主治医になった。筆者が初めて患者に会った時は，体格がよく，健康的な中学生といった印象であったが，駄々をこねている幼児のように母親に寄り添って離れようとせず，筆者と母親が話していると話に割って入り，母親に幼児語で関係ないことを話しかけていた。

ときどき筆者の方を窺っているようにも見えたために，本人だけにして面接をしたところ，母親が同席した時とは異なり，質問に関して年齢相応の対応をするようになった。診察の回数を重ねるにつれ，しっかりした応対になってきたが，母親が同席すると，途端に甘えた調子になり，「わかんなーい。ここには遊びに来てるんでしょ？」と退行してしまうという状態であった。

患者との面接は，現病歴にみられた情動反応を呈している時に患者がうわごとのように話していた内容に焦点を当てて行なった。というのは，その内容が患者自身の過去の体験に基づいているものと思われ，筆者はこれが自生記憶想起ではないかと疑ったためである。しかし患者は，「わかんない，憶えていない」と答えるのみであった。

この間に得られた患者自身の陳述の一部を示す。

「学校に行きたくない。学校を休むようになってから学校がつまらなくなった。一人でいるほうがいい。また学校に行き始めたけど，以前のようには楽しくなくなった。学校に行くと疲れる。最近疲れ易い。外と家とでは自分が違うみたい。一人でいると物悲しく心細い。悲しくもないのに泣いていることがある。夜にそうなることが多い。急に自分が変ったみた

い。学校にいても授業の内容が頭に入ってこない。一人だけ取り残された感じがする。状況がよくわからなくなって，立たなければいけないときに一人だけ座っていることがある。家族と一緒にいても不安でいらいらすることがある。テレビを見ているときが一番楽」。

また別の日の面接では，以下のように語った。

「2日前，バスケットボールの試合中に人とぶつかり過呼吸になった。過呼吸の時は涙が出てきて汗をかきやすくなる。この時のことは，あまりはっきりとは覚えていない。すぐ疲れちゃう。夜早く寝てもなんか疲れていて，朝起きれない日がある。学校の帰りとか，疲れるとわけがわからなくなってゼイゼイなる。そういう時に変なことを言っちゃうみたい。こういうことは殆ど毎日ある。何を言ったのかは覚えていない」。

この間の主な症状は，疲労時や夜間に起こる過換気症状，自律神経症状を伴う情動反応，退行，抑うつ感，易疲労感，不眠などの非特異的症状と，それに伴う不登校であった。この2カ月間に，急激に起こった症状や自分自身の状態を理解できないことに患者自身が非常に戸惑っていた様子や，筆者自身が感じたえもいわれぬ切迫感から，筆者はより積極的に初期統合失調症を疑うようになっていった。しかし，再三再四，自生記憶想起以外の初期統合失調症症状についても質問を行なってみたが，患者は「わかんない」と答えるのみであった。

この時点では，筆者は初期統合失調症を疑っていたものの，その確信が得られず，この症例の状態を全体としてどのように捉えたらよいかわからなかった。

なお，この間の処方であるが，haloperidol 2.25mg/日を服薬すると，ほとんど1日中寝ている状態になってしまうため，1.5mgを眠前のみの服薬とした。Haloperidolは4週間使用したが，鎮静効果のみで症状の改善はみられなかった。また，haloperidolのほかに，mianserin，bromazepamを使用したが，易疲労感，抑うつ感，不安感，切迫感等の症状の改善は認められなかった。

3) 初期統合失調症と診断するに至った経緯
①自生記憶想起の確認

初診後2カ月を経た筆者の5回目の診察時に，それまでの再三の問診に「わからない，憶えていない」と答えていた過換気症状や情動反応を呈したときの体験を患者は以下のように語った。

「3月に過呼吸になった時は，先生が生徒を殴っているのを見たのをきっかけに，昔のことを突然思い出した。その時，頭の中に浮かんでいた内容は，小学校の時にクラスの女の子達にいじめられて，友達がいなかったこと，小さい時に，お父さんとお母さんが大きな声で喧嘩をしていてとても怖かったこと，中1の時に，自分はそういうつもりは全然なかったのに，先生に'ふざけている'と言われて殴られたことなど，昔のいやだった思い出で，とても怖くて泣いてしまった」。

以上の内容は初期統合失調症の一症状である自生記憶想起と判断された。このような自生記憶想起は，その後も時々あるとのことで，過去の記憶がたんによみがえってくるだけでなく，その時の強い感情が随伴するときに過換気症状や情動反応を引き起こしていることが確認された（その後，診察時にも，隣で診察していた患者の大声に反応し，突然顔面を紅潮させ，涙を流し出したことがあった。泣き止んだあとに，患者にこの時の体験を質問すると，「大声を聞いて，お婆ちゃんがお母さんに怒鳴っていたことを思い出して急に怖くなってしまった」と語った）。

この時点で，前景化している症状の根底には初期統合失調症症状が存在していることが示唆されたため，改めて他の初期統合失調症症状についての問診を行ったところ，自生記憶想起に加え，次の症状が確認された。

②その他の初期統合失調症症状の存在

漠とした被注察感ならびに実体的意識性

3月に退院して学校に行くのを楽しみにしていた。久しぶりに登校する前日に人が追いかけてくる夢を見て夜中に目覚めた。起きた後も人の気配がして部屋中を探したが誰もいなかった。それで怖くなって泣いてしまった。今でも時々誰かがいるような気がして後ろを振り返ることがあるが，何もしないことが分かったので気にしないようにしている。

自生音楽表象

今年の4月頃からふと音楽が聞こえてきて，それに合わせて一人で大声で歌ってしまうことがある。それで夜眠れないことがある。

聴覚の強度増大と質的変容

最近になって，学校ではやたらとビデオの音が気になって，うるさく感じられたり，家だと逆によく聞こえなくて，テレビの音を大きくして家族にうるさがられたりする。

即時理解ないし即時判断の障害？　即時記憶の障害？

この症状は，患者が早くから訴えていたものであるが，当時筆者はこれを初期統合失調症症状と気付いてはいなかった。診断が確定してから，もっと早期に積極的に取り上げるべきであったと反省した訴えである。

「……学校にいても授業の内容が頭に入ってこない。……（学校で）状況がよくわからなくなって，立たなければいけないときに一人だけ座っていることがある。……とにかく忘れる。……学校で，ぼーっとして授業の内容をよく憶えていないことがある。……友達の名前，顔，家を忘れたがすぐに思い出した」。

本症例は疲労時や夜間に突然に起こった過換気症状にて発症し，そのほかに発作性に起こる発汗・流涙・顔面紅潮などの自律神経症状を伴う情動反応，幼稚症と的外れ応答？（退行：広

くはガンザー症候群に含まれよう）が状態像の前景にあり，自生記憶想起，漠とした被注察感ならびに実体的意識性，自生音楽表象，聴覚の強度増大と質的変容，即時理解ないし即時判断の障害？，即時記憶の障害？という初期統合失調症症状が背景にあった症例である。また両者はたんに前景－背景というだけの関係ではなく，前景の過換気症状や情動反応は背景の自生記憶想起[51]が，とりわけその折の強い感情が随伴して想起された際に生じたものであった。こうした症状布置は先に述べた偽神経症性統合失調症のそれと同じであり，ここに本症例は旧来概念に則れば偽神経症性統合失調症，そして筆者らの観点からすれば「神経症症状が前景に立った初期統合失調症」（初期統合失調症の変異型の1つ）と診断できるものである。

　以上述べたように，症状布置がわかってしまえば本症例が偽神経症性統合失調症という形をとった初期統合失調症の変異型であることは容易に理解されるが，実際の診察過程においては病像の前景にある神経症症状に惑わされて，上記した理解に達するのはなかなか困難なことである。実際，本症例に対しても確定診断に2カ月を要したのであるが，この点を踏まえてこうした症例の診断困難性について，改めてその要因を分析してみることにする。その要因は2つに分けられるが，その1は病像の前景が続発症状である神経症症状によって占められるからであり，その2は原発症状である初期統合失調症症状は背景に退いており，加えてそれらはそもそも対象化・言語化することが困難であるからである。以下，本症例に則って具体的にこのことを論じることにする。

　まずその1に関してであるが，初診医の暫定診断は心因反応であり，筆者もまた当初は過換気症状，自律神経症状を伴う情動反応，幼稚症と的外れ応答？（退行）を心因反応ととらえることが可能ではないかと考えていた。それというのも，上記の諸症状は一般に心因によって反応的に生じる症状であると理解されるものであるからであり，加えてそうした心因に相当する環境因の存在が病歴の中で見出されたからである。それは同居している父方祖母の存在であり，母の話によれば祖母は気性が激しく，自分の気分次第で家族にあたり散らし，患者がそのターゲットになることが多く，また母と祖母の嫁姑関係も険悪であり，そのことが原因で夫婦喧嘩になると，母は我慢強く自分の感情を顕わにしない患者に愚痴をこぼすことが多かったとのことであり，さらに面接を重ねていく中で患者自身もしばしば祖母への嫌悪感を口にするようにもなってきたことなどである。

　次いでその2に関してであるが，そもそも初期統合失調症症状が表現しがたい体験であり，さらに本症例では自生記憶想起が発現した1週間後には漠とした被注察感が，1カ月後には自生音楽表象がというように，初期統合失調症症状が短期間の内に各々について考える暇もないほどに次々に出現し，さらにいま一つは発病年令が14歳と若年であったことなどの，患者を襲った初期統合失調症そのものの特徴により，加えてそうした原発症状に基づいて続発症状たる神経症症状が噴出して患者自身の精神的混乱を招いたことにより，原発症状たる初期統合失調症症状の対象化・言語化が困難となり，患者が自発的に主治医に訴えることがなかったからである。

本症例のように患者自身が初期統合失調症症状を対象化・言語化することが非常に困難である場合には，筆者が行ったように症状の問診を具体的に（例を挙げれば，自生記憶想起に関しては「自分が経験した過去の記憶が自然によみがえってきて，頭の中に見えたり聞こえたりすることはないですか？」）繰り返し行うことが対象化・言語化を促す作業となるが，そのためにはまずは主治医が初期統合失調症という臨床単位の存在ならびにその諸症状を十分に知悉していること，および本症例のごとくそれが偽神経症 pseudoneurosis の形をとる場合があることをも知っていることが大前提となろう。ちなみに筆者が初期統合失調症を疑ったのは，病歴の中に記したように「急激に起こった症状や自分自身の状態を理解できないことに患者自身が非常に戸惑っていた様子や，筆者自身が感じたえもいわれぬ切迫感」（後者は患者に緊迫困惑気分があることを疑わしめるものである）からであった。

　なお，本症例の経過のあらましを述べておくが，fluphenazine 1.5mg/日によって服薬開始後10日目頃から，相変わらず学校には行きたがらなかったものの，漠とした被注察感と自生音楽表象が消失し，退行することもなくなってきた。しかし，自生記憶想起とそれに続いて起こる情動反応は不変であった。このため fluphenazine を3mg/日に増量したところ，増量後3週目には学校に行きたがるようになり，自生記憶想起が消失し，過換気症状や情動反応も起こらなくなり，来院当初にみられた切迫感も軽減してきた。増量後2カ月（初診後6カ月）目には自覚的にも他覚的にも勉強に集中できるようになり，それまで殆ど行けなかった学校にも登校できるようになった。

3）治　療

① 初期治療の目的と効用

　治療技法を述べる前に，初期統合失調症治療の目的と効用に関する筆者らの考え方を簡略に示しておきたい。それは図Ⅱ-2-7に示したモデルのごとくであり，初期治療を施さない場合には破線のごとく，統合失調症は初期に引き続いて極期へ，さらに後遺期へと進展し，大なり小なり情意減弱状態を後遺すると思われるが，初期で治療を開始するならば，その経過は太実線のごとく，それ自体が時に自殺に至るほどの苦悩をもたらす初期統合失調症症状を消失させるとともに，顕在発症を防止し，ひいては患者の社会生活に重大な支障をもたらす後遺症状を付加させないと思われる。以上を要約するならば，1) 初期統合失調症症状を消失させ，それを通して 2) 自殺を防止し，さらには 3) 顕在発症（極期への進展）を防止し，後遺症状を付加させないことが初期治療の目的と効用である。

② 治療技法

　次いで治療技法であるが，筆者ら[17,39,44,47,54,55]が現在行っている技法を表Ⅱ-2-3に示し，各々の項目についてより詳しい解説を施すことにする。

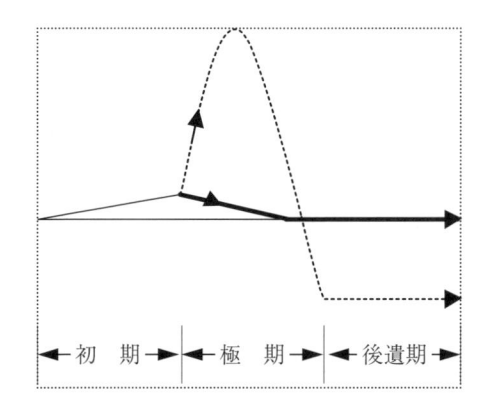

図Ⅱ-2-7　初期治療の目的と効用（文献35より一部改変して転載）
破　線　初期治療（−）
太実線　初期治療（＋）：1）初期症状の消失，2）自殺の防止，
　　　　3）顕在発症（極期への進展）の防止と後遺症状の非付加

i. 治療態度

　何よりも肝要なことは，居住まいを正し，粛然たる態度で患者に臨むことである。いま筆者は，居住まいを「正し」，粛然たる態度で「臨む」と自発的な表現をしたものの，初期統合失調症患者を前にすると，より正確には「正さざるをえず」，「臨まざるをえない」というのが実際である[19]。患者と向かい合う治療者をしてそういう態度を否も応もなく取らせるのは，なによりも初期統合失調症患者の示す「張りつめ／くすみ」という表出であり，その背後にある緊迫困惑気分という気分性にあるが，この気分性のよってきたるところは，筆者らの理解では統合失調症の一次障害と措定される状況意味失認に基づく〈「自己保存の危機」の意識下・無自覚的認知〉にあると考えられる。そして，そこに「自己保存の危機」（括弧を付したのは，それがあくまでも患者の主観的体験であるにすぎず，客観的にはそうした状況はないことを含意）という認識があるがゆえに，その気分性は患者自身にとっては文字通りの意味で実存的恐怖の段階に達していると推測される。

　表出に現れたこの気分性はきわめて伝染力が強く，面接の場を支配するが，その支配に抗して場を和らげようとする治療者の所作（例えば，にこにことした笑顔，リラックスしたような姿勢）は無効であるばかりでなく，背後にある患者の実存的恐怖に思いをいたせば，むしろ禁忌に近いものであって，支配されるがままに，居住まいを正し，粛然たる態度で臨むことが，患者の苦悩に共感すること，そしてその共感を伝えることにおいて重要である。

ii. 面接技法

　このことはすでに「2）診断，②初期統合失調症症状を聴取するにあたっての留意点」で詳細に述べたので一々は繰り返さないが，要は詳細な質疑応答によって体験の対象化・言語化を図ることが診断のためばかりでなく，それを通してそれまで自分に何が起きたのかがわからず，そのことによって一層不安感や緊迫感を募らせている患者に，自らを襲っている異常体験を疾患の症状という，本来の自分とは違う異物として認識させて患者に安堵の念を起こさせる

表Ⅱ-2-3 初期統合失調症に対する治療技法

1	治療態度	緊迫困惑気分に対応すべく，居住まいを正し，粛然たる態度で患者に臨む
2	面接技法	微細な質疑応答によって体験の対象化・言語化を図る（異物化）
3	薬物療法	①初期症状を取り去るためには →sulpiride 100〜200mg/日で開始し，600〜900mg/日まで漸増 ②sulpiride 300mg/日でまったく無効，あるいは対他緊張が著しい，あるいはまた極期への進展が危ぶまれる場合 →fluphenazine 0.75〜1.5mg/日を付加し，以後，漸増 ③極期への進展が間近いと判断された場合 →極期の治療に準じた抗精神病薬（ことにolanzapine）の投与
4	病名告知	'張りつめ／くすみ'という表出の比重も考慮して，「神経過敏症」もしくは「神経衰弱症」という疾患によるものであると伝える（脳神経系の過敏または衰弱としての脳病，広くは身体病との説明）
5	予後予測	薬物治療の有効性を述べて，「徐々にらくになる」と伝える

こととなり，その点で治療上も有効であるからである。

iii. 薬物療法

薬物療法の目的は初期症状を取り去ることと極期への進展を防止することにある。第1選択薬はsulpirideで初回量は100〜200mg/日を用いる。以後，効果が現れるまで漸増し，600〜900mg/日を最大量とする（女性患者にsulpirideを使用する際には，あらかじめ無月経ないし月経不順，乳汁分泌が起こりうることを告げておく）。第2選択薬であるfluphenazineはsulpiride 300mg/日を使用してもまったく効果が認められない，対他緊張が著しい，あるいは極期への進展が危ぶまれる場合に用い，初回量0.75〜1.5mg/日をsulpirideに追加し，以後，効果が現れるまで漸増していく（先に述べた理由によってsulpirideの服用を女性患者が拒絶した場合にはfluphenazineのみを用いる）。いずれの場合でも，ことにfluphenazine使用の場合には，錐体外路性副作用を防止するために抗パーキンソン薬を併用することが必要である。また上記薬物療法中にもかかわらず，極期への進展が間近いと判断される場合には極期統合失調症に準じた治療を考慮することが必要となるが，なかでもolanzapineは顕在発症の防止に比較的有効との印象を抱いている。

iv. 病名告知

なによりもまずは，患者の苦衷が患者の与かり知らない脳の病気であると認定することが重要であるが，これには専門家としてのある種の威厳をもって行う方が望ましい。ただし，こうした「威厳をもって行う」治療者の態度は，初期統合失調症症状についての詳細な質疑応答を通して患者の側に'この治療者には自分の苦衷が十分にわかってもらえた'という実感があって初めて有効に機能するものであって，その実感がない時に行われると，'いたずらに病気と

の御託宣を下された'という治療者に対する不信感しか残らない。ここにおいて，疾患としての認定を行うことの意義は，初期統合失調症の患者，少なくとも自発的に来院した患者の多くは自らの異変を察知こそすれ，それが疾患によるものか性格によるものかとの判断に迷い，多くは後者と考えて自分を責め，またその先の人生に絶望しており，ゆえに「疾患によるものである＝治療によって治る可能性がある」と伝えることは，今の苦衷から抜け出すことができるという希望を与えるものとなるからである。

次に「脳の病気」であるとしても，具体的には何と伝えるか。筆者らはこれを「神経過敏症」（くすみ，疲弊が強い患者には，さらに「そして今は神経過敏が長く続いた結果，神経衰弱状態に陥っている」と付け加える）と伝えるのを常としており，よほどの例外（例えば症例3）を除いては間違っても初期統合失調症という本当の病名は伝えないことにしている。というのは，患者の苦衷が先立って伝えた「脳の病気」によるものであり，治りうる可能性があるということは喜びではあっても，その疾患がいかに初期であるとはいっても統合失調症となると，再び患者が絶望の淵に落ち込むのは必定であって，よって筆者らは病名告知については「神経過敏症」という，言うならば pseudoinformed consent に徹しているのである。

v. 予後予測

病名告知に続いて，筆者らは薬物治療の有効性を述べ，治療の見通しを「徐々にらくになると思いますよ」と伝えて患者を送り出すのを常としている。この「らくになる」という言葉を筆者ら[30]）が使い出したのは，初期統合失調症患者がその治療過程の中で，「らくになった」という言葉を，頭に「すこし」，「だいぶ」，「ずいぶん」，「すっかり」などを付け加えて述べること頻繁であるのに気づいたからであるが，個々具体的な症状が「へった」，「なくなった」ではなく，全体的な心地よさの表現である「らくになった」という言葉を患者が用いるのは，そこで感得されたものが初期統合失調症患者にとって最大の苦衷であり，心も身も覆い尽くすような辛さ・しんどさである緊迫困惑気分という気分性の改善であるからであろう。

以下に，治療がうまくいった症例を例示しよう。

症例3　（p.58の症例）

先に例示したごとく，本症例は種々多彩な初期統合失調症症状を有しながらも，「他人がいると異常に緊張感が高まる」を主訴としたように対他緊張を最大の苦衷とした患者である。それに応じて，初診以後の治療経過の中でも患者がもっぱら訴え，かつ筆者もまた治療の進展をはかる指標としたのは，この対他緊張の改善度であった。3期に分けて報告する。

第1期：X年3月末〜4月末

初診時にすでに他院で使用され，一度は劇的に効いたことがあるという perphenazine

を 4mg/日に減量しつつも継続使用し，それに加えて初期統合失調症の第1選択薬である sulpiride を 100 → 200 → 300mg/日へと漸増していった（抗パーキンソン薬は biperiden 2mg/日→ trihexyphenidyl 4mg/日へと変更）。Sulpiride 100mg/日を使用した初診後1週間の時点ですでに「なんとなく楽なような気がします」，通院の電車内が「初診日よりは楽であった」との発言が聞かれ，この改善はその後も「洗濯機を回している時，今まではどことなく急き立てられている感じがしていたが，それがなくなった」（緊迫困惑気分の改善），「以前は昼寝したり，寝っぱなしの状態となっていたが，この1週間はベッドに入るのは夜寝る時だけとなった」，「（母の「家事を手伝う。腰が軽くなった感じ」との発言に対して）余裕が出たからと思う。今までの私ならば，食器を洗うなど頭の中にないことであった」（緊迫困惑気分／対他緊張の結果としての著しい疲弊の改善）等の発言にも窺われるとともに（ただし，sulpiride を増量したからといって，それ以上の改善は認められなかった），「ドレッサーの鏡に自分の顔を映して化粧するが，これまではその鏡に映る背後の景色（レースのカーテン，その向こうの道路）の中に黒い影が横切った気がして，よく振り向いていたが，この1週間はそういうことはなかった」と，非実在と判断される辺縁幻視が消失したことを述べた。

第2期：X年5月初〜X+1年6月末

治療開始後の1カ月間（第1期）において，sulpiride の付加・漸増によって漸次改善傾向が認められたことから，筆者はその後も軽快が認められるものと予測していたが，ゴールデンウイーク中から，これという契機なしに「気分が落ち込んで，すぐに涙が出る状態であった。悲しいとか淋しいとかというのではなく，涙が自然に出てくるという感じ」（自生悲哀・滞泣？）と抑うつ的となり，それ以前もよくしていたとのことであるが「死にたいのでなく，辛いので。ぼーっとしていたいので」とのことで etizolam (0.5) 12錠を一気飲みすることが2回続いた。これを機に，筆者は perphenazine に代えて第2選択薬である fluphenazine 0.5 〜 9mg/日を付加・漸増，抗不安剤である alprazolam 0.8 〜 2.4mg/日（後に diazepam 6 〜 12mg/日に変更）を使用し，さらに7月以後は抗うつ剤である trazodone 50 〜 100mg/日（後に fluvoxamine 50 〜 150mg/日に変更）を使用したが，病状は「この1週間は非常に良かった。家にいて何もしていなくても，不幸ではない，幸せな気分であった」（5/20），「その後も良い状態が続いている。この1週間はよく動けたと思う。以前は掃除一つやれば，それで今日は終わりだったのが，いろいろと出来る。疲れなくなった。いろいろと言ったけど，もうそういうものはなくて，あとは緊張感が取れればいいというぐらいになった」（6/3），「精神状態は楽で，やる気満々。外へ行くのをためらったりはしないが，いざ外では（ことにコピーをとる，ATM とか）震える。以前はコンビニでレジへ行くとかで震えていたが，最近はそういうことはない。逆にコピー等は平気であったが」（6/10）と良い状態が続くかと思いきや，その2週間後からは「不調で寝てばかりいた。全般的にやる気もなく，それで外出も

しなかった」(6/24)，「昨日までは通院以来，最悪の状態であった。悲しくて……涙も出ていた。それに，どうして人前に行くと緊張するのかとの思いで，予期不安のようなものがあった」(7/1)，「少し悪化したかもしれない。（というのは？）帰宅後に犬の散歩に行ったが，最近は緊張しなくなっていたのにドキドキとしてしまった。また，スーパーに入ったら，入った瞬間にこれまでと同様にそうなった。また1日に1回はしくしくと泣いていた。悲しくて，また治るのか不安で」(7/8)と悪化を示すという具合に一進一退を繰り返し，同様の一進一退がX+1年6月末まで約1年2カ月にわたって持続した。こうした病状の不安定さのために，筆者は初診以来，週に1回は診察をし，その都度の状態に応じた処方変更を余儀なくされ，また単独外出は不可能で診察には必ず母が患者に付き添わざるをえなかった。なお，この間の緊迫困惑気分／対他緊張以外の症状の推移に関しては，「いろいろと言ったけど，もうそういうものはなくて，あとは緊張感が取れればいいというぐらいになった」という発言にも，また筆者が問い合わせて答えた「なくなった」（自生音楽表象），「あるけど減っていると思う」（自生体験時の「ぼーっとしてしまう」）という発言に見られるように，消失ないし大幅な改善が認められたものと推測された。

第3期：X+1年7月～X+10年3月

この頃より悪い状態はごく短期間となり，概ね良い状態が長く持続するようになった。そうした状態での陳述を挙げると，「処方変更（いったん中止にしていたfluphenazineの再付加）の翌日より少し意欲が出てきた。2年ぶりにマニキュアをつけたし，1年ぶりに母なしに1人で犬の散歩へ行けた。そうドキドキせずに。ただ，活動できるのは夕方以後ですが」(7/5)，生き生きとした表情で嬉しそうに「良くなりました。母に頼まれてコンビにへ行ったんですが，以前のようにドキドキと緊張したりしませんでした。まだ頼まれた物を急いで買って帰るのみですが」(8/16)，「この2週間，良かったと思います。起床は午前9時頃になるんですが，寝起きの気分もよく，1日おきくらいに母と一緒に外出をしました。私と母の共通の友人に誘われて，横浜まで行ってきました。今では出かける予定のない日は時間を持て余してしまいます」(11/8)等であり，それに応じて通院間隔もX+1年11月からは2週間に1回となり，さらにX+2年7月からは4週間に1回となり，単独での通院も可能となった。なお，2週間に1回の通院となったX+1年11月時点の処方は，sulpiride 150mg/日，fluphenazine 0.75mg/日，fluvoxamine 150mg/日，trihexyphenidyl 6mg/日であった。その後，X+10年3月まで筆者が主治医として経過を観察したが，これといった問題点はなく，通常の家庭生活が送れている。

本症例の治療経過は，上記したように治療開始後1カ月のうちに認められた軽度の改善，それに続く1年2カ月間の一進一退の状態を経て，その後9年近くに及ぶ安定した状態へと至っ

たものであり，薬物療法としては紆余曲折を経ながらも最終的には初期統合失調症に対する第1選択薬である sulpiride ならびに第2選択薬である fluphenazine の各々少量と SSRI である fluvoxamine の比較的大量の併用が奏効した例であった．こうした症例のように，初期統合失調症患者に見られる抑うつ気分に対して SSRI，ことに fluvoxamine を付加することが有効との感を筆者は幾例も経験している．

なお，本症例は自らが初期統合失調症を疑って来院し，筆者もまたそれを肯定しての治療であったが，状態の安定を見るまでは絶えず自殺の危険性をはらんでおり，また著しい対他緊張のゆえか，診察の場の雰囲気はやはり居住まいを正し，粛然たる態度で臨まざるをえないものであった．このことを付記しておく．

③ 治療がうまくいかなかった症例

本節の最初に，1) 初期統合失調症症状を消失させ，それを通して 2) 自殺を防止し，さらには 3) 顕在発症（極期への進展）を防止し，後遺症状を付加させないことが初期治療の目的と効用であると述べておいたが，初期統合失調症症状を消失させえないのはまだしも，自殺と顕在発症は治療の明らかな失敗とみなさざるをえない．顧みて反省すること多々であるが，こうした治療失敗例を掲げておこう．

i. 自殺

筆者らが 1998 年 7 月時点までに主治医として診療した自験 102 症例のうち 37 例がその時点において経過が判明していたが，そのうち自殺既遂例は 4 例（うち 1 例は顕在発症後）であり[28]，その後に経験した症例のうち 2 例が自殺に終わっている（初期統合失調症の段階での自殺既遂 5 症例を表 II-2-4[40] にまとめておく）．また未遂例となると一層数が多く，ことほどさように初期統合失調症患者は自殺の危険性が高く，その臨床にあって主治医は常に患者の自殺という心配から逃れえず，はなはだ緊張を強いられるものである．その危険性のよってきたるところは，患者自身がもっとも苦衷と述べるところの，自己の実存そのものを震撼とさせる体験である緊迫困惑気分への耐えがたさ，あるいは「自分が駄目になっていく気がする」という自己崩壊の怖れ等であるが，そうした患者と向かい合う主治医の緊張感を中安[27,37]はかつて「初期統合失調症の患者を診察していて，折々その患者が，向こうに落ちれば死にいたり，こちらに落ちれば回復するとでも譬えられるような細い塀の上を，引きつった顔をしてよろよろと歩いているというイメージに襲われることがある」と述べている．筆者もまた同感であり，実際に担当した 2 人の患者（表 II-2-4 の症例番号 2, 5）に自殺されているが，それら 2 例の自殺はいずれも初期統合失調症の治療としてはなかば成功していたものの，就職という生活状況の変化が引き金となったと思われた症例であった（その詳細は論文「症状は回復したものの自殺を敢行した初期統合失調症の 2 例—どうすれば自殺を防ぎ得たのか？」[53] で報告した）．ただ，ここに紹介する症例は中安が担当した，緊迫困惑気分を背景として生じてきた，

表Ⅱ-2-4　初期統合失調症の自殺既遂例（文献40より転載）

症例番号	1	2	3	4	5
性別	男	女	女	男	女
発病年齢	23	14	15	22	18
筆者初診時年齢（歳;月）	27;8	20;11	18;2	26;9	21;8
初期症状	緊迫困惑気分／対他緊張 自生空想表象 自生記憶想起 聴覚性気付き亢進 漠とした被注察感ないし実体的意識性 即時理解ないし即時判断の障害 アンヘドニア	視覚性気付き亢進 要素幻視 視覚の強度増大ないし質的変容 体感異常 即時記憶の障害 即時理解ないし即時判断の障害	面前他者に関する注察・被害念慮 聴覚性気付き亢進 （→被害念慮） 自生記憶想起 自生音楽表象 ［自生悲哀・涕泣］	即時理解ないし即時判断の障害 即時記憶の障害 ［思路構成の障害］ 聴覚性気付き亢進 緊迫困惑気分／対他緊張 面前他者に関する注察・被害念慮	自生思考 自生記憶想起 自生空想表象 聴覚性気付き亢進 自生音楽表象 面前他者に関する注察・被害念慮 ［自生悲哀・涕泣］ 視覚の強度増大ないし質的変容
他の症状（自殺念慮は除く）	洗浄強迫 入眠時幻覚？ 魔術的思考？	易疲労性 意欲減退 抑うつ気分 不安感 感情反応の低下	疎外・孤独感 易刺激性 意欲減退	感情反応の低下 抑うつ気分 意欲減退	慢性的な頭痛（鎮痛剤依存傾向） 睡眠障害
自殺時年齢（歳;月）	29;11	22;6	23;9	27;3	22;6
自殺方法	不明 （変死体で発見）	ビルからの飛び下り	縊首	縊首	切創による失血
自殺念慮の陳述	なし （ただし，家族には時折話していた）	既遂の1年前から頻回に	初診時から1年間と既遂2カ月前より頻回に（その間，4年は消失）	なし	初診時より頻回に
自殺未遂回数	1	3	0	1	3
自殺時の社会適応	専門学校卒業後3年間勤めたコンピュータープログラム製作会社をやめて，以後2年間は各種のアルバイトとして働く。既遂が生じたのは，最後に勤めた会社が倒産し，その残務処理を終えた時点	3週前より契約社員として入職していた	頻回のアルバイト（店員：最長6カ月）を繰り返していたが，2カ月前からは無職	町役場に勤めていたが，5カ月前より休職中。ただし，気分の若干の改善に伴って職場復帰に直面化	3カ月前に某大企業に1番の成績で入職。2カ月間の研修期間中に3回目の自殺企図をし，その際，精神科通院歴を会社に話し，研修期間が3カ月延長された。7日前，上司より仕事上のことで叱責

（次ページに続く）

表Ⅱ-2-4 初期統合失調症の自殺既遂例（つづき）

自殺時の病像	対他緊張に内在する加害性ゆえの自罰性が顕著であり，終始そのことで苦悩していた（服薬中断の可能性あり）	初期症状は既遂の1年前にはほぼ消失，代わって易疲労性，意欲減退，抑うつ気分が発現するとともに，就職等の現実問題に直面化して悩み始め，就職に対しても不安大	既遂の1年11カ月前より，消失していた初期症状が再発，既遂1カ月前よりは閉居。既遂3日前の診察の際に病名を尋ねる（「神経過敏症」と伝える）	Sulpiride増量に伴って表出および行動は若干改善し，それを自覚。しかし，苦悩の源であった「思考障害感」は不変	初期症状はかなり改善，一部を残すのみ。しかし，「何事も1番でないと」という性格から研修中も気が抜けず，疲労が著しかった
自殺時の処方（抗精神病薬，抗うつ薬のみ）	sulpiride 600mg chlorpromazine 175mg	sulpiride 300mg trazodone 50mg	sulpiride 600mg fluphenazine 0.75mg trazodone 50mg	sulpiride 1050mg fluphenazine 1.5mg	sulpiride 300mg fluphenazine 1.5mg quetiapine 50mg
病気以外の苦悩，性格等		信頼し，依存していた父の死亡 活動的な姉との比較	同居の父方祖父母および父とあわず，家庭内では母と話すのみ 友人がいない		信頼していた母の不倫，そのことによる裏切られ感と家庭内不和 強い責任感と完全主義
治療上の問題点			薬物療法上の対応の遅れ（先行した自殺念慮にはCPZ 500mg，HPD 4.5mgを使用）	Sulprideの急激な増量（300→1050mg/日：3カ月間で）による行動賦活	患者の勤務上の都合による主治医交代（関→中安）

初期症状欄の下線は「前景に立った初期症状」を示し，その他の欄の下線は「自殺企図に関連したと推定されるもの」を示す。

加害性と表裏一体となった自罰性のストレートな表現として自殺が敢行されたと考えられる患者（表Ⅱ-2-4の症例番号1）であり，やや特異ではあるが初期統合失調症の精神病理そのものに自殺の危険性が内在していることを示すに好個の症例と考えられる。

症例6 初診時27歳，男性，アルバイト（中安[27,37]の症例）

〔主訴〕会社へいくと腹にガスがたまる。

〔家族歴〕3人同胞の第1子長男であり，5歳下に会社員の弟，また8歳下に「ノイローゼ気味で新興宗教にのめりこんでいる」（患者談）音大生の妹がいるが，各々単身で別居している。父は小さな不動産業を自営してきたが，患者の初診後2カ月の時点で脳梗塞で急死し，以後専業主婦であった母と患者との2人暮らしである。血縁者に精神疾患の遺伝負因はない。

〔既往歴〕小学生の頃より下痢をしやすいとのことであるが，その他は特記すべきことはない。

〔生活歴〕現在の住所地で出生・生育した。高校はその地では有名な進学校を卒業したが，2度の大学受験に失敗したのち，プログラマー養成の専門学校に進学した。卒業後3年間ほどコンピュータプログラム製作会社に勤めたが，残業も多く，また上司が押しつけがましい人で合わないという理由で退職し，以後初診までの2年間は種々のアルバイトをやっていたという。

〔現病歴〕主訴の「会社へいくと腹にガスがたまる」という件に関しては，小学生の頃から下痢をしやすかったとはいうものの「ガスがたまる」のは就職してからとのこと。家庭で過ごしているぶんにはそういうことはないという。前医によって神経症との診断のもとにalprazolam 1.2mg/日が処方され，すぐに主訴は改善されるに至ったが，初診後1カ月の時点で「昔あったことを毎日のように思い出す。現在と関連のないことまでも」という自生記憶想起，「全般に音に過敏で，枝がきしむ音がすると鳥肌が立つ」という聴覚性気付き亢進，「自室にいる時，なんとなく他人に見られているかんじ」という漠とした被注察感が患者から報告され，初期統合失調症が疑われるとともに筆者のもとに紹介されることとなった。

以下は，初診も含めて数回の診察をまとめた所見である。また，体験・行動症状に関しては自殺を導いたと思われる症状に限って面接の質疑応答も交えて記すこととする。

1) 表出

年齢に比してやや幼い印象を与えるものの整った顔立ちであり，長身である。いつも着古したジーパンとシャツを着ており，決して不潔な着衣ではないが，乱れがちな頭髪や後述する表情とあいまってなにかしら清潔感に乏しい印象を与える。やや猫背で，面接でも前かがみのことが多く，病状が悪い時には両手で頭を抱え込むことも見られる。簡単ながら一応の挨拶は常にする。陰鬱で生気に乏しく，また硬さやぎごちなさと戸惑いがまぜになったような表情であり，患者が診察室に入ると，面接の場自体が重苦しく緊迫した雰囲気に包まれる印象がある。自発的に述べることはほとんどなく，質問に応じる形の面接である。質問に対する理解は良好であるが，応答は断続的であり，また話しぶりは比較的小さな声でゆっくりとしている。

2) 体験・行動症状

初期統合失調症症状 以下にその訴えを掲げることにするが，後述するcについては症状の形式ではなく，内容にしたがってまとめてみる（括弧内には体験形式に基づく症状名を付記する。また，特徴的あるいは印象的な表現には下線を付す）。

緊迫困惑気分（a）

・わけがわからないけど，不安や恐怖心とかで，気が変になりそうな時がある。

（不安や恐怖心とは具体的に言うと？）……。

（自分が死ぬんじゃないかとか？）そういうんじゃない。<u>絶体絶命というか，逃げ場がどこにもないというか</u>。

（逃げ場と言われたけれど，何から逃げるのか，わかりますか？）まわりから…例えば，あの，お先真っ暗というか。なんの望みも持てなくなってしまう。

（緊張感とか緊迫感とか言っていい？）はい。

（どうしてそうなるのか，自分ではわからない？）はい。

（周りから見られているとか？）……そういえば，変な話ですけれども，<u>何かに追いつめられている</u>という感じはあります。

（その何かを周囲に感じることはない？）……。

（はっきりとは感じない？）ええ。

純然たる対他緊張（b）

・トラックを運転している時，他の車の運転手や歩行者と意識が交じり合うことがある。ピッと何かを感じると，自分もその人見るし，その人も自分を見る。

（そのピッというのは何ですか？）意識だと思う。

・他人の話し声や音が物凄く気になる。自分の中にストレスがたまっていて，人の笑い声が気になるのか。

（笑い声は自分を笑っているよう？）そうは思わない。ただ，鳥肌が立ったり，胃がキリキリと痛んだりする。

（緊迫感があると言っていい？）はい。

（人の話し声は？）大きな声で話していると。

（自分のことを話していると感じる？）そうは感じない。

（音は？）大きな音。近くに工事現場があって，そこの音とか。

（いつ頃から？）ここ半年あまり。突然，気にならないというか，忘れていることもある。

被害性（妄想知覚／被害念慮，意識性）（c－①）

・テレビで相撲番組を見ていて，観客席が写ると，観客が僕のことを「あいつは悪い奴だ」と思っているような気がします。

（実際は君のことはわからないよね？）はい。

・昨日までは良かったが，今朝になって急に気が狂いそうになった。

（もっと具体的に話してみて？）会社の人に冷たいまなざしを受けているような。会社の人皆に嫌われているということを肌で感じた。会社の人から，それが直に伝わってきた。会社に行くのが針のむしろのような気がした。

・道を歩いていても，遠くを歩いている人の殺気とか気配が身近に感じられる。

（殺気って？）殴られそうな，蹴飛ばされそうな。

加害性（自生空想表象，自生内言，強迫衝動？）(c-②-i)

・すごく変なんですけど，他人と話していると，その人の首が飛ぶような映像が見えてしまう。自分がそのように想像して……。
　（どこに見えるの？）頭の中で。
　（刀で切られるとか？）そういう感じ。
　（リアル？）そんなでもない。なんとなくぼやけている。想像してしまう自分が怖い。
　（血しぶきは？）それはない。自分がその人に反感を持っているのかもしれない。
　（自分で思い浮かべるの？それとも勝手に？）どうしても出てくる。
　（勝手に出てくる？）はい。想像が出てきそうだなと，出てくる前にふっと感じる。映像が見える時はその人が何か自分に言っている時。

〈後日の面接で〉
　（以前話してくれた'首が飛ぶ'件だけど？）仕事中とか雑談中とか，同僚と話している時。イメージで浮かんじゃう。車を運転している時，町全体を背景にして，でっかく……何か忘れたけどイメージしちゃったことがある。1〜2年前までよくあった。
　（首が飛ぶとか？）似たような感じ。視覚では……肉眼で見ている感じではなく，二重写しになる感じ。視覚では町全体を見ていて，頭の中ではイメージがあって，それが二重に。
　（相手が自分に話しかけている時も二重写し？）そうです。相手によるんです。それで，自分の中に押し殺しているものがあると思うんですよね。
　（嫌いな人？）嫌いな人ではなくて，いわゆる'険のある人'。
　（穏やかな人には？）そういう人には浮かばない。人が大勢いるところで，そこにいる人の首がいっせいに飛ぶところをイメージしちゃったことがある。
　（そういうのは勝手に出てくるの？）抑えたいんですけど出てくるんです。

・映像が浮かんでくる。自分が他人を蹴飛ばしたりしている場面。
・「馬鹿野郎」，「死ね」などの言葉が仕事中頭に浮かんでくる。自分で抑えようと思っても抑えられない。
・この2週間はうつで……心がまわりの闇に呑み込まれたような。
　（具体的には？）……気力が出なくなった。
　（憂うつな感じ？）あります。仕事をしている時はあまり意識していないけど。自分じゃない自分というか……意志に反して自分がとんでもないことをするんじゃないかと。
　（例えば？）他人を殴ってしまうんじゃないか。自分の心の片隅にいて……自分の意志に反して，いきなりそれがやっちゃうんじゃないかと。対向車線に車を突っ込むんじゃないかと。

自罰性（自罰念慮）(c-②-ii)

・食事をすること，寝ること，好きな音楽を聴くことなどに罪悪感がある。むかし大学受験で

うまくいかない時に両親に親不孝なことをして……それが引っ掛かっているのか。3〜4年前には呼吸することにもあった。少し前には歩くことにも罪悪感があって立ち止まることもあった。

（他の面では？）罪悪感というものが……家で寝ること，家で風呂に入ること，洗濯してもらうこととか，そういうものに罪悪感を感じてしまう。どういうんでしょうか。

（自分ではどう思う？）……自分でもよくわからないけど，両親と喧嘩ばかりした過去があるんで……。

（今は両親と喧嘩はしない？）しないですね。あの，体がすくんじゃうんですよね。寝たり，風呂に入ったりすると，足がすくんじゃうんです。寝ていても落ち着かないです。

（すくむのと罪悪感とではどっちが先？）罪悪感が先です。生きていること自体に良心の呵責を感じているのかもしれません。

（どうして，そうなの？）……わかりません。

・生きていちゃいけないみたいな。

（どうして？）よくわからないんです。良心が責めてくるような気がするんです。入浴や食事にすら罪悪感を感じてしまいます。

その他の症状としては，自生記憶想起，実体的意識性，自生視覚表象，夢と現実の混交（体験内容としては不気味な気分性），即時理解の障害，アンヘドニア，洗浄強迫，入眠時幻覚，魔術的思考が認められたが，これらは割愛する。

〔経過〕主治医となって早々に，筆者は「あなたの病気は神経過敏症という脳の病気であり，種々の症状は薬物療法によって取り去ることができる」旨を患者に伝えたが，そうした「告知」に際して多くの初期統合失調症患者が'やっと得心がいった，この苦しみから逃れられるのか！'と安堵の表情を見せるのとは違って，患者の反応は今一つ乏しく，また解せないというふうであった。規則的に通院し，服薬を継続しながらも，疾患としての認定―服薬による改善という，筆者が示した診立てと手立てを本当のところ患者が受け入れていないとの印象は，服薬（sulpiride 150〜600mg/日, fluphenazine 1〜3mg/日, alprazolam 1.2〜3.2mg/日を適宜組み合わせて処方し，病状悪化時には chlorpromazine 50〜300mg/日を付加した）によって緊迫感に満ちた陰鬱な表情が薄れ，上記の症状を訴えることが減少し，客観的には明らかな改善が認められても変わることはなく，実際これを裏書きするように患者は，例えば「薬ばかりに頼らない方がいいよ」との友人の一言などによってたびたび服薬を中断した（中断するたびに病状が悪化し，それは患者が服薬中断を報告しなくとも訴えの著増と陰鬱な表情によってすぐに察知されるものであった）。

上記したように，疾患としての認定−服薬による改善という方針を患者が十全には受け入れきれなかったのは，以下のような理由があると思われた。

①体験の形式（例えば，上記のc-②-iにおける自生性）に対しては自我違和感を一定程度もちえても，体験の内容は種々脈絡のないものではなく，その大半は被害性や加害性，あるいは自罰性などとまとめることのできるテーマの共通性を有しており，患者がそこに何らかの意味を感知し，探索する契機を含んでいたこと。

②現在の状態の原因に関して，患者は容易に生来の性格や過去の出来事にその責を求め，かつ（客観的にはそうとは判断されがたいものでありながらも）そこで見い出した「原因」でおおむね納得していたこと。

さて，筆者は患者が服薬中断－病状悪化をおこすたびに，先に述べた自生性など体験形式の異常をとらえて，それは脳の病気ゆえにこそのものであって，患者が理解しているような，生来の性格や過去の出来事からは決して生じるものではないことを強調し，また患者が苦悩している，体験内容における加害性や自罰性に関しては，例えば「人は生きて他人と交わる以上は，他人に対して不快感や時には敵意すら抱くことも，またその意思はなくとも実際に他人を害してしまうことがあるのもやむを得ないことであり，されどもだからといって，そのことであまりにも自分を責める必要はないし，ましてや生きていってはいけないということはない」などと述べて，その苦悩を和らげ，慰撫することに努めたが，そう話しながらも筆者の言葉が表面的で浅く，患者の心に深達していかないことを感じざるをえなかった。

治療開始後1年の時点で生じた自殺未遂の後には，筆者は患者に入院治療を勧めてみた。それは，入院という環境下で薬物療法を徹底し，そのことで完全寛解を与えることによって，ここ数年の事態が疾患によるものであるとの自己認定を患者に促そうという意図によるものであったが，この提案は「かえって悪くなりそう」という患者の拒否によって諦めざるをえなかった。引き続き外来治療を行わざるをえなかったが，そこで筆者が行ったことはただだ服薬の励行を確認することであり，また途中からはデイ・ケアへと患者を導入してみたが，それはもともと「普通の人」にも被圧倒感をいだき，引きこもりがちな患者に，同じ患者同士という仲間内での穏やかで安らげる対人交流の場を与えることで，加害と自罰という苦悩から少しでも患者の眼をそらさせ，また少しでも生の喜びを味わってもらいたいという願いから企図されたものであった。デイ・ケアのメンバーに慣れるにしたがい，患者は尋ねられれば「皆，穏やかな人ばかりで受け入れてくれる感じ。一般社会もああいう人ばかりだといいですが……」と述べるようにはなったが，さりとてデイ・ケアへの導入が筆者の上記の目的を達したかというと，それは疑問であった。というのは，患者はデイ・ケアには顔を出すものの，面接の場で自らすすんでデイ・ケアでの出来事などを口にすることはなく，また折に触れて相変わらず加害と自罰という苦悩を語っていたからである。淡々としてすぎた最終面接から10日後，患者が山深い隣県の民家の軒下で変死体となって発見されたという報が警察から寄せられることとなった。他殺の徴候はなく，また精神科に通院し，自殺未遂も過去

2 初期

> にはあったということで自殺として処理されたが，たびたび患者の口から自殺念慮を聞かされていた家族もそれは納得せざるをえないものであった。アルバイトをしていた会社が倒産し，患者はその数日前までその残務整理を手伝っており，その終了が引き金となったのかとも思われたが，服薬中断－病状悪化というこれまでの経過からは，最終面接以後は服薬しておらず，それが病状悪化，自殺へとつながったのではないかと推察された。

　最初に述べたように，本症例は緊迫困惑気分に潜む自罰性によって自殺が敢行されたと考えられる症例である。よって，この自罰性がいかにして生じてきたのか，そのことを次の3点に分けて論述しておこう。

　その1は「緊迫困惑気分から純然たる対他緊張へ」とまとめられるものである。くりかえし述べてきたように，緊迫困惑気分とは何かが差し迫っているようで緊張を要するものの，何故そんな気持ちになるのかわからなくて戸惑っているというような，緊迫感の自生とそれに対する困惑からなる気分であり，中安の統合失調症の病態心理仮説である状況意味失認－内因反応論にしたがえば，この気分性は状況意味失認に基づく〈「自己保存の危機」の意識下・無自覚的認知〉が情動面に反映されたものと説明されうるが，偽りのものであろうとも自己保存が危機に瀕しているという認知が成立しているがゆえに緊迫感が生じ，他方その認知が意識下のものであって主体には自覚されないがゆえに困惑が生じるものと解される。

　さて，上記の定義に照らし合わせれば，患者陳述の（a）が緊迫困惑気分を示していることは明らかであろう。傍線を付して示した「絶体絶命というか，逃げ場がどこにもないというか」，「何かに追いつめられている」，「気が変になりそうな」ほどの不安や恐怖心が，患者にとっては「わけがわからないけど」，またパニック発作としてでもなく（「自分が死ぬんじゃないかとか？」－「そういうんじゃない」という質疑応答がそれを例示）生じていたのであり，患者が常に見せていた，緊迫と疲弊を湛えたような表情がこうした陳述を裏書きしていると思われた。

　それでは，こうした緊迫困惑気分は患者の心的体験として次に何をもたらすであろうか。筆者はbとして示した純然たる対他緊張こそ，少なくとも周囲に他者が存在するという状況においては次にもたらされる心的体験と思う。というのは，先にも述べたように緊迫困惑気分とは緊迫感の自生とその原因をどこにも求めえないゆえの困惑からなるものであるが，この気分状態におかれた人が困惑の中で安らうはずもなく，（自覚されているか否かは別として）困惑感の解消へ向けてその原因を実際の外界の中に求めるのは理の当然であるからである。ここに患者を取り巻く外界（その中には他者のみならず時には物品すらも含まれる）に対する緊張感，すなわち対他緊張が生じてくると思われるが，ただしこの段階では感知されるものは何もなく，あるのはただただ他者や物品に対する緊張した構えのみである（ゆえに「純然たる」）。

すなわち，この純然たる対他緊張とは緊迫困惑気分が実際の外界の中にその緊張感のよってきたるものを求めようとしている心性であると解されるのである。

その2は「純然たる対他緊張から被害性と加害性へ」とまとめられるものであるが，上記した純然たる対他緊張からはさらにはどのような体験が生じてくるのであろうか。対他緊張が緊迫困惑気分から発するものであり，そして緊迫困惑気分の背後に〈「自己保存の危機」の意識下・無自覚的認知〉があることを考慮に入れるならば，ここで生じる対他緊張の中には，'下手をすれば自己の生命を奪われかねない'というような怖れ（ただし，この認識は患者には自覚されない）を含んだ，自と他の対立が潜んでいると推測することは容易であろう。この，自と他の対立，より先鋭的に述べるならば自⇄他という両方向性の相互の攻撃性が顕在化すれば，それは一方では被害性（他→自の攻撃性）となり，他方では加害性（自→他の攻撃性）となって患者に体験されることになろう。上記陳述のうち，被害性（c-①）と加害性（c-②-i）はこうして形成されたものと思われる（c-②-iの加害性の内容の1つは他人の首が飛ぶという空想像であるが，ここには'下手をすれば自己の生命を奪われかねない'というような怖れを反転した，著しい攻撃性が示されている）。

その3は「加害性ゆえの自罰性の発現」とまとめられるものであるが，それは上記の自と他の対立という構図からは見えてこない自罰性（c-②-ii）はいかにして生じるのかということに関してである。筆者の考えるところ，この自罰性の裏には上記の加害性がある，すなわち加害ゆえの自罰であると推測されるが，しかしこれは決して患者の体験の中で自覚されることはなく，実際患者は「良心が責めてくるような気がする」と述べ，さらにその良心の発動の原因を過去の出来事（両親への暴言）へと求めていたのである。

自罰性は自覚的体験としてはいざしらず，病態構造としては加害・自罰性とでもいうべきものであるという考えを述べたが，これはあくまでも推測にしかすぎないものである。ただ，筆者がそうとしか考えられないと思ったのは，以下の理由があったからである。それはひとえに自罰性の程度の問題である。例えば，患者は「食事をすること，寝ること，好きな音楽を聴くことなどに罪悪感がある。〈中略〉3～4年前には呼吸することにもあった。少し前には歩くことにも罪悪感があって立ち止まることもあった」と述べていたが，こうした陳述の意味するものはただただ自らの存在の全き否定であり（筆者がここで「自責」という言葉ではなく「自罰」という言葉を選んだのも，これが理由である），こうした存在の全否定が生じうるにはそれ相応の体験が根底にあるはずだと考えざるをえなかったからである。先にも述べたように，患者は自らの自罰性のよってきたるところを過去の出来事（両親への暴言）に求めてはいたものの，それがはたして真の理由かという点ではいささかの疑問はあったようで，「両親に親不孝なことをして……それが引っ掛かっているのか」，「自分でもよくわからないけど，両親と喧嘩ばかりした過去があるんで」という曖昧な表現に終わっており，逆に筆者が自罰性の背後にあると推測する加害性の内容は「人が大勢いるところで，そこにいる人の首がいっせいに飛ぶところをイメージしちゃったことがある」というような激しい攻撃性を含んだものであり，そ

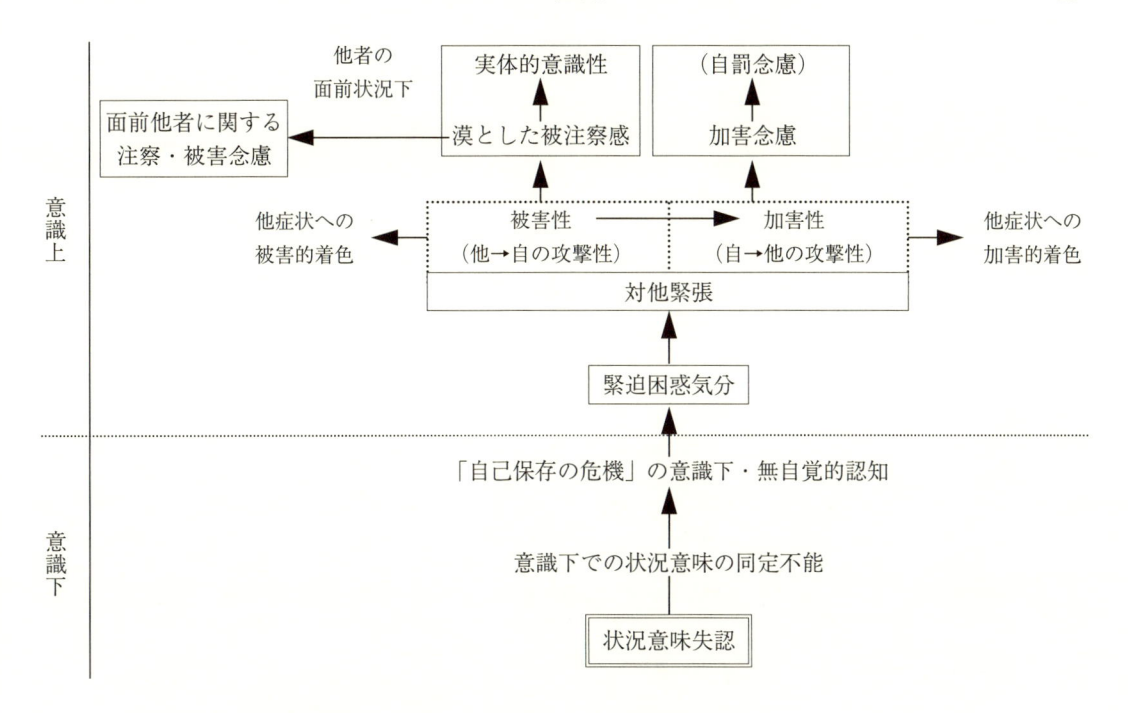

図Ⅱ-2-8 〈緊迫感の形成〉における各種症状の形成機序（文献38より一部改変して転載）
症例6に認められた緊迫困惑気分→対他緊張→加害念慮→自罰念慮という
症状連鎖が見てとれる。

れは先に述べた「自罰」（さらに言えば，自らを殺すという真の意味での「自殺」）に対応する「他殺」であるが，こうした，自罰性の程度との対応関係の不一致あるいは一致も，自罰性のよってきたるところが，「自己保存の危機」の意識下・無自覚的認知→緊迫困惑気分→純然たる対他緊張という連鎖のはてに生じてくる加害性にあることを傍証しているように思われる。

以上の議論の骨子を図示すると**図Ⅱ-2-8**[38]のごとくとなるが，筆者にはこうした体験ないし症状の連鎖のはてに生じた自罰性こそが，患者を'自らを殺す'という文字通りの意味での自殺に導いたとしか考えられないが，穿ち過ぎであろうか。

ii. 顕在発症

筆者らが1998年7月時点までに主治医として診療した自験102症例のうち37例がその時点で経過が判明していたが，そのうち6例が顕在発症しており，その後確認された症例を含めると顕在発症例は9例を数えている（**表Ⅱ-2-5**）[33]。そこで，本項では顕在発症9例の臨床データの詳しい解析を通して，初期統合失調症の段階において顕在発症を予見しうるか否かの検討結果を示すこととする。この検討のために筆者らが取った方法は，顕在発症9例の臨床データと，そのうちに顕在発症9例を含む初期統合失調症全体102例の臨床データを比較するというものである。ここで筆者らが顕在発症例と非顕在発症例を比較するという，顕在発症を予見しうるか否かという当該の課題を解決する上において原理的には最も有効な方法を採用しなかっ

表Ⅱ-2-5 顕在発症例（文献33より転載）

症例番号	1	2	3	4	5	6	7	8	9
性別	男	男	女	男	女	男	女	女	男
発病年齢	15	16	22	14	15	15	10	14	不明
初診時年齢	16	18	22	15	19	18	18	18	21
初期症状(30種)	26	6	9	12	7	5	5	14	11
診断に有用な高頻度初期症状(10種)	10	4	4	6	4	3	3	4	7
顕在発症年齢	30	27	32	23	21	18	21	20	26
顕在発症時の状態像	緊張病性興奮状態	緊張病状態	幻覚妄想状態	妄想状態→幻覚妄想状態	緊張病性興奮状態	前緊張病状態（不安・困惑状態）	緊張病性亜昏迷状態	緊張病性興奮状態	幻覚妄想状態
顕在発症までの経過年数	15	11	10	9	6	3	11	6	>5
服薬中断から顕在発症までの期間	3カ月	1年7カ月	2カ月	6カ月	3カ月	服薬中（初診後1カ月）	5カ月	服薬中	2年
服薬中断前3カ月の処方内容（抗精神病薬）	sulpiride (600) fluphenazine (9) CPZ (200)	carbamazepine (200) bromazepam (2)	sulpiride (600) perphenazine (12) fluphenazine (1.5) LPZ (50) HPD (3)	fluphenazine(2～4) CPZ (50)	fluphenazine (0.75～3)	sulpiride (150～300) fluphenazine (0.75～1.5)	sulpiride (600) bromperidol(3)	sulpiride (300) fluphenazine (6) CPZ(150)	不明

た，しえなかったのは，顕在発症例9例のうち7例が服薬中断後に顕在発症したことを踏まえると，いまのところ非顕在発症例に属するといってもそれらの症例の中には服薬中断さえおこれば顕在発症例へと転化する症例も含まれているわけで，そういう点では現時点における非顕在発症例が必ずしも真の非顕在発症例を表しているとは考えられなかったからである．そういう理由によって，今1つ差異が判然としない可能性があることを考慮しつつも，現時点においてすでに顕在発症した症例をその母集団である102例と比較するという方法をとることにした．

さて，顕在発症予見のメルクマールを得るべく初期統合失調症102症例と顕在発症9例との間で群間比較したデータは，①発病年齢，②症状数の人数分布（30種の初期統合失調症症状と10種の《診断に有用な高頻度初期統合失調症症状》ごとに），③30種の初期統合失調症症状の出現頻度であり，それらにおいて両群に差異があるか否かを検討し，加えて，これは群間

表Ⅱ-2-6 顕在発症予見のメルクマール（文献33より一部改変して転載）

(1) 症状項目の特異性：
《診断に有用な高頻度初期統合失調症症状》以外の次の7症状の存在
1. 離人症
2. 二重心ないし二重身
3. 現実感喪失
4. 皮膚異常感覚
5. 視覚性気付き亢進
6. 非実在と判断される複雑幻視ないし会話幻聴
7. 体感異常

(2) 症状内容の特異性：
主として《診断に有用な高頻度初期統合失調症症状》に関する以下の2特徴の存在
1. 他者の言動の意図化
2. 体験内容の不吉・グロテスク化

比較ではないが，④顕在発症例の症状内容の特徴をカルテをつぶさに見直す中で抽出しようとした。詳細ははぶくが，①発病年齢，②症状数の人数分布においては両群間で差異が認められず，③初期統合失調症症状の出現頻度においては両群間に差異が認められ，また④顕在発症例の症状内容に特徴が見いだされた。以下，差異（③）と特徴（④）を認めたものについてのべる（表Ⅱ-2-6）。

症状項目の特異性 初期統合失調症102症例における症状出現頻度に対する顕在発症9例の症状出現頻度の相対比（百分率で示す）が100％をこえる症状項目は顕在発症例により特異的で，その値が高ければ高いほど顕在発症予見のメルクマールになりうると考えられるが，暫定的にカットオフ・ポイントを相対比が150％，すなわち顕在発症例の方が1.5倍以上の頻度で見られるものを取り出してみると，高いものから順に固有感覚性気付き亢進，離人症，二重心ないし二重身，現実感喪失，皮膚異常感覚，視覚性気付き亢進，非実在と判断される複雑幻視ないし会話幻聴，体感異常と並んでくる。これらのうち最上位の固有感覚性気付き亢進のみは母数である102症例中の例数も，また顕在発症例の例数も少なく，今1つ信頼性に欠けるように思われるが，残り7種の症状は顕在発症予見のメルクマールになりうる症状として認定することができようかと考えられる。ここで重要なことは，ここに数え上げた7種の症状はいずれも1/3（33.3％）以上の出現率をもって《診断に有用な高頻度初期統合失調症症状》としてあげた10種の症状には含まれず，したがって初期統合失調症の「診断」と「顕在発症予見」とには各々別の基準を要するということである。

症状内容の特異性 これは対照例をおいた検討ではないが，症状内容に関して顕在発症例に特徴的と思われたものが2種見いだせた。その1つは「他者の言動の意図化」であり，これは面前他者に関する注察・被害念慮および聴覚性気付き亢進において認められたが，ここに「意図化」とは，たとえば面前他者に関する注察・被害念慮という症状において患者がそれまでは「見られている」，「言われている」とあくまでも受動態，受身形で表現し，そこに他者自身の

能動的ないし積極的な意思は感知されていなかったものが,「見ている」,「言っている」とそこに他者の能動的な意思が感知されてくるように変化してくることをさしたものである（ただし,患者はそのことにいまだ半信半疑であり,またそれは持続的なものではなく,時折そうした陳述が紛れ込むという程度のものである）。いま1つは「体験内容の不吉・グロテスク化」であって,これは自生思考,自生空想表象,非実在と判断される複雑幻視ないし会話幻聴で認められたが,これらはたとえば自生空想表象という症状において,空想的な視覚的イメージの自生において当初はなにげないものであったものが,自分が自殺する,あるいは他人を殺す場面とかのイメージへと変化してくるというものである。

以下,顕在発症例の1例（表Ⅱ-2-5の症例番号4）を掲げる。

症例4　（p.66の症例）

〔経過〕

初期統合失調症はいったん寛解へ　薬物療法としてfluphenazine 2～4mg/日（維持量4mg/日）,chlorpromazine 50mg/日を使用した。次第に「音は平気です」と聴覚性気付き亢進は改善し,他の諸症状も訴えず面接では受身的に簡単な返答をする程度となった。自宅では家族や友人と話したり外出するようになった。

X+1年頃（21歳）,患者は専門学校に通ったり,コンビニでアルバイトをするなど引きこもりが改善し,通院しながらこうした生活をしばらく続けた。

X+2年（22歳）,fluphenazineを4mg/日から2mg/日に減量すると,「電車のドアが開く音,テレビを見ていてコマーシャルの時に音が大きくなった時,学校で先生が急に話し始めた時に,その音で緊張して首の筋肉が硬くなる。また瞼がだんだん下がってきて,膜がかかっていて,物がただ見えているだけで雰囲気がわからない」と一連の諸症状が再出現した。fluphenazineを元の4mg/日に戻すと「緊張もしません。これといって困っていることはありません」と語った。

服薬中断によって妄想状態へ,次いで幻覚妄想状態へ　やがて新聞配達の仕事を始めたが,住み込みの仕事であったため,それを期に通院が中断した。X+3年（23歳,通院中断の6カ月後）,患者は突然自ら再び来院した。通院中断の間,患者は新聞配達の仕事を辞めて自宅に戻り,夜間ビデオ店で働いたが,やがて無断欠勤のため解雇され,1カ月前より自宅で無為に過ごしていた。来院時の状態像を以下に記す。

1) 表出

無精髭を生やしているが,礼容は保たれている。多弁であり,話す合間に何度もほほ笑みを浮かべる。次々と自発的にしゃべり,高揚した様子である。自分の周囲で起こる様々な出来事のことばかりを話し,自分自身は調子が良いと言う。

2) 体験・行動症状

妄想知覚／被害妄想

・家の前や帰り道に同じ車が止まっていたり，何度も通ったりし，車の中の人がこちらのほうを見ている。

・仕事に行く途中のスーパーの屋上に人が立っていた。その人は自分の方をずっと見ていた。だから仕事は辞めた。

・水道の水が腐った臭いがする。

・電話が盗聴されている。こちらがしゃべると，混線したラジオの音が止まるのでわかる。

・近所の工場の人が自分に向かってコンコンと音を出す。工場に見に行くと，相手の表情やしぐさが変だ。こちらが見ると相手がぴくっと緊張しているのがわかる。

・昨日は家の前を同じベンツが何度も通った。それまでは近所のヤンキーの仕業だと思っていたが，本当はやくざが不動産取引の詐欺で自分の家をおとしめようとしている。

誇大妄想

・医者になるのは止めた。医者は一対一の仕事だから。大勢の人の前で語りかける仕事がしたい。

・家を4つもっていて，そのうち2つは売りに出している。

こうした妄想状態は1カ月前からであり，家の窓から外を通る車に向かって大声で威嚇し，水道局を呼んで水道水を調べ，電話局に盗聴されていると通報するなど，妄想に支配された行動が出現しており，部屋の中で1人「敵」に対するセリフを口に出し，家族に対して「車」の件について熱心に語った。上記の受診後，再び通院が中断した。上記の妄想知覚主導の妄想状態が6〜8カ月持続した後，初めて幻声が出現し，ベランダから外に向かって「出てこい」，「オレはここにいるぞ」などと叫び，自ら何度も救急車を呼ぶなど，落ち着かなくなった。さらに独語・空笑も出現し，患者は両親に連れられてC精神病院に入院した（X+4年，24歳）。4カ月の入院治療の後退院したが（診断は統合失調症），幻覚妄想は持続し，断続的にC病院に通院した。自室で横になっているか，テレビを見るか，窓から外を眺めているかという昼夜逆転・無為怠惰の生活を送り，通院・内服は不規則になりがちであった。X+6年（26歳），服薬中断すると，「助けに来て」という女性の悲鳴が聞こえ，「○○がここにいる」と言って民家に入り込んで調べ，「いろんな声が聞こえてくる」と言って電話線を切り，「○○さんを知っているか」と突然家族に言い出し，その人に電話をかけるなど，幻聴に支配された行動が出現したため，両親に伴われて筆者の勤務していた大学病院を受診した。その際，「隣の家やスピーカーから自分の悪口が聞こえてくる。お前は馬鹿だとか，悪人だとか，殺してやるとか，俺が悪いように，陥れるようにしゃべっている。第三者に聞かせて僕の印象を悪くしている」などと語り，幻声（外界に定位され，話しかけられる型および対話傍聴型，悪口・嘲笑・非難・脅迫・命令，患者の行為を言い表す），ほぼ連続的な独語・空笑，身体的

> 被影響体験, 妄想知覚, 二次的妄想構築が認められ, 幻声主導の幻覚妄想状態であった。以後数回通院したが服薬は不規則的であり, haloperidol decanoate 50mg の筋肉内注射を併用したが, 幻覚妄想状態はほとんど改善しなかった。幻聴に従って夜間に徘徊し, 近所の人や通行人に言いがかりをつけてトラブルとなるなど, 病的体験に支配された行動が続くため, 同年, 再度の入院となった。
>
> 以後の経過は割愛するが, X+10年 (30歳) 現在, 幻覚妄想は軽減し, 独語空笑も時折わずかに見られる程度に減少しているが, 感情表出・変化の乏しさ, 無為自閉, しばしば昼夜逆転, 不規則な服薬などの生活上の問題, それらに対する深刻味に乏しい態度といった, 幻覚妄想の不完全寛解を伴う情意減弱状態を呈している。

本症例の顕在発症に関して, 2点の解説を施しておきたい。

その1は気付き亢進から妄想知覚への進展についてである。本症例は14歳時の発病以来, 予期しえない不意の音声に対する聴覚性気付き亢進が認められていたが, その当初それは驚愕こそ伴っていたが意味づけは伴わないものであった。しかし, 筆者初診時にはある特定の音(近隣の工場からの音)に対する被害的自己関係づけの萌芽が断続的に出現していた。この聴覚性気付き亢進は薬物治療開始により軽快したが, 治療中断後, 妄想知覚に基づく妄想状態が出現した。その妄想知覚は患者によって意識され注意の向けられるようになった種々の知覚対象(工場や通行する車からの音, 見かけた車や人物, 水の臭い, 人のしぐさや表情, 通話中の電話での雑音など)に関するものであり, それは聴覚性のものに限らず, 視覚性, 味覚性, 嗅覚性などの広汎な知覚対象にまで拡大されていた。その妄想内容は被害的自己関係づけ, およびそれと表裏一体をなす尊大で時に加害的な自己関係づけ(たとえば他者が「ビクッとして緊張しているのがわかる」という, 以前の「(自分が)緊張してビクッとする」という症状の逆を他者に認める)であったが, その時点では体験内容に対する批判は失われ, 患者の言動は体験内容に支配・左右されており, すでに顕在発症し, 極期の段階に至っているものと判断された。

この症状変遷は〈背景知覚の偽統合化〉によって気付き亢進から妄想知覚が進展するという中安[15]の論を実証するものとなった。この論に関して関[50]は, 初期から極期への移行段階にある統合失調症症例に基づいて症状の変遷過程を微細に解析し, 認知の対象が体験形式から体験内容へと質的に転化することが第1の屈曲点であることを示し, さらに体験内容についての事後的な批判を失うという第2の屈曲点を経て妄想知覚が成立すると述べているが, この関の論述に則れば, 本症例では発病当初の意味づけを伴わない聴覚性気付き亢進から「第1の屈曲点」を経た被害的自己関係づけを伴う聴覚性気付き亢進へと進展し, その後「第2の屈曲点」を経た, すなわち体験内容に対して事後的批判が失われるとともに, 様々な知覚領域にまで対象が拡大した妄想知覚へと進展したといえよう。事後的批判の消失は結果として, 体験の背後

にある迫害者を想定し，それに見合うだけの価値を自己に付するという被害と誇大の組み合わせの増悪をもたらしたものと思われる。

その2は本症例において顕在発症の予見が可能であったか否かの検討であるが，上記の症状進展を後方視的に理解するならば，初診時における聴覚性気付き亢進とそれに対する萌芽的な意味づけは，その後の妄想状態への進展を予測させるものであったと考えられる。というのは，「家の隣の工場から音が聞こえるのは，自分が緊張するのを知ってやっている」という訴えの中には他者の能動的な意思が感知されているからであり，それはとりもなおさず，先に顕在発症予見のメルクマールとして述べた〈症状内容の特異性〉の1つに数え上げた「他者の言動の意図化」と判断されるからである。また顕在発症予見のメルクマールとなる〈症状項目の特異性〉として数え上げた7種の症状のうち，本症例はじつに5種の症状，すなわち離人症，二重心，現実感喪失，視覚性気付き亢進，体感異常を有していたからである。

なお，当初の治療によって初期統合失調症症状が軽快したにもかかわらず，治療中断6カ月後に妄想状態が出現したことからは，初期統合失調症に対する治療は顕在発症を防止しえていたものと推測され，治療中断さえ生じていなければ，顕在発症し，後に再燃を繰り返して欠陥状態に陥ったという，本症例のはなはだ残念な経過を防ぎえたかもしれないと考えられる。

ARMSははたして統合失調症の「早期発見」の具たりうるか？

筆者らの既報より。

中安：統合失調症の早期発見，早期治療あるいは予防ということに関しては，最近ARMS（at risk mental state：発症危険精神状態）とかいうような格好で注目されていますよね。あちこちでやり出した。私はあまり関心がなかったんですけれども，大急ぎで今回読んでみたけれども，結局あれはDSMで言っている前駆期の症状を踏襲しているだけですね。私が前々から不満に思っているのは，DSMの前駆期症状というのは非常に曖昧なんですよ。1つの問題点は，1つひとつの症状の定義がきっちりしていなくて，どうとでもとれる。要は観察者の恣意的判断が大きいということと，いま1つの問題点は，極期の症状の弱められた形 attenuated formd であって，だから極期の症状と1つの連続体，スペクトラムを成していて，その両者をどこで区切るのかという話になってくるのですよ。

一方，私の研究はマギーとチャップマンの「初期統合失調症における注意と知覚の障害」という論文に教えられながらやったんですけれども，その後のフーバーたちの研究とも重なるし，その嚆矢はクレランボーの小精神自動症だと思うんですが，私はその流れでやってきて，できるだけ特異的なものを精細にやってきたんです。ですからDSMとそれからいまのARMSの流れとは全然異なりますね。私の言っている初期の病像は，極期の弱められた形というようなものではなくて，極期の，いわゆる発病したのちの病像とは全然違うんですよ。

（中安信夫，兼本浩祐：対談：職人芸を言葉にする……しかし，なお伝えきれぬもの．MARTA, 8（2）; 2-13, 2010.）

* * * * *

筆者らと同じく，統合失調症の早期発見と早期治療ないし予防をテーマとして，近年精力的な研究を展開している McGorry, P. D. 一派の研究，なかんずくその研究の中核概念である ARMS（at risk mental state：発症危険精神状態）についての筆者らの評価を述べておく。ここに ARMS とは，従来のハイリスク群を規定していた素因要因（精神病性障害の家族歴あるいは統合失調型パーソナリティ障害）に新たに状態要因を付け加えることによって，精神病性障害の超ハイリスク（ultra-high-risk：UHR）群を操作的に規定したものとされており，より具体的には豪州 PACE（Personal Assessment and Crisis Evaluation）クリニックによる CAARMS（Comprehensive Assessment of At Risk Mental State：発症危険精神状態包括評価）における UHR 群は次の3群（1つ以上の群を満たす）に規定されている。

　①脆弱性（vulnerability）群：素因リスク要因（第1度親族に精神病性障害の家族歴あるいは患者に統合失調型パーソナリティ障害が存在すること）に加えて精神状態および/あるいは機能の重大な悪化

　②弱い精神病（attenuated psychosis）群：閾下の精神病症候群
　1）強度（重症度）が閾下である（症状が十分に重症でない）ために精神病状態の閾値水準に達していない症状（「弱い精神病症状」）
　2）頻度が閾下である（症状が十分な頻度で生じない）精神病症状の存在

　③短期限定間欠性精神病症状（brief limited intermittent psychotic symptoms：BLIPS）：明らかな精神病症状が1週間以内に自然に（抗精神病薬による治療なしに）消褪したという最近の病歴。

　この UHR 群の定義を筆者らの初期統合失調症論の見地から批判するに，①は原則として症候学の立場からのものではなく，②-1)については「強度（重症度）が閾下である」，すなわち「弱い精神病症状」（この概念は DSM-IV の「統合失調症の前駆期・残遺期には変わった確信，普通でない知覚体験など基準 A の症状の弱い形 attenuated form がみられる」から借りてきたものである）の存在から判定されることになるが，例えば「1.陽性症状」の下位項目「1.2 奇異でない観念」に記載のある「変わった思考，特異な確信，独自で高度に非蓋然的だが疑念を伴う思考」に端的に見られるように，それらの内容は極めて曖昧であって，いかような恣意的判断をも許すものであることに加えて，「弱い attenuated」精神病症状と「明らかな frank」精神病症状とが同系統であり連続性があるために両者の境界設定も恣意的になりやすく，②-2)は頻度が閾下であるというだけで症候学的にはすでに「明らかな」精神病症状を呈している点で顕在発症の段階に至っていると見なされるものであり，③はたんに持続期間の基準に満たないというだけで，②-2)と同様に症候学的にはすでに「明らかな」精神病症状を呈している点で顕在発症の段階に至っていると見なされるものである。以上のごとく，上記3群は①は不確か，②-1)は観察者の恣意によるところ大であり，②-2)および③は顕在発症を指し示している，すなわち UHR 群全体は異種の混交であって，一括して UHR もしくは ARMS と呼ぶにはあまりにも杜撰な包含基準と言うしかないと判断される。

　付言するならば，上記はこと研究用の対象選択基準の是非に絞っての指摘であるが，筆者らの観点からは ARMS とは言いながらすでに顕在発症後（②-2)，③)もしくは顕在発症間際（②-1)）の状態である以上（①はコメントの対象外），CAARMS プログラム開始当時において1年以内の精神病状態移行率が35～40％であったという結果が得られたのは理の当然のことである。はたして，これをもって統合失調症の「早期発見」と呼んでいいのか，筆者らは疑問に思うのである（かつて DSM-III-R の前駆期を批判して述べたように「筆者が近年提唱している『初期分裂病』とは DSM-III-R の前駆期のさらに前，すなわち前駆期症状として記載されたような外見

上の変化が生じるその前の時期を取り扱っている」のである)。

(中安信夫:精神病理学は精神疾患の脳科学研究の片翼を担うものである.
臨床精神医学, 39 ; 993-1002, 2010.)

■文 献

1) Bumke, O. : Lehrbuch der Geisteskrankheiten (7 Aufl.). Springer Verlag, Berlin, 1948.

2) de Clérambault, G. : Automatisme mental. Œuvre psychiatrique, Tome Ⅱ. pp453-654, P.U.F, Paris, 1942. (針間博彦訳:精神自動症. 星和書店, 東京, 1998.)

3) Glatzel, J. und Huber, G. : Zur Phenomenologie eines Typs endogener juvenil-asthenischer Versagenssyndrome. Psychiat. Clin., 1 ; 15-31, 1968. (高橋俊彦, 大磯英雄, 青木勝ほか訳:内因性若年無力性不全症候群の一型に関する現象学. 思春期青年期精神医学, 2 ; 103-118, 1992.)

4) Gross, G. : Prodrome und Vorpostensyndrome schizophrener Erkrankungen. In : Schizophrenie und Zyklothymie—Ergebnisse und Problem (von G.Huber), Georg Thieme Verlag, Stuttgart, 1969. (保崎秀夫, 武正建一, 浅井昌弘ほか訳:精神分裂病と躁うつ病—臨床経験と問題点. 医学書院, 東京, 1974.)

5) 針間博彦:転帰からみた内因性若年-無力性不全症候群の疾患論的位置づけ. 永田俊彦編:精神分裂病—臨床と病理2. 人文書院, 京都, p.185-212, 1999.

6) 針間博彦:内因性若年-無力性不全症候群を前景とし, 治療中断後に顕在発症し, 以後再燃を繰り返し欠陥状態に陥った症例. 中安信夫, 村上靖彦編:初期分裂病—分裂病の顕在発症予防をめざして(思春期青年期ケース研究10). 岩崎学術出版社, 東京, p.120-131, 2004.

7) Hoch, P.H., Polatin, P. : Pseudoneurotic form of schizophrenia. Psychia. Quart. 23 ; 248-276, 1949. (清水將之訳:偽神経症型の分裂病. 思春青年精学, 1 ; 197-216, 1991.)

8) Hoch, P.H., Cattell, J.P., Strahl, M.O., et al. : The course and outcome of pseudoneurotic schizophrenia. Am. J. Psychiatry, 118 ; 106-115, 1962.

9) Huber, G. : Das Konzept substratnaher Basissymptome und seine Bedeutung für Theorie und Therapie schizophrener Erkrankungen. Nervenarzt, 54 ; 23-32, 1983. (坂元薫訳:基体近接的な基底症状の概念とその精神分裂病の理論と治療に対する意義. 精神科治療学, 3 ; 615-619, 1988.)

10) Jackson, H.J., McGorry, P.D., ed. : The Recognition and Management of Early Psychosis : A Preventive Approach (2 ed.). Cambridge University Press, New York, 2009. (水野雅文, 鈴木道雄, 岩田仲生監訳:早期精神病の診断と治療. 医学書院, 東京, 2010)

11) Kraepelin, E. und Lange, J. : Psychiatrie (9 Aufl.). Verlag von Johann Ambrosius, Barth, Leipzig, 1927.

12) Mayer-Gross, W. : Die Klinik der Schizophrenie. In : Handbuch der Geisteskrankheiten (von O.Bumke) Band Ⅸ. Verlag von Julius Springer, Berlin, 1932.

13) McGhie, A. and Chapman, J. : Disorders of attention and perception in early schizophrenia. Brit. J. Med. Psychol., 34 ; 103-116, 1961.（天谷太郎，飯島幸生，加藤雅人ほか：初期分裂病における注意と知覚の障害．思春青年精学，1 ; 92-110, 1991.）

14) 中井久夫：奇妙な静けさとざわめきとひしめき―臨床的発病に直接先駆する一時期について．中井久夫編：分裂病の精神病理 8. 東京大学出版会，東京，p.261-297, 1979.

15) 中安信夫：背景知覚の偽統合化―妄想知覚の形成をめぐって．高橋俊彦編：分裂病の精神病理 15. 東京大学出版会，東京，p.197-231, 1986.

16) 中安信夫：離人症の症候学的位置づけについての一試論―二重身，異常体感，実体的意識性との関連性．精神科治療学，4 ; 1393-1404, 1989.

17) 中安信夫：初期分裂病患者への精神療法的対応―診断面接に含まれる治療的意義について．臨床精神病理，10 ; 181-190, 1989.

18) 中安信夫：初期分裂病．星和書店，東京，1990.

19) 中安信夫：緊迫困惑気分／居住まいを正させる緊迫感―初期分裂病治療の標的について．精神科治療学，8 ; 1161-1167, 1993.

20) 中安信夫：内因性若年－無力性不全症候群についての一考察―初期分裂病症状スペクトラムの一症状群として．村上靖彦編：分裂病の精神病理と治療 6 分裂病症状をめぐって．星和書店，東京，p.259-284, 1994.

21) 中安信夫：症例 15 初期分裂病．木村敏編：シリーズ精神科症例集 1 精神分裂病 I―精神病理．中山書店，東京，p.209-234, 1994.

22) 中安信夫，関由賀子：自己危急反応の症状スペクトラム―運動暴発，擬死反射，転換症，解離症，離人症の統合的理解．精神科治療学，10 ; 143-148, 1995.

23) Nakayasu, N. : Symptomatology of early schizophrenia in Japan. Proceedings of the Sixth Cultural Psychiatry Symposium in Japan, Korea and Taiwan―Symptomatology of Schizophrenia in East Asia. The East Asian Academy of Cultural Psychiatry, p.1-23, 1996.

24) 中安信夫：分裂病性実体的意識性―その形成機序，現象形態，ならびに進展段階．花村誠一，加藤敏編：分裂病論の現在．弘文堂，東京，p.147-186, 1996.

25) 中安信夫，針間博彦：内因性若年－無力性不全症候群―原典紹介と批判的検討．精神科治療学 12 ; 357-370, 1997.（中安信夫編：稀で特異な精神症候群ないし状態像．星和書店，東京，p.205-224, 2004 に一部改変して転載）

26) 中安信夫：解離症の症候学―精神危急時における〈葛藤主体の隠蔽〉の諸相．中谷陽二編：解離性障害（精神医学レビュー 22）．ライフ・サイエンス，東京，p.22-31, 1997.

27) 中安信夫：緊迫困惑気分に潜む加害・自罰性―分裂病初期状態における自殺に関連して．中安信夫編：分裂病の精神病理と治療 8. 星和書店，東京，p.183-211, 1997.

28) 中安信夫，関由賀子，針間博彦：初期分裂病の発病年齢と症状出現頻度，ならびに治療転帰―分裂病の早期発見・早期治療の指針を求めて．精神経誌，101 ; 898-907, 1999.

29) 中安信夫, 針間博彦, 関由賀子：初期症状. 松下正明総編集：臨床精神医学講座 2 精神分裂病 1. 中山書店, 東京, p.313-348, 1999.
30) 中安信夫：らくになる. 精神科治療学, 16；892-894, 2001.
31) 中安信夫：増補改訂 分裂病症候学―記述現象学的記載から神経心理学的理解へ. 星和書店, 東京, 2001.
32) 中安信夫：張りつめ／くすみ―初期分裂病を疑う表出について. 精神科治療学, 17；1217-1220, 2002.
33) 中安信夫, 関由賀子, 針間博彦：初期分裂病の顕在発症予見. 臨床精神病理, 23；117-131, 2002.
34) 中安信夫, 村上靖彦編：初期分裂病―分裂病の顕在発症予防をめざして（思春期青年期ケース研究 10）. 岩崎学術出版社, 東京, 2004.
35) 中安信夫, 関由賀子, 針間博彦：初期分裂病 2004. 中安信夫, 村上靖彦編：初期分裂病―分裂病の顕在発症予防をめざして（思春期青年期ケース研究 10）. 岩崎学術出版社, 東京, p.11-50, 2004.
36) 中安信夫：物心ついた頃より多彩な初期分裂病症状を示した症例. 中安信夫, 村上靖彦編：初期分裂病―分裂病の顕在発症予防をめざして（思春期青年期ケース研究 10）. 岩崎学術出版社, 東京, p.53-63, 2004.
37) 中安信夫：緊迫困惑気分に潜む自罰性によって自殺が敢行された症例. 中安信夫, 村上靖彦編：初期分裂病―分裂病の顕在発症予防をめざして（思春期青年期ケース研究 10）. 岩崎学術出版社, 東京, p.85-96, 2004.
38) 中安信夫：初期統合失調症の一症状としての対他緊張とひきこもり―その精神病理とクエチアピンの臨床効果. クエチアピン発売 3 周年記念クエチアピン研究会, 診療新社, 大阪, p.41-86, 2004.
39) 中安信夫：初期統合失調症患者に接する治療的態度―起承転結をなす 4 つの原則. 精神療法, 31；19-23, 2005.
40) 中安信夫, 関由賀子：初期統合失調症の自殺既遂例. 精神経誌, 107；1078-1085, 2005.
41) 中安信夫, 関由賀子, 針間博彦：初期統合失調症は近年になって出現してきた新しい病態か？ MARTA 5（1）；14-21, 2007.
42) 中安信夫：体験を聴く・症候を読む・病態を解く―精神症候学の方法についての覚書. 星和書店, 東京, 2008.
43) 中安信夫：略説：統合失調症の状況意味失認―内因反応仮説―統合失調症の陽性症状の形成について. Schizophrenia Frontier, 10；117-122, 2009.
44) 中安信夫：統合失調症患者への私の接し方―「自己保存の危機」を鍵概念として. 精神療法, 36；23-33, 2010.
45) 中安信夫：続 統合失調症症候学―精神症候学の復権を求めて. 星和書店, 東京, 2010.

46) 中安信夫：内因性若年－無力性不全症候群. 精神科治療学, 25；431-440, 2010.
47) 中安信夫, 兼本浩祐：対談：職人芸を言葉にする……しかし, なお伝えきれぬもの. MARTA 8（2）；2-13, 2010.
48) 中安信夫：統合失調症の顕在発症に抗する防御症状―症状布置を把握するための一視点. 精神科治療学, 26；483-498, 2011.
49) 関由賀子：ヒステリー様症状にて急性発症した初期分裂病の1例―診断の経緯と病像形成の要因について. 精神科治療学, 9；1387-1394, 1994.
50) 関由賀子, 中安信夫：初期から極期への移行を観察しえた初期分裂病の1例―顕在発症予見の観点から. 精神科治療学, 14；487-496, 1999.
51) 関由賀子：初期分裂病における自生記憶想起―横断的・縦断的諸相と臨床的意義. 精神経誌, 105；103-133, 2003.
52) 関由賀子：ヒステリー様症状にて急性発症した症例. 中安信夫, 村上靖彦編：初期分裂病―分裂病の顕在発症予防をめざして（思春期青年期ケース研究10）. 岩崎学術出版社, 東京, p.75-84, 2004.
53) 関由賀子：症状は回復したものの自殺を敢行した初期統合失調症の2例―どうすれば自殺を防ぎ得たのか？ 精神科治療学, 25；143-152, 2010.
54) 関由賀子：初期統合失調症. 精神科治療学, 25；455-464, 2010.
55) 関由賀子, 中安信夫：初期統合失調症―統合失調症の早期発見・早期治療に有用な臨床単位として. 日精協誌, 29（12）；12-18, 2010.

統合失調症に対するベッドサイド・プラクティス 3

急性期

神尾　聡

はじめに

　統合失調症急性期の状態像は主として急性－再発型（妄想型，緊張型）に見られる幻覚妄想状態や緊張病性興奮ないし昏迷状態である。また「急性期」という表現は必ずしも似つかわしくはないが，潜勢性－進行型（破瓜型，単純型）に見られる漸次進行する情意減弱状態もこの章において述べることにする。いずれの状態像においても，一般に患者には病識が欠けており，したがって自発的意志によって受診することは稀であって，多くは家族主導ないし同伴で，あるいは警察官等に伴われて受診をする。また，上記した病識欠如のゆえに，その診療には特別な留意を要する点が多々ある。

　以下，筆者の経験した実際の症例を挙げつつ，まず状態像ごとの初診時診療の実際を，次いでこうした急性期治療に必要とされる技法を記すことにする。

1) 状態像ごとの初診時診療の実際

　患者が通常の外来に受診した場合には，たとえ病識を欠いた状態ではあっても面接は一応可能である場合がほとんどであり，こうした場合にはあくまでも患者との面接を先行すべきであり，まず患者から生活歴や現病歴を聴取するよう心掛けるべきである[3]。一方，救急例として外来を受診した場合には，その病像や救急処置が急がれるゆえに生活歴や現病歴を時間をかけて聴取することはまず不可能であることが多い。ここでは前者の例として幻覚妄想状態と情意減弱状態を，後者の例として緊張病性興奮状態と緊張病性昏迷状態を取り上げて，各々の診察の流れを説明する。

① 幻覚妄想状態

> **症例 7**　27歳，男性，無職
>
> 　主訴は，自記式の問診票に自ら「ここ1週間ほど色々考えすぎて眠れない」，「頭の中で自分を恨んでいるような言葉や人を殺せといった命令が聞こえてくる」，「家族以外のまわりの人間が自分を襲ってくることが怖い」と記載していた。待合室まで歩いて行きながら患者およびその家族を観察すると，俯いて座っている患者を心配そうに見つめている両親の様子が見られた。患者に声をかけて本人確認をした後，まずは患者のみを診察室に入室させ診察を開始した。

問診票を見ての推測から本人を入室させるまで　自記式の問診票の内容からは状態像としては幻覚妄想状態にあることが推測され，27歳という年齢から疾患診断としてはまずは統合失調症を思い浮かべた。さらに，「家族以外のまわりの人が自分を襲ってくることが怖い」との記載から，家族に対する不信や家族を対象とする妄想は顕著ではないのでないかとの推測もしながら，患者および家族を呼び込むために待合室へ向かった。

　表出の重要性については後述するが，患者の呼び込みについても，待合室での様子（ソファに腰掛けて待っていられるか，家族などの同伴者とどの程度の距離をおいているか等）や，入室までの様子（周囲を警戒しているか，手を振って歩くか等）を確認できるので，できるだけ直接こちらから待合室へ出向いて診察室への呼び込みを行うことが望ましいと考える。この症例では，待合室で俯いて座っている患者の様子からは，疲弊している印象と注察念慮の存在が頭に浮かんだ。両親は心配そうに見つめており，患者との関係はそれほど悪くない様子が窺えた。

診察の手順　一般的に幻覚妄想状態にある患者を診察する場合には，最初に家族のみの面接から入ると，「自分のいないところで家族と何を話しているのか。もしかしたら自分に危害を加える相談をしているのではないか」等，患者の妄想を増悪させる可能性があるため，患者本人の診察から始めることが基本となる。その一方で，本人との面接に先立って家族から情報を得ることができれば，生活歴などの聴取も効率的で，客観的な事実を確認しやすいため，患者の陳述が病的体験か否かの判断もより確実性を増すといった利点もある。この症例では，問診票から家族への不信や家族を対象とする妄想は顕著でないと推測されたため，家族も同時に入室させることや家族のみの面接を優先することも頭をよぎりはしたものの，初診の患者でもあり，まずは無難に基本通りに患者本人の診察から始めることとし，本人のみを診察室に呼び込んだ。

〔表出〕長身，色白痩せ型，丸刈りの青年。俯いたままで視線を合わせることなく入室し，不安そうに室内を見回した後，着席する。ところどころ髭の剃り残しあり。表情は硬く，感情表出は乏しい。瞬目は少なく，時に目を大きく見開く。ネルシャツの上にスーツのベストを重ね着し，だぶだぶのジーパンを穿いている。身だしなみに不潔感はないものの，全体的にちぐはぐな印象を受ける。

表出の重要性 急性期の診察，ことに精神科への受診が初めてである場合においては特に，精神状態が不安定であり，精神科医療への不信や不安・緊張などから患者は自分の病的体験を言語化できなかったり，隠したり，病的体験そのものの影響で語ろうとしなかったりする場面によく遭遇することがある。このため，精神科診察では，診察室で言語的に聴取される精神症状だけでなく，患者の表出といった非言語的な所見が，時には言語的な情報よりも診断の決め手となり得ることがある。これはなにも初診に限ったことではないが，特に初診については得られている患者の情報がいまだ少ないため，できる限り多くの情報を得るために患者の一挙手一投足を注意深く観察することが必要である[1,3]。

この症例の表出としては，硬い表情や瞬目の少なさ，どこかちぐはぐな服装，入室に際しあまり手を振らないで歩く様子などから，一見して統合失調症らしいとの印象を受けた。また，色白であったことからは閉居した自閉的な生活が窺われ，ジーパンがかなりだぶだぶであったことからは体重減少も推測された。さらに，待合室から入室し着席するまでの間，終始俯いたままで，当方と視線を合わせることも避けている様子からは，不安，緊張や他者の視線への怖さも窺われた。

〔面接での質疑応答記録〕質問に対しては拒否なく返答があるが，声量は小さく，返答内容はまとまりに欠けていた。
（こんにちは）こんにちは。〈視線は伏せたまま〉
（今日はどうされたのですか？）……家族が行った方が良いっていうもので。
（何か困っていることが？）……そうですね……さっき書きましたけど，色々考えて眠れなかったりして……。
（寝付けない？）はい。
（どんなことを考えて？）……襲われるって思って……。
（どうしてそう思うの？）……。〈首をかしげる〉
（理由はないのかな？）……。〈考え込むような仕草〉

(他に困っていることは？）……。

（眠れないと疲れで神経が過敏になって，まわりに人がいないのに人の声が聞こえてくることがよくあるし，そういう症状は神経を保護する薬で良くなることも多いんだけど，さっき書いてもらった紙では〇〇さんにもそういうことがありましたか？）〈ちょっと顔を上げて〉そうなんですか，そういう人もいるんですか？

（そうですね，決して珍しいわけではないですよ）そうですか……。さっきの紙にも書きましたけど，自分のことを恨んでいるような声とか，人を殺せとか命令が聞こえてくることがあります。「臆病野郎，弱虫野郎」と聞こえてきて，笑い声が聞こえてくることもあります。

（それは毎日ですか？）そうですね，……大体毎日かな？　よくわかりません。

（どの辺から聞こえてくる？）……頭の中からの感じですかね。

（一人の声ですか？）……。

（知っている人？）……よくわかりません。

（家族の声とかでは？）……違います。

（ご家族のことはどう思います？）……家族ですか？

（そうですね，家族のことで何か心配なことや気になることは？）……別にないですけど。

（それではご家族に話を聞かせてもらってから，また話を聞かせてもらってもいいですか？）はい，大丈夫です。

（替わってもらう前に話しておきたいことはない？）……別にないです。

病的体験の聴取　病的体験の聴取に際しては，直接的に「声が聞こえてきますか？」と質問しても聞き出せないことが多いが，これは患者の側に立って考えれば当然のことといえよう。それというのも，特に初診の場面では，患者は自ら進んで受診していることは少なく，「変な声が聞こえるなんて，自分の気が違ってしまったのだろうか？　このことは誰にも知られてはいけない。ましてここで精神科医に言って変だと判断されてしまったら，一生精神病院に入院させられることになるのではないか」と多かれ少なかれ考えていると思われるからである。筆者の場合，面接の質疑応答記録にもあるように，病的体験が存在する可能性があり，本人が言語化しない，もしくは隠していると判断されれば，病的体験はよくある精神症状であること，治療によって改善する可能性があることなどを先回りして説明し，本人の発言を引き出しやすくしている。

家族との面接への切り替え　ここまで診察を進めた時点で，当初の推測通り家族に対する不信感や家族を対象とする妄想はないことが確認できたため，本人の了解を得て家族との面接に切り替えた。それというのも，まず問診票からの推測通り，幻聴，被害念慮～妄想が存在しており，思考の混乱も感じられたため，診断としては統合失調症が疑わしく，生活歴・現病歴は

両親から効率的に聴取した方が患者の負担が軽減され，その後の事実確認も不要と考えられたからである。また，この後の本人の診察では，可能であればさらなる病的体験の聴取，さらに治療の必要性の説明や入院治療か外来治療かの選択へと話が進むことになるが，入院治療が必要と判断された場合に患者本人がその必要性を十分に認識して同意する可能性はこの時点では不明であったため，家族との面接でそのような場合に医療保護入院が必要になる旨を説明し同意が得られるかを確認しておきたかったからである。家族からの同意が得られれば，その後の本人の診察では，診察の流れで入院の説明まで持って行くことができるが，初めから同意が得られないと判明していれば，外来治療を選択せざるを得ず，外来治療につなげるための診察となるため，面接の流れも異なったものになると考えられたからである。

この症例では，両親から医療保護入院が必要となった場合の同意を得ることができ，以下の生活歴・現病歴を確認できた。

〔生活歴・現病歴〕東京にて出生・生育。4人同胞の末子三男。出生時，幼少時に特記すべきことなし。精神疾患の遺伝負因としては，母方の祖母に精神科入院歴あり。身体的既往歴に特記すべきことなし。小・中学校は成績中位。友人は少なく，クラブ活動にも参加することはなかった。高校は普通高校に進学。成績は当初中位であったが，3年に進学してからは下位となり，欠席もやや目立つようになっていたものの卒業は問題なくできた。高校卒業後は電機部品の製造工場に就職したが，4カ月ほどで出社しなくなり退社。その後，約1年間は求職活動もしていたが，就職には至らず次第に自閉的な生活となり，X-7年，20歳頃からはほとんど外出することなく無為自閉，昼夜逆転の生活となり，自宅にて何をするでもなく，ぼんやりした様子で長時間佇んでいる姿もよく見られるようになった。その後は，時に独語や空笑が認められることはあったものの，同居していた家族にとって精神科受診の契機となるような出来事は認められずに経過した。しかし，27歳となったX年の春先頃より，夜間に大声での独語や空笑が聞かれるようになり，食事の摂取量も低下してきた。また，この頃から，意味不明な内容を書き連ねた紙片を母がゴミ箱で見かけるようになった。X年4月に入ってからは，深夜に両親や同胞の部屋を次々に訪れ，「爆弾が仕掛けられている」，「監視されているから裁判を起こす」等，了解不能の発言が聞かれることが数回認められるようになったため，X年4月20日両親同伴にて当院初診となった。

問診の留意点 問診を進める上で肝要なことは，自分が想定した，おおよその生活歴や現病歴と患者や家族から聴取した生活歴や現病歴が一致するか，常に確認していくことである。この症例であれば，20歳代の男性で自記式の問診票で幻覚妄想状態にあることが推測されたため，疾患としては統合失調症をまず念頭に置き問診を進めたが，上記したように，表出は統合

失調症の診断可能性を高めるものであり，その後の患者・家族から聴取し得た病歴や精神症状からも，10歳代後半の屈曲点とその後の統合失調症の進行と捉えることに矛盾がなく，10歳代後半で発症した統合失調症という診断の方向性は確かなものと考えられた。このように年齢，問診票，待合室での様子や主訴から初めに想定した疾患診断のストーリーに矛盾せずに病歴聴取が進むこともあれば，矛盾や引っかかる点が生じてくる症例も多くあり，その時はその矛盾や引っかかる点を，例えば「非常に稀な症例であるが，例外的にはあり得ること」として自分の想定した疾患診断のストーリーに無理に組み込もうとしたり，「些細なこと」として無視しようとしたりせずに，自分の想定した疾患診断を疑い，検証する作業が必要である。

　このように問診を進めるに当たっては，ただ漫然と事実を経時的に聴取し記録するのではなく，まず最初に患者の年齢や主訴，その表出からある程度絞り込んだ診断を考え，そこから問診を進めていく中で，新しい情報や精神症状が得られるたびにその想定した疾患の経過として矛盾がないか，無理がないかを検証しながら鑑別診断を増やしたり絞り込んだりする作業を繰り返すこととなる。もちろん，初診の診察だけでは診断が確定できない場合も多々あるが，その場合は状態像診断に留めておき，疾患診断は保留とし，検討するべき鑑別疾患を挙げておくことが望ましい。こうすることで，仮に主治医以外の医師が診断確定前に対応する場合があっても，不確実な診断に惑わされることなく，先入観を持たずに患者を診察することができると考えられるし，主治医自身も次の診察に臨む時に，新たに診断を検証し直すことがスムーズにできると考えられる。

〔診断〕上記した本人の診察と両親との面接を経て得られた情報を総合すると，本症例の現在症は次のようにまとめられた。
体験・行動症状　幻聴，被害関係妄想，感情鈍麻，意欲低下，無為自閉，昼夜逆転
状態像　幻覚妄想状態
診断　統合失調症（10歳代後半での発病が疑われる）

治療の必要があり，さらにここ2～3週間は幻覚や妄想に基づく行動化が目立ってきており，家族対応が困難と判断されたため入院治療を要すると判断した。この後，患者本人を診察室に再入室させ改めて診察を行った上で，患者本人に入院治療が必要と判断される旨を説明したが，患者本人は今の状況は辛いとの病感はあるものの病識は欠いており，入院治療の必要性を十分に認識することができず明確な同意を得ることができなかったため，医療保護入院の告知を行い，父同意の医療保護入院とし，入院治療を開始した。

② 情意減弱状態

> **症例8** 21歳，女性，無職
>
> 主訴は，自記式の問診票に「やる気が出ない」と記載されていた。待合室まで患者を迎えに行き，患者に声をかけて本人確認をしたが，待合室では硬い表情で真っ直ぐに前を向いており，本人確認の声かけにもゆっくり視線を合わせ，「はい，そうです」と覇気のない声で答えた。まずは患者のみを診察室に入室させ診察を開始した。
>
> 〔表出〕細身の若年女性。服装は年齢相応であるが，若いエネルギーがまったく感じられない。表情は硬くて感情表出は乏しく，視線の動きも少ない。自発的な発語はなく，問いかけに対する返答はかなり遅延し，ようやく聞き取れるほどの小声で短い返答が聞かれる。

　自記式の問診票の内容から得られた情報は少なかったが，3年前の17歳時に精神科クリニックにかかったという受診歴，待合室での硬い表情や若いエネルギーがまったく感じられないという表出からは，疾患診断としては破瓜型統合失調症を念頭に診察を進めた。問いに対して聞き取れないほどの小声で拒否なく返答するものの，「わかりません」がほとんどであり，顕著な思考障害を感じさせるコンタクトであった。病歴の聴取がまったく進まないため，本人の許可を得た上で両親も同席する形での診察とし，その後はほとんど両親が答える形で問診が進むこととなった。

> 〔生活歴・現病歴〕O市にて出生・生育。同胞なし。出生時・幼少時に特記すべきことなし。精神疾患の遺伝負因としては，父方の従兄がうつ病の診断で通院中とのこと。小・中学校の成績は上位であり，学年で1番になったこともあり，生徒会の役員も務めていた。友人も多い方であった。中学3年の2学期頃から，いくら勉強しても内容が頭に入らないと感じるようになり，勉強が手に付かず成績が急降下した。同時に，頭痛や腹痛を訴え欠席することも増えた。私立高校に入学はしたものの，やはり授業内容が頭に入らず，意欲低下なども目立ってきたため，X−3年9月近医精神科クリニックを受診した。適応障害による抑うつ状態と診断され，抗不安薬の投与およびカウンセリングが開始されたが，集中困難，意欲低下，全身倦怠感などの症状は改善せず経過し，次第に自閉的，好辱的に過ごすことが目立ってきた。X−1年9月には通院を自己中断。母に漠然とした不安を訴えることが増え，昼夜逆転傾向が強まったため，X年4月27日両親同伴にて当院初診となった。

　中学3年の1学期までは学年でトップクラスの成績であったが，2学期からいくら勉強をし

ても内容が頭に入らないと感じるようになり，成績が急降下し，また欠席がちとなったことや，高校入学後も次第に集中困難，意欲低下が増悪し，自閉的，好辱的な生活となってきたという経過，および明らかな幻覚や妄想を聴取しえないことも併せ考えて，破瓜型統合失調症の疑いと診断した。

破瓜型統合失調症の診断　操作的診断基準の影響か，最近では明らかな幻覚や妄想を聴取しえないと統合失調症と診断しない精神科医が増えている印象を受けているが，この症例も適応障害との診断のもと，2年間にわたって抗不安薬のみで治療されており，その間にも統合失調症は確実に進行したものと推測された。この症例のような適応障害との診断のほかにも，うつ病と誤診されている症例にも多く遭遇するが，10歳代後半から20歳代前半の年齢で意欲低下，集中困難，抑うつ気分，全身倦怠感などを訴える症例においては，破瓜型統合失調症の可能性を考えておかなければならないと考える。というのは，もちろんこの年齢でも適応障害やうつ病（この年齢帯で定型的な抑うつ状態を示す場合は，まずは躁うつ病のうつ病相と考えるべきである）の症例があるにはあるのであるが，より重症な疾患を見落とすことの危険性を考えれば，この年齢帯ではまずは統合失調症を念頭におくことが必要と思われるからである。破瓜型統合失調症は若年発症で，感情平板化や意欲低下といった陰性症状が急速に進行し，予後不良であることが特徴であり，それゆえに早期発見・早期治療がきわめて重要と考えられるが，この症例では精神科初診から2年もの間，統合失調症の治療としてはほぼ未治療ともいえる対応に終始してしまったことは，結果的に患者に大きな損失を与えた可能性が高いと思われる。このような症例に遭遇するたびに，より慎重な診断の必要性を痛感させられる。

〔診断〕以上より本症例の現在症は次のようにまとめられた。

体験・行動症状　意欲低下，感情平板化，顕著な思考障害，漠然とした不安，自閉，昼夜逆転（明らかな幻覚や妄想は聴取しえない）

状態像　情意減弱状態

診断　破瓜型統合失調症の疑い

診断の確定および薬物療法の開始，また日常生活の評価も考慮すれば入院治療が望ましいと判断された。そこで，患者本人は入院を拒否しないものの，十分にその必要性を認識できる精神状態になかったため，父同意の医療保護入院とし入院治療を開始した。各種検査にて特記すべき所見は認められず，入院後も意欲低下，感情平板化，顕著な思考障害が持続して認められたため，約2カ月後に破瓜型統合失調症と確定診断した。

③ 緊張病性興奮状態

> **症例9**　年齢不詳，女性
>
> 　保護バンドを使用され，警察官に伴われて精神科救急外来を受診。受診時に確認できた病歴は以下のことのみであった。
>
> 　X年8月9日，都内にてミュージカルを観劇中に突然客席から立ち上がり，「血を飲ませろ」などと叫びながらステージに上がろうとしたため，劇場の係員数名に取り押さえられ警察官通報された。臨場した警察官に対しても了解不能な発言を繰り返し，精神運動興奮が著しいため，保護バンド使用にて保護され，第24条通報にて当院受診となった。
>
> 　肥満体型の女性。保護バンドを使用されている。硬い表情で，「会わせろ，早く」，「あんた達には分からないんだ」，「あの血さえ手に入れば……」と滅裂な内容の発語を大声で繰り返し，問いには一切返答がない。身だしなみに大きな乱れはないものの化粧はしていない。

　身体因の検索　精神運動興奮状態にあり入院治療が必要であることは確かであったが，生活歴や現病歴はおろか，年齢すらも不明であったため，診断は暫定的に「急性精神病」として治療的対応を行うこととした。こうした症例の場合には，統合失調症を疑ったとしてもまずは身体因性（器質性，症状性，中毒性）疾患の除外を行うことが重要である。以下，身体因の検索方法について解説する。

　〈身体因の検索方法〉

　精神科救急における臨床検査の最も重要な目的は，精神症状がなんらかの身体因に基づくものであるか否かを判断することにある。特に初発で急性発症の症例，また再発の場合でもその状態像がこれまでのものとは明らかに異なる症例に関しては，より詳細に発症前後の問診を行い，注意深く検査を進めていく必要がある。ただし，精神科救急場面においては，患者本人と十分な疎通を図ることが難しく，家族等患者のことを日常的に知っている人が同伴していないことも多いため，既往歴等の情報も極端に少ないことも珍しくはない。また，検査に関して非協力的であったり，自分で自身の身体症状を的確に伝えることが困難であったり，痛みの閾値が高くなっていたりするため，重要な所見を見逃してしまう危険も大きく，このことが必要かつ十分な検査を進めていくことを難しくしているが，可能な限り詳細に病歴聴取・身体診察を行うことは的確な検査を進めてゆくための多くの手がかりを与えてくれる。この際に念頭に置くべきは，一般科で身体的に問題なしとされ精神科救急に紹介されてきた患者に関しても，上記のような理由から，あるいはまた精神疾患を持っている患者であるというだけで身体的な診察が十分には行われていないケースもしばしばあることである（例えば脳炎や頭蓋内占拠性病変等の脳器質性障害や，飛び降り自殺後の骨折などが見逃されていることがある）。したがって，診察に際しては一般科の診察を経た後でも常に身体所見が見逃されている可能性を考慮し

ながら，もう一度自身で確認することが必要である。なお，精神科救急場面においては，精神運動興奮状態等まず鎮静を行わないと検査を施行できない場合が多いが，鎮静法に関しては別項に記載したので，そちらを参照していただきたい。

i. 意識レベル

意識レベルの判定は，精神科救急に限らず，すべての救急患者に対する診察の基本であり，実際救急場面では意識レベルの低下の有無によって検査項目も大きく変わってくる。問診が可能な状態であれば，見当識を含め意識レベルの判定をするのであるが，精神科救急の場面においては鎮静が必要とされるケースも多いため，鎮静前に意識レベルをしっかり判定しておくことは欠かしてはならないことである。意識レベルの低下が確認された場合には，その原因は頭蓋内の器質的な病変，頭蓋外の身体疾患，および脳の機能的障害が考えられるが，精神科救急においては，まずは前2者の可能性を考えて検査を進めていくこととなる。

ii. 神経学的所見

精神科救急場面では，患者は指示に従えないことが多く，確認できる事項は限られてくる。ここでは最低限必要と思われる瞳孔の所見と髄膜刺激症状の有無について述べる。

瞳孔の所見 瞳孔のチェックは簡単であり，精神科救急場面でも必ず確認しておくべきである。瞳孔の大きさは正常か，形状は正円同大か，対光反射は正常かを確認する。左右不同ないし共同偏視があれば頭蓋内の器質性病変を疑い，速やかに頭部CTを施行する。これに対し，頭蓋外疾患による意識障害に際しては，脳幹機能が保たれており瞳孔は左右同大で縮瞳している（ただし，両側性の著しい縮瞳が見られる場合には橋出血も考えなければならない）。神経梅毒の場合には，高度の縮瞳，対光反射の消失，輻輳調節反射の温存よりなる Argyll Robertson 瞳孔が認められる。

髄膜刺激症状の有無 脳炎を疑った場合には髄膜刺激症状，すなわち項部硬直，Kernig 徴候，Brudzinski 徴候などの有無を確認する。ただし，脳炎であってもこういった徴候が明確でないケースも多く，急性発症で意識レベルが低下または動揺し，炎症反応が確認されるような場合には後述の腰椎穿刺を施行することが望ましい。

iii. 血液検査

意識障害の有無にかかわらず，一般的な血算・血液生化学検査に加え，感染症の検査は必須である。ことに神経梅毒やHIV脳症等については，検査によって鑑別診断を行う目的のほかに，医療従事者への感染の予防のためにも必要となる。ちなみに血液生化学検査の項目としては，電解質，肝機能，腎機能，炎症反応，CK値，血糖値等が身体因性か否かの鑑別において重要となるが，そのほかにも病歴等から疑われる疾患があれば必要な検査を加えてゆくこととなる。

精神科救急で遭遇されやすいものに限って，意識レベルの低下や動揺が認められ，頭蓋外の疾患による意識障害が疑われる場合に想定される身体疾患と，その際に必要とされる血液検査を簡略に記すことにする。

内分泌異常としては，甲状腺機能亢進症による症状精神病でせん妄状態，夢幻様状態，錯乱状態といった状態像を呈し救急受診するケースは比較的多く，特に女性の場合には甲状腺の腫大，眼球の突出やるい痩，頻脈，発汗過多等の臨床所見は見落とさないよう注意が必要である。このような所見が認められる場合には，TSH，FT$_3$，FT$_4$を測定する必要がある。副腎皮質機能障害（クッシング症候群，アジソン病），副甲状腺機能障害，下垂体機能障害，耐糖能異常による精神症状にも多彩なものがあるが，救急場面で特に問題となるのは，下垂体機能異常でSIADHによる低Na血症が起こり，意識障害やけいれんが出現するケース，耐糖能異常で低血糖発作が出現するケースである。低血糖発作は緊急性の高いものであり，病歴等から疑われた場合には血糖値の検査結果を待たずにブドウ糖の静注を行うことも必要になる

電解質異常としては，水中毒による低Na血症による意識障害が，特に統合失調症の患者でしばしば認められる。この場合急速な補正は橋中心髄鞘崩壊症をきたすため注意が必要である。

アルコール症の患者で意識レベルの低下があれば，まずは肝性昏睡の可能性の検討が必要であり，血中アンモニア濃度を測定する必要があるが，転倒による頭部外傷の可能性も検討する。連続飲酒状態である場合も多く，高度の脱水による急性腎不全等さまざまな身体疾患を併発している可能性もある。ウェルニッケ脳症の予防のためにはビタミンB$_1$（thiamine）の投与が必要となる。

なお，採血に際しては，精神運動興奮が激しかったり抵抗の強い患者では，上肢だけでなく体幹・下肢もしっかりと固定してから行う。その場合，動きの多い肘部や手背は避け，前腕部で行うことが安全面からも望ましい。もちろん，直針での採血は危険が大きいため，翼状針で行う。

iv. 尿検査

精神科救急患者は食事摂取が不良であったり，興奮や緊張から発汗が多量であったりして，脱水傾向にあることが多い。脱水が高度に認められる場合には急性腎不全の危険性もあるため，尿量のチェックと尿濃縮があるか否かを確認しておくことは必要である。もちろん採血の結果によっても脱水の有無は確認できるが，尿比重の測定はその場で可能であるため，より早く結果を得られる利点がある。

急性薬物中毒[6]ではその原因薬剤の種類・量が正確に把握できないことが多いが，その原因薬剤の特定には薬物中毒検出用キットであるトライエージ（Triage®）[注1]が有用である。少量の尿があれば，11分間という短時間での判別が可能であるため，その検査意義は高い。両肘部〜前腕部や鼠径部近辺等に注射痕が認められるようであれば覚醒剤使用の可能性を考え（最近では経口で服用するタイプのものが主であるため，注射痕がないからといっても覚醒剤中毒の可能性は否定できない），トライエージを施行する必要がある。静注の場合であれば，使用後48時間以内の検出は可能である。なお，急性薬物中毒に関しては，全身状態が安定しているように見えても心停止や呼吸抑制に注意が必要となるため，意識レベルが改善するまで

は一般救急での対応がより安全であると考えられる。精神科で対応せざるを得ない場合，特に覚醒剤中毒の場合には急変する例が少なからず見られるため，心電図・S_PO_2のモニタリング等，十分な観察が必要となる。

女性患者で妊娠の可能性があれば，妊娠検査キットを用いて検査をしておくことが望ましい。

注1）検出可能薬物は，PCP：フェンシクリジン類，BZO：ベンゾジアゼピン類，COC：コカイン系麻薬，AMP：アンフェタミン類，THC：大麻，POI：アヘン誘導体，BAR：バルビツール酸類，TCA：三環系抗うつ薬類の8項目である。

v. 頭部CT

意識レベルの低下が認められる症例や，けいれん発作，失神発作といった症状が出現した症例に関しては，頭蓋内の器質性病変を鑑別するために速やかに頭部CTを施行する必要がある。疾患としては，脳挫傷，急性硬膜下血腫，脳出血，脳梗塞，脳腫瘍，脳ヘルニア等が挙げられ，速やかに頭部CTを施行することで診断はほぼ可能である。頭蓋外の疾患による意識障害は緊急性が高い場合が多いため，緊急処置を要するそれらの疾患が否定的であることを確認してから，頭部CTを施行すべきである。頭部CT施行にあたっては鎮静が必要となるケースも多い。

読影に際しては，出血や梗塞，浮腫の有無，midline shiftがないことを確認する。血腫は白い高吸収域として，梗塞部位は黒い低吸収域として描出される。ただし，低吸収域は脳梗塞発生後3～6時間経過後に出現するため，それ以前に検査を施行したと考えられる場合には，バイタルサインや神経学的所見に注意しながら経過観察する必要がある。なお，単純CTでは多くの腫瘍は確認できない場合が多く（大きいものであればmidline shiftが認められる），脳腫瘍を疑うならば造影が必要となる。また，脳幹部の病変は造影CTでも確認できない。

なお，意識レベルの低下が明確ではなく，緊張病性興奮等の状態像を呈している場合であっても，頭部外傷後であったり，神経学的所見で何らかの異常所見が確認されるようであれば，頭部CTを施行する必要がある。

一方，精神科救急でしばしば遭遇する脳炎，神経梅毒に関しては，頭部CTでの確定診断は困難であるため，腰椎穿刺や血液検査による診断が必要となる。また，ピック病やクロイツフェルト・ヤコブ病などの変性疾患も，広く精神運動興奮状態やせん妄などの意識障害で救急受診することもあり，見落とさないよう気をつけたい。

vi. 腰椎穿刺

急性発症で，精神変調の直前に熱発等の風邪様症状が先行しており，さらに血液所見で炎症反応があり，神経学的所見が認められるようならば，脳炎を疑い腰椎穿刺を施行する。神経学的所見の項でも述べたが，髄膜刺激症状は明確でないことも多く，風邪様症状の先行も聴取できないことも多いため，疑いがあれば施行すべきであろう。髄液所見で細胞数の増加を確認することで診断は確かなものとなる。起因菌・ウイルスが判明するまでには時間がかかることも

多いため，脳炎をきたしやすいウイルスの一つであるヘルペスウイルスによる脳炎（病変は側頭葉に多い）を疑った場合には，確定診断を待たずに aciclovir の投与を開始する必要がある。

なお，腰椎穿刺施行に際しては，頭蓋内圧の亢進がないことを確認する必要があるため，頭部 CT を先に行う。

この症例では，血液検査（感染症，甲状腺機能を含む），尿検査，頭部 CT 検査，腰椎穿刺を施行し，異常所見が認められなかったため，器質性精神障害は否定的と判断した。さらに，警察からの情報提供で両親と連絡がつき，以下の生活歴・現病歴が聴取された。

〔生活歴・現病歴〕H 県にて出生・生育。2 人同胞の第 1 子長女。出生時・幼少時に特記すべきことなし。精神疾患の遺伝負因なし。父の転勤に伴い 4 歳頃 Y 県へ転居。小・中学校時は成績中位であり，友人は少なかったとのこと。公立高校から地元の短期大学へ進学。短大在学中に「友人が私に嘘を言う」と再三家族に訴えており，友人はほとんどいなかったという。結局短大は中退。その後，喫茶店のウエイトレスや厨房での皿洗いなどのアルバイトを数カ所したが，いずれも長続きせず，自宅で自閉的な生活を送っていた。X−1 年 5 月イライラ感を主訴に Y 大学附属病院精神科に通院を開始したが，約 3 カ月ほどで通院を自己中断。X 年 7 月頃からは，自宅にて突然泣き出したり，ステレオのボリュームを最大にして鳴らしたり，「ふざけるな」と大声で叫んでいる様子が認められていた。今回は，X 年 8 月 9 日家族の制止を振り切る形で上京した。

以上より，本症例は 18～19 歳時に発病した統合失調症であり，現在は緊張病性興奮状態にあると診断し，入院治療の適応と判断した。治療開始に際しては，精神運動興奮が著しく安静保持が困難であったため，身体拘束にて対応した。服薬も拒否したため，経静脈的な haloperidol 投与にて薬物療法を開始した。

④ 緊張病性昏迷状態

症例 10　29 歳，男性

深夜 3 時過ぎ，警察官 4 名ならびに父同伴にて当院へ救急受診となった症例である。

警察官によれば，X 年 4 月 4 日深夜，パトロール中に路上にて自転車に跨ったまままったく動かない患者を発見。職務質問にも一切返答がなかったが，その服装等から同日 2 時に父から保護願いが出されていた当該人物だと判断して保護し，父に連絡をとったところ息子だ

> と判断されたとのこと。
>
> 　患者はビニールシートにて簀巻きの状態であるが，体動はまったくない。両足は素足で泥だらけ，目を大きく見開いたままで，瞬目はほとんど認められず。問いかけに対しては一切の返答なく，痛み刺激にもまったく反応しない。その表出から昏迷状態と判断された。

ここで同伴した父との面接に切り替え，以下の生活歴・現病歴が得られた。

> 〔生活歴・現病歴〕都内にて出生・生育。同胞4人中の第2子次男。兄は精神科通院歴はないが20歳時に自殺（縊死）している。出生時・幼少時に特記すべきことなし。小・中学校では成績中位。地元の都立高校に進学したが，2年時に中退。就職した古着屋に約3年勤務した後，印刷会社に転職。ここで同僚であった女性と21歳時に結婚し，挙児2名。25歳で離婚後は2人の子供を引き取り，両親と同居していた。
>
> 　X−2年7月下旬頃より自宅にて俯いたまま身動きもせずに終日過ごすことがあったり，活発な独語や何かに聞き入るように耳を澄ませている様子が確認されるようになった。同年8月出勤がおぼつかなくなったため退社。同年10月全身の振戦および筋硬直を主訴に近医脳神経外科を受診したが，検査の結果異常所見なしとされ，近医精神科クリニックへ紹介され受診した。抗うつ薬および抗不安薬の処方が開始されたが（診断名等，詳細は不明），身動きもせずに何時間も同じ姿勢で座っていたり，時に活発な独語をするなどの様子は以前と変わらずに経過していた。同年12月22日買い物に出かけたまま数時間帰宅せず，帰宅した時には全身泥だらけで，目を見開いたまま，問いかけにも一切反応しなかったため，家族が119番通報し，近医脳神経外科に救急搬送された。採血や頭部MRI等の検査を施行されたが，異常所見なしとされ精神科病院へ紹介された。緊張病性昏迷状態と診断され，父同意の医療保護入院となった。約1カ月の入院治療で軽快退院となり，再度近医精神科クリニックへ通院し，risperidone 4mg/日の処方にて，自宅に閉居した生活ではあるものの，概ね精神状態は安定して経過していた。
>
> 　しかし，X年1月初旬頃より怠薬傾向が認められ，徐々に精神状態が不安定となり，同年3月初旬頃には再び以前と同様の，俯いたまま身動きもせずに長時間座っている様子が認められたり，食事を一切摂取しない日があったりする一方で，深夜に外出したまま数時間も帰宅しなかったり，突然大声で叫びながら自室内にあるものを手当たり次第に壁に向かって投げつける様子が認められたりもしていた。同年4月4日深夜1時頃自転車で家を飛び出し，約1時間後に「もうやっていけない。死にたい」との電話が自宅に入ったため，父が警察に保護願いを出した。

先に述べた精神運動性興奮状態（症例9）と同様に，昏迷状態の診察にあたってはまず身体因の検索・除外が第一となる。この症例では，入院後，血液検査，頭部MRIを施行し，低栄養および脱水傾向以外には異常所見がなく，また神経学的所見にも異常が認められないことを確認した。父から得られた上述の現病歴の全般，ならびに以前にも今回同様の昏迷状態を呈したことがあることから判断して，状態像としては緊張病性昏迷状態，疾患診断としては統合失調症であると診断し（採血にて炎症所見も認められなかったことから腰椎穿刺は施行せず），ただちに父同意の医療保護入院とした。

　　緊張病性昏迷状態は一転して緊張病性興奮状態へと急変する可能性があり，また父から聴取した現病歴においてもこの症例ではそうした既往があることが確かめられたため，身体拘束を開始し，また低栄養と脱水傾向が認められたため，持続点滴を開始した。内服は不能であったため，haloperidol 5mg/1mL, 2Aを点滴ボトル内に注入した。入院翌日には，呼名に対して視線を合わせ，わずかではあるが口唇を動かすなど反応が認められるようになり，入院3日目には呼名に対して明確な返答が聞かれるまで改善したため，その時点で身体拘束は解除とした。薬物の経口投与が可能となったため，外来にてその有効性が確認されていたrisperidoneを6mg/日で開始し，haloperidolの持続点滴は中止とした。その後，緊張病性昏迷状態は速やかに改善し，入院後3週間で最初の外泊を施行し，2回の外泊を繰り返し，約6週間の入院加療にて軽快退院となった。

　この症例では，haloperidolの静脈内投与にて緊張病性昏迷状態は改善をみたが，haloperidolで改善が認められない場合には抗不安薬の投与も選択肢の一つとなる。抗不安薬の効果予測のためにdiazepam 5～10mgの静注を施行することもあるが，静注により昏迷状態の改善が認められるようであれば，胃管を挿入・留置し，diazepam 15～20mg/日を経管投与する。Diazepam投与でも昏迷状態の改善が認められなければ，電気けいれん療法も選択肢として考慮する必要がある。

致死性緊張病（悪性緊張病）と挿話性緊張病

　致死性緊張病 tödliche Katatonie, lethal catatoniaとは，抗精神病薬の登場以前の1934年，Stauder, K. H.[8]により報告された緊張病の一特殊型であり，「急激に発症し，高熱をきたし，緊張病性興奮に続く昏迷，ときには意識障害の時期を経て，肢端チアノーゼ，脈拍微弱，出血素因を伴いつつ数日間の経過で死に至り，比較的年齢が若いことが多く，病理学的検索によっても死因は不明である」[3]というものである。本書第Ⅳ部「抗精神病薬の副作用に対するベッドサイド・プラクティス」でも触れられている通り，その病像は抗精神病薬による悪性症候群

neuroleptic malignant syndrome (NMS) ときわめて類似しており，NMS が報告されるようになって以降は，致死性緊張病は特殊な脳炎など現在の最新検査技術によれば器質因が見出された疾患ではなかったかとの疑念が出され，一時期はその報告はほぼ途絶えていた。しかし，近年に至って，抗精神病薬をまったく使用していないのにもかかわらず NMS に類似の病像を呈し，現在の技術をもってしても器質因が見いだせない患者が存在し続けていることに改めて注目が向けられ，1992年，Philbrick, K. L. ら[6,7]による悪性緊張病 malignant catatonia への病名変更の提唱以後（この病名変更の背景には，早期の対応や ECT の有効性の確認等によって，死亡率が大幅に減少したことがある），その報告は徐々に増加しつつある。また，発病年齢が必ずしも若年ではなく40歳以上にも認められることは，本書第Ⅲ部第4章中の遅発緊張病の項にて船山が述べているところである。筆者（中安）も昭和50年代，いまだ若い頃に「これが致死性緊張病か！」という症例を1例経験したが，その症例は急性に緊張病性昏迷を発して入院となった20代の女性であった。緊張病という病名が筋緊張から名付けられたということがまさに実感されるほどの，全身の筋肉の著しい緊張を示したこと（幸い救命しえたものの，長らく続いた筋緊張による膝関節の拘縮のため，のちに整形外科的な手術を必要とした）と，初診時，血圧測定のために上腕に巻いたマンシェットによって，巻いた箇所より遠位の上肢全体が一気に皮下出血を起こし，皮膚が暗赤色に変色したことが印象深く記憶に残っているが，稀なものとはいえ，今も忘れてはならない疾患概念と思われる。

挿話性緊張病 episodische Katatonie とは，Pauleikhoff, B.[4,5]が1969年，それまで統合失調症の概念で分類されてきた群のうち，比較的まとまった単位を切り離して非定型精神病群としたものの一つであり，Kraepelin, E. により早発性痴呆にまとめられた Kahlbaum, K. L. の『緊張病』で報告された症例の大半もこの挿話性緊張病に属するという。彼[5]によれば，その定義は「20歳台に多く発症し，神経過敏と不眠の短い前駆期を経て突然発症する。昏迷ないし興奮に伴って，ほとんど必発的にはっきりとした幻覚妄想状態を呈する。昏迷はなかでも本疾患の本質を物語るものであり，拒絶症が付帯する。回復後は回想の記憶欠損が残ることが多い。おびただしい幻聴のほかに幻視をみることが少なくなく，妄想は宗教・政治のテーマが特異的である。これはうつ病の罪業妄想のごとく，本疾患の診断の助けになる妄想である。意識と思考の障害もみとめられる。患者は多く攻撃的で治療は困難をきわめるが，有害な刺激をさけ，適当な時期に施行する電撃療法が効果的である。全経過は数週から数カ月であり，エピソードが終われば完全寛解し，いかなる欠陥も残すことはない。治療後しばらく情動の不安定さが続くことがあるが，再発することはめったにない」というもので，東京下町の都立墨東病院精神科救急でこうした症例を数多く経験し，この挿話性緊張病の概念を繰り返し紹介してきた市橋秀夫[12]によれば，それは生活史，病前性格，発病状況，経過と症状，治療方法も含め，明確な臨床的輪郭を持つ1疾患であり，経過と精神病理学的構造からは精神病性障害でありながら双極性障害の特殊型と見なされるものである。筆者も数少ないものながら挿話性緊張病の症例を経験したことがあり，かつて在籍した大学病院での症例検討会において，緊張型統合失調症として呈示された症例を「これは挿話性緊張病ではないか」と討論したことも2,3回にとどまらず，決して稀な病態ではないと思われる。

近年の操作的診断全盛の時代にあっては知られることの少ない致死性緊張病（悪性緊張病）と挿話性緊張病を，そうした疾患があることを知らなければ「見えても見えず」となり，予後の予測も治療の方針も立たず，徒な混乱を招くだけであることを鑑みて，簡略ながら紹介しておいた。詳しくは下記の文献を参照されたい。

文 献

1) 市橋秀夫:緊張病の精神病理―緊張病親和型性格を中心に. 村上靖彦編:分裂病の精神病理 12. 東京大学出版会, 東京, p.29-57, 1983.
2) 市橋秀夫:挿話性緊張病. 精神科治療学, 25 ; 499-507, 2010.
3) 西嶋康一:悪性緊張病と悪性症候群. 臨床精神医学, 38 ; 813-819, 2009.
4) Pauleikhoff, B. : Atypische Psychosen. Versuch einer Revision der Kraepelinschen Systematik. G. Huber, herg. : Schizophrenie und Zyklothymie―Ergebnisse und Probleme. Georg Thieme, Stuttgart, 1969.(パウライコフ:非定型精神病―Kraepelin体系の一つの修正の試み. G. フーバー編:精神分裂病と躁うつ病―臨床経験と問題点. 医学書院, 東京, 1974)
5) Pauleikhoff, B. : Die Katatonie. Fortschr. Neurol. Psychiat., 37 ; 9, 1969.
6) Philbrick, K.L., Rummans, T.A. : Malignant catatonia : sequelae and treatment. 1992 American Psychiatric Association Annual Meeting New Research Program and Abstracts, Washington DC : APA ; 57, 1992.
7) Philbrick, K. L., Rummans, T. A. : Malignant catatonia. J. Neuropsychiat. Clin. Neurosci., 6 ; 1-13, 1994.
8) Stauder, K. H. : Die tödliche Katatonie. Arch. F. Psychiat., 102 ; 614-634, 1934.(伊東昇太訳:K. H. シュタウダー「致死性緊張病」. 精神医学, 19 ; 1083-1096, 1977).―松下正明, 影山任佐編「現代精神医学の礎Ⅱ」. 時空出版, 東京, p.233-258, 2009 に所収.

2) 急性期治療に必要とされる技法

① 鎮静と身体拘束

　精神科においては, 精神運動興奮状態の患者など, 安静・安全保持を目的として薬剤による鎮静が, あるいはまた隔離室収容や身体拘束による行動制限が必要とされる症例にしばしば遭遇する。鎮静が必要となる場面としては救急入院時が最も多く, 鎮静が必要となる症例には隔離室収容ないし身体拘束もまた必要であり, 両者を併用することとなる。基本的には外来診察室で鎮静をかけた上で隔離室, 時には一般病室まで担送し, そこで身体拘束をすることとなる。

　ここでは, 薬剤による鎮静と身体拘束について, その適応, 手技, ならびに留意点を述べる。

　i. 鎮静

　a. 適応

　精神運動興奮状態等で安静が保てず, 治療行為に対して激しい抵抗を示すような場合には, 患者の安静・安全保持のため薬剤による鎮静が必要となる。

　b. 手技

　(1) 筆者は主として flunitrazepam の静注を用いている。Flunitrazepam を用いる理由としては, 循環動態への影響が少なく, 舌根沈下による呼吸抑制に注意が必要であるが S_PO_2 をモ

ニターすることで対応が可能であり，拮抗薬として flumazenil が使用できることも挙げられる。

　(2) 注射薬（20mL の注射器に flunitrazepam 2mg/1mL, 2A ＋生理食塩水 18mL を充填），採血用シリンジ，および翼状針を準備する。まず翼状針を用いて前腕部の静脈を穿刺し，可能ならばまず採血を行い（精神運動興奮が激しい場合などは採血は後回しにする），採血後に同じルートから注射薬の静注を行う。この時には針刺しに抵抗するなど患者の動きが激しくなることが予想されるため，しっかりと腕を固定しておくことが必要である。

　(3) Flunitrazepam 投与を開始したら，患者に深呼吸を続けるよう指示し，気道を確保しやすいように枕を外し，ベルトを緩めるなど呼吸を楽にさせ，S_PO_2 モニターを装着する。余裕があれば時計やネックレスなど鎮静・身体拘束の障害になりそうなものを外しておく。

　(4) ゆっくりじわじわと静注すると，鎮静がかかったと判断された後に過鎮静となってしまう可能性が高いため，上記の注射薬であれば 5mL もしくは 3mL ずつ（体格や興奮の程度で決める），一定の時間間隔を空けてワンショットで静注していく方が過鎮静の危険性を回避するためには有用である。

　(5) 十分な鎮静が得られたかどうかは，呼名での応答や睫毛反射で確認するが，患者があくびをしたら鎮静がかかりつつあると判断し，その後は注意深く静注するべきである。

　(6) 過鎮静となり S_PO_2 が低下した場合は，アンビューバッグで呼吸を補助しつつ呼吸回復を待つ。回復が思わしくない場合は，flumazenil を使用する。Flumazenil（0.5mg/5mL）はまず 1/2A を投与し，5 分経過しても回復が不十分な場合には，残りの 1/2A を 3 分程度の時間をかけゆっくり投与しつつ呼吸回復が得られるか否かを確認する。回復すれば，回復した時点で投与を中止する。1A で効果が認められなければ，さらにもう 1A を 1 分ごとに 1mL ずつ効果が認められるまで投与する。

　(7) 最初の flunitrazepam 4mg（2mL）で十分な鎮静がかからなかった場合には，haloperidol 5mg/1mL, 2A の静注を行ってから，さらに flunitrazepam の追加静注もしくは amobarbital の静注を行う（haloperidol の使用の目的は flunitrazepam の効果増強を図るためである）。

　(8) 十分な鎮静が得られれば，ベッドへ移動させ身体拘束を開始するが，移動中や身体拘束施行中に患者が覚醒する場合も少なくないため，速やかに再鎮静できるよう鎮静後も翼状針は留置したまま，注射器を前腕部にテープで固定しておく。あらかじめ抑制帯をベッドに準備しておき，迅速に身体拘束を施行することで，できるだけ鎮静に要する薬剤を少なくするよう努めるべきである。

　(9) 身体拘束実施後は，翼状針とは別の部位にルートの確保を行い，鎮静に使用した翼状針を抜針し，尿カテーテル挿入，心電図モニター・弾性ストッキング装着を行う。

　c. 留意点

　統合失調症の患者は，パーソナリティ障害・薬物関連の患者に比して鎮静がかかりやすい印

象がある。薬物関連の患者では少量の鎮静薬投与で心停止・呼吸停止となった症例を数例経験おり，統合失調症の疑診で処置を始めたとしても薬物も関連している場合もあるので，鎮静には細心の注意が必要である。なお，肥満した患者は舌根が沈下しやすいので，これもあらかじめ注意が必要である。

ii. 身体拘束[5]

a. 適応

統合失調症の症例では，以下のような場合が身体拘束の適応である。

・精神運動興奮が著しい，あるいは自傷他害のリスクが高いなど，ただ患者を保護室に入室させるだけでは対応が困難である。

・拒薬により内服加療が不可能であり，また経静脈投与に対してはルート自己抜去など，患者が抵抗する。

・昏迷状態や亜昏迷状態の場合では，転倒や転落を防止するためと，昏迷・亜昏迷が解けると一転して激しい精神運動興奮を呈することがしばしばあるために必要となる。

b. 手技

安全・安静の保持のためには，身体拘束はきっちりと，すなわち患者の体格に合わせた適切なサイズの体幹拘束帯を使用し，尿カテーテルを自己抜去されることがないよう上下肢の可動範囲を確認する。ただし，拘束帯でのうっ血防止のため，身体と拘束帯の間に指一本入る程度の間隙は必要であり，時にはタオルを挟むなどの工夫も検討する。

c. 留意点

身体拘束を要する場合は緊急性が高いことが多いため，可能な限り迅速に対応することが安全保持のためにも大切である。このため，精神科病棟スタッフは日頃から身体拘束の手技について練習をしておくことも必要と考える。

深部静脈血栓症予防[4]のためには弾性ストッキング，間欠的空気圧迫法（フットポンプ）は必須と考える。施設によっては，D-ダイマー（D dimer）[注2]の測定やエコーによる血栓の検索，低用量未分画ヘパリン投与などの予防を行っているところもある。

注2）血栓が溶解する過程で生じるフィブリン分解産物であり，深部静脈血栓症の除外診断法としてその血中値が測定される。

症例 9　（p.113 の症例）

受診時，警察官に保護バンドを使用されており，診察を待つ間も大声で叫び続けている様子があったため，鎮静が必要となる可能性が高いと判断し，看護スタッフに対し鎮静用の注射薬（20mL のシリンジに flunitrazepam 2mg/1mL, 2A ＋生理食塩水 18mL を充填）をあらかじめ用意しておくよう指示して診察に臨んだ。

診察を開始したが，患者は緊張病性興奮状態にあり，こちらの質問にも一切返答なく大声で了解不能な内容の発語を繰り返すのみであったため，緊急措置入院が必要と判断した。入院に際しては安静保持目的に身体拘束が必要と判断され，さらに身体拘束を安全に施行するためには鎮静が必要と判断した。

同伴した警察官にも協力してもらい，保護バンドを装着したままの状態で患者を診察台に仰臥位とし，スタッフ2名でしっかりと上肢を動かないように固定，SpO_2モニターを装着した上で，右前腕部に翼状針にてルートを確保し，患者に対し深呼吸を繰り返すよう指示しながら，上記した注射薬をまず5mLワンショットで静注した。1～2分観察したが鎮静が不十分であったため，さらに5mLをワンショットで静注。約1分後に睫毛反射が消失したことを確認し，SpO_2の低下も認められなかったため，注射液のシリンジをテープにて右前腕部に固定し，保護バンドを外してストレッチャーに移し保護室へ搬送した。ベッド上にて身体拘束したが，身体拘束施行時に覚醒したため，さらに注射薬を3mLワンショットで追加静注した。

上下肢および体幹部の身体拘束がしっかりされたことを確認し，左前腕部にルートを確保した上で，注射液の翼状針を抜針し，尿カテーテルを挿入し，心電図モニター・弾性ストッキングを装着した。

② 薬物療法

急性期治療における薬物療法に関しては，静注，筋注，経口の3種の投与方法がある。筋注は，静注と同様に拒薬や精神運動興奮など経口投与不能時の選択と考えられるが，身体的疲弊や脱水状態にある急性期の患者に使用すると悪性症候群 neuroleptic malignant syndrome（NMS）を引き起こす危険性があり，現在では静注も不能な際の頓用使用に限られてきており，よってここでは筋注は割愛し，静注および経口のみに触れたい。

なお，精神科受診がはじめての患者の治療においては，薬剤による副作用が出現したり，さらにその対応が遅れたりすると，あるいはまた拒薬が認められた場合に薬の必要性を時間をかけて説明することをせずに安易に筋注などを行うと，その後の治療において薬物治療にネガティブな印象を持ち，怠薬につながることにもなりかねず，したがって薬物療法の必要性を十分に説明するとともに，薬剤の種類や投与の方法を考慮する必要があると考える。

i. 静注

急性期の薬物療法に関しては，激しい精神運動興奮などの精神症状により経口投与が不可能な場合や病識欠如による拒薬が大きな問題となる。よって，薬物治療の必要性を説明し，粘り強く服薬を促すといった対応も必要ではあるが，一方で顕著な精神症状への早急な対応を要するため，経静脈的に抗精神病薬を投与せざるをえないことも多い。

抗精神病薬の注射薬としては，haloperidol が循環動態への影響が少なく，また呼吸抑制を

きたすこともないため，一般的に用いられている．その投与量は 5 ～ 15mg/日（5mg/1mL，1 ～ 3A）程度で開始することが多い．理由は明確でないが，錠剤と比較して副作用が出現しにくい印象がある．具体的な投与方法としては，留置した持続点滴内に注入することが多いが（興奮が著しい場合を除けば，夜間を中心に），入眠困難が目立つ場合などは，haloperidol 5 ～ 10mg（1 ～ 2A）＋生理食塩水 100mL を側管より 30 分程度で滴下することもある．

ii. 経口

薬剤選択に関しては，様々な考え方があると思われ，各施設の設備によっても選択が変わってくると考えられるため，ここでは筆者が行っている選択を述べたいと思う．

a. 非定型抗精神病薬，単剤治療を基本としている

統合失調症急性期の薬物療法の第 1 選択剤として筆者が現在用いているのは，risperidone, olanzapine, quetiapine, aripiprazole, blonanserin などの非定型抗精神病薬であり，単剤投与を基本としている．

b. 患者の耐糖能異常の有無と各種薬剤の鎮静効果の程度の 2 点を薬剤選択に際して考慮している

上記した非定型薬のうち，どの薬剤を選択するかにあたって筆者が考慮していることは，患者の耐糖能異常の有無と各種薬剤の鎮静効果の程度である．まずは患者の耐糖能異常の有無に関してであるが，経口投与が可能であっても単科精神科病院では血液検査を外部委託している病院もあり，したがって救急入院時に採血を施行しても結果が出るのは翌日以降となることを考慮すると，血糖上昇作用のある olanzapine, quetiapine を第 1 選択剤とするには難があることになる．となると，risperidone, aripiprazole, blonanserin の 3 種から選択することとなるが，急性期の患者は精神運動興奮を伴う場合が多いため，鎮静効果の強い薬剤が望ましく，そのことを考慮すれば，結局は risperidone を選択することが多くなる．

なお，耐糖能異常の有無がチェックできるまでの数回の投薬は risperidone の錠剤あるいは液剤（2 ～ 6mg/日）を選択し，血液検査の結果，耐糖能異常がないと判明した時点で，改めて薬剤選択を検討することもある．もちろん，院内に検査室を有し，すぐに耐糖能異常の有無が判定できる，あるいは精神運動興奮の程度が軽い場合には，このかぎりではない．

c. 初回投与量

初回投与量としては，筆者は risperidone であれば 3 ～ 6mg/日，olanzapine であれば 10 ～ 20mg/日，quetiapine であれば 200 ～ 400mg/日，aripiprazole であれば 12 ～ 24mg/日，blonanserin であれば 8 ～ 16mg/日をおおよその目安としている．が，もちろん状態像の如何によってこの量には増減があり，一律のものではない．

d. 併用薬

抗パーキンソン薬はその抗コリン作用によって口渇や便秘などの自律神経系の副作用，時にせん妄などの意識障害，あるいはまた記憶障害などを惹起するため，非定型抗精神病薬の場合には最初から併用することは基本的にはしていない．

鎮静効果の乏しい quetiapine, aripiprazole, blonanserin を使用した場合だけでなく，鎮静効果が比較的高い risperidone, olanzapine を選択した場合でも鎮静が不十分と判断された場合には，気分安定薬や zotepine を併用することとなる。気分安定薬については sodium valproate, carbamazepine, lithium carbonate が併用されることが多いと思われるが，sodium valproate は投与量と血中濃度がほぼ正比例すること，および副作用としても高アンモニア血症をチェックする程度でよいため，比較的扱いやすい印象がある。Carbamazepine は血中濃度の立ち上がりが急で，副作用として Stevens-Johnson 症候群（皮膚粘膜眼症候群：無数の紅斑，びらんが皮膚，粘膜に生じ高熱を伴う。眼球結膜癒着による視力障害は後遺症となることもあり，死亡例も多い）や無顆粒球症を引き起こす危険性があるため注意が必要となる。また，グレープフルーツで血中濃度上昇が認められることも注意点となる。Lithium carbonate は，投与量が少ない段階では血中濃度の立ち上がりが鈍いが，投与量が増すにつれて急激に血中濃度が高まる傾向にあり，治療域が狭い（中毒域が広い）ため血中濃度の管理を慎重にする必要がある。末梢の血中濃度に遅れて中枢の血中濃度が変動するため，副作用も遅れて出現することも特徴であり注意が必要である（以上，副作用のことは第Ⅳ部を参照のこと）。

> **症例 7**　（p.106 の症例）
> 　入院に際しては，強い抵抗を認めることなく病室に入室した。血液検査にて血糖値は正常範囲内であることを確認し，olanzapine 10mg/日で加療開始。入院 3 日目頃までは服薬を躊躇する様子も見られたが，拒薬することはなく服薬した。睡眠状態は速やかに改善し，幻聴や被害妄想に関しても olanzapine を入院 5 日目に 20mg/日に増量してから約 3 週間でほぼ消退した。その後は，病棟内でマイペースに過ごし，病棟内における作業療法にも自ら参加する様子が見られた。訪室し，ベッド周りをそれとなく確認すると，雑誌や漫画が次第に増え，最終的には小説なども置かれていることを確認した。面接でも精神症状の再燃は確認されず経過したため，外泊を 3 回繰り返し，約 2 カ月の入院で自宅へ軽快退院となった。

本症例における薬剤選択　筆者が行っている薬剤選択の一般的指針は上記したところであるが，以下本症例の薬物療法に関して筆者が考えたことを記す。

　本症例の状態像は幻覚妄想状態であり，したがってその改善を目的として薬剤選択を行うこととした。その際に筆者が考えたことは（血液検査にて血糖値は正常範囲内であることはすでに確認されていた），第 1 に本症例が若年であり，今後就労も含め自立を目指すことも考慮して，認知機能の改善にも有効とされる非定型抗精神病薬の中から選択すること，第 2 に初めての精神科治療であり，服薬への心理的抵抗も大きいと予測されたため，できるだけ 1 日の服用回数が少なく，さらに幻覚や妄想が顕著であることから抗幻覚・妄想効果の強い薬剤を選択す

ること，の2点であり，以上の観点から選択したのがolanzapineであった．当初の予測通り，入院直後は服薬を躊躇する様子が認められ，何度か服薬の必要性についてじっくりと説明する必要があったが，服薬によって睡眠障害が速やかに改善されたことが安心感につながり，その後のスムーズな服薬へとつながることになった．

　入院後の精神状態の評価　この点については，面接を通じて確認することはもちろん大切であるが，病棟内での行動や生活状況の観察もまた重要な情報を与えてくれるものである．例えば，筆者は面接を行う際には院内放送で患者を診察室に呼び出すのではなく，患者の部屋に直接行き声をかけて連れ立って診察室まで歩くように心掛けている．それは，患者のベッドサイドへ足を運ぶことで，ベッド周囲の状況が確認でき，そこに病状が改善していることを示すヒントがあることも少なくないからである．最初は何も読んでいる様子がなかったのに雑誌や漫画が置かれていれば，それは面接場面で確認するまでもなく意欲面での改善を示すものであろうし，きちんとベッド周りが整理整頓されているのかどうかの情報は退院後の生活状況を示唆するものでもあると考えられる．ふらっと病室を訪問して確認しても良いのだが，患者には何の目的で来たのかもわからないままに主治医が突然訪室するよりも，診察への声掛けの方がより自然な印象を与えるのではないだろうか．さらに，病室から診察室まで一緒に歩くことで，ふらつきがあるのか，歩くスピードはどうなのかなどもそれとなくチェックでき，薬剤の副作用や病状の改善具合もわかることもある．同様に院内の作業療法やレクリエーションの場面で，自分の担当患者がどのように振る舞っているのかを観察することは多くの情報を与えてくれるものであり，精神状態の評価には非常に有用であることが多い．以上のようなことは，多忙な業務のなかではついついなおざりにされがちなことであるが，そうしたことに時間を割くことが結局は有益で，ときには重要な情報をもたらしてくれるものである．少なくとも1日に1回，看護記録に目を通すことはもちろんのことである．

③ 電気けいれん療法（electroconvulsive therapy：ECT）[2]

　電気的刺激によって脳に全般性の発作活動を誘発し，神経生物学的効果を通して臨床症状の改善を図る治療法である．現在は，静脈麻酔・筋弛緩薬を使用する修正型電気けいれん療法modified ECT（m-ECT）が主流であり，さらにパルス波治療器（サイマトロン）の導入が進んでいる．サイマトロンによる治療では，従来のサイン波治療器よりも少ない刺激用量（約1/3）で発作誘発が可能とされており，患者にかかる負担が軽減され，認知面での副作用も少ない．

i．適応

　ECTの適応は，診断名，状態像，重症度，治療歴，危険性と利益の検討，患者の希望などの組み合わせで判断されるものであり，自動的に適応が決定されるわけではない．統合失調症におけるECT治療では患者本人の希望という場合は少なく，ほとんどは強い精神運動興奮ないし昏迷が認められて医療保護入院ないし措置入院となった症例であり，したがって家族など保護者の同意を得ることが必要である．そして，問診や家族からの情報によって，心血管系疾

患（不安定狭心症，うっ血性心不全，弁膜疾患，心室性不整脈，心筋梗塞の既往など），出血性血管障害（動脈瘤，脳動静脈奇形など），脳占拠性病変（脳腫瘍など），重度の呼吸器疾患（慢性閉塞性肺疾患，喘息など），妊娠の可能性がないこと等を確認し，心電図検査，血液検査により異常所見がないことも確認しておく必要がある。児童・青年期の患者については，他の治療法が無効である場合にのみ適応とすべきとされている。

薬物治療に先立つ1次治療としてECTが選択される場合と，薬物治療など他の治療が実施された後に2次治療としてECTが選択される場合がある。

〈1次治療としてのECTの適応〉

・迅速で確実な症状の改善が必要とされる場合：自殺の危険，拒食・低栄養・脱水などによる身体衰弱，緊張病性興奮，緊張病性昏迷，著しい不安・焦燥
・他の治療の危険性がECTの危険性よりも高いと判断される場合（高齢者，妊娠，身体合併症）
・以前の1回以上のエピソードで，薬物療法の反応が不良であったか，ECTの反応が良好であった場合

〈2次治療としてのECTの適応〉

・薬物の選択，用量，投与期間，コンプライアンスの問題を考慮した上で，薬物治療に対する抵抗性が認められると判断される場合
・薬物治療で重大な副作用が認められ，ECTの方が副作用が少ないと考えられる場合
・薬物治療中に患者の精神状態または身体状態の悪化が認められ，迅速かつ確実な治療反応が必要とされる場合

ii. 手技

m-ECTと従来のECTに分けて解説する。

a. m-ECT

現在，電気けいれん療法は倫理的側面からもm-ECTが主流となっているが，手術室を使用し麻酔科医の協力が必要であることから，ほぼ総合病院に限定されているのが実状である。サイマトロンを採用している施設が多いと思われるため，その手技を簡単に解説する。

（1）連日もしくは隔日で5回を1クールとし，1～2クールの治療を行うことが一般的である。

（2）事前に麻酔科医と使用する麻酔薬について打ち合わせをする。麻酔薬の選択や出力電気量の設定等の詳細は成書[2]に譲るが，麻酔薬により脳波上発作（以後「発作」とする）の閾値が変わるため，1回目の施行結果を踏まえて，麻酔薬の変更などを検討する必要が生じる。

（3）1回目はハーフエイジ法もしくは滴定法にて出力の設定を行い，発作が20秒以上持続するような出力設定とする。一般的には回数を重ねるごとに出力を上げていかないと，有効な発作が認められない症例が多く，出力を100％にしても有効な発作が認められない場合は従来

のサイン波治療器による治療に切り替えることも必要となってくる。

　(4) 静脈麻酔により入眠させた後は，麻酔科医が十分な酸素化を行っている間に，通電パッチの貼付，脳波測定，心電図測定の設定を行い，筋弛緩薬の効果確認のため下肢に駆血帯を巻く。筋弛緩後は，念のため誤咬防止のマウスピースを口腔内に挿入し，通電を開始する。

　(5) 通電はボタンを押し続けることで，設定された電気量が通電されることとなり，自動的に通電は終了する。通電により有効な発作が得られたかどうかは脳波によって確認する。有効な発作が得られなかった場合は出力を上げて再度通電することもあるが，麻酔薬の変更や出力調整などを検討し，次回に有効な発作が得られるよう調整していくことが多い。

　(6) 通電後は，酸素を流しながらリカバリー室に移動し，麻酔薬・筋弛緩薬の効果が切れ，疎通が可能となったことを確認してから自室へ戻すことになる。

　b. 従来型のECT

　(1) 連日もしくは隔日で5回を1クールとし，1～2クールの治療を行うことが一般的であるのはm-ECTと同様である。

　(2) ECTの施行に際しては，予想外の急変も考慮し，救急カートを準備しておく。以前は流涎を抑える前処置として硫酸アトロピン0.5mg/1mL，1A筋注を施行していたが，頻脈を誘発することから最近では行われなくなっている。

　(3) 静脈麻酔を行う。筆者の施設ではamobarbitalを使用しているが，flunitrazepamやmidazolamを使用している施設も多いと思われる。Midazolamは通電後のもうろう状態の持続時間がやや長い印象を受ける。静脈麻酔にて睫毛反射が消失したことを確認し通電するが，この際，電極接触部位をアルコール綿でしっかりと拭い皮脂を除去しておくことで，通電による火傷がある程度予防可能である。

　(4) 1回の刺激は100～110Vの電圧で，5秒間通電することが標準的である。

　(5) m-ECTと異なり，通電時には強直間代性けいれんが起こるため，スタッフ数名で上下肢の動きをある程度制御する必要があるが，しっかりと固定するような形にした場合には関節の脱臼などもあり得るため，上下肢の着衣部分を持ち，動き過ぎることを防止する程度に留める方がよい。

　(6) m-ECTのように脳波が記録されるわけではないため，スタッフ1名が時計係となり通電後の時間を読み上げ，通電した医師が強直間代性けいれんの持続時間と呼吸回復までの所要時間を目視にて確認し，カルテに記載する。

　(7) 通電後は呼吸が十分に回復したことを確認し，酸素投与を開始し，電極接触部位にリンデロン軟膏などを塗布する。もうろう状態を呈することも多いため，ベッドからの転落や転倒を防止するために，意識がクリアになるまで体幹部の身体拘束を施行するか，スタッフが付き添っていることが望ましい。

　iii. 副作用

　主要なものとして，心血管系合併症（不整脈，高血圧，低血圧，稀に心筋虚血），遅延性発

作（発作が180秒以上持続する），遅延性無呼吸，発作後せん妄，頭痛，筋肉痛，嘔気，躁転，発作後せん妄・もうろう状態での転倒による受傷や認知機能障害（逆向性健忘，失見当識等），電極接触部位の火傷があるが，脳器質的疾患を有する患者では，発作後せん妄・もうろう状態および認知機能障害の発生リスクが増大する。最も発生頻度の高いものは逆向性健忘であるが，ほとんどの場合2～3日程度のものであり，大きな問題となることは少ない。

ECT治療による死亡率は，1万人に1人，8万治療回数に1回とされている。死因の大部分は，心血管系合併症によるものである。刺激中・刺激直後に副交感神経興奮による徐脈が生じ，発作の進行とともに交感神経興奮による心拍数・血圧の上昇が出現し，発作終了後には再び副交感神経による徐脈と異所性収縮などの不整脈が出現する。このようにECT施行により，心拍数・血圧の急激な変化が引き起こされるため，心血管系の合併症による急変が引き起こされやすい。

次に症例を呈示し，ECT治療の実際を述べる。

症例11　28歳，男性，作業所通所

M市にて出生・生育。2人同胞の第2子次男。出生時・幼少時に特記すべきことなく，精神疾患の遺伝負因もない。小・中学校は成績中位であり，地元の公立高校を卒業した。自動車販売会社に就職したが3カ月ほどで退職し，その後は運転手や工場勤務など職を転々としていた。X－4年，被害関係妄想が出現して発病。当院を受診し，統合失調症の診断でrisperidone主体の薬物療法が開始されたが，コンプライアンス不良で精神症状も増悪傾向となったため，同年6～9月当院に入院となった。退院後はolanzapine主体の投薬にて概ね精神状態は安定して経過していたが，X－3年10月，怠薬により被害関係妄想が増悪し，精神運動興奮状態にて当院に2回目の入院となった。X－2年1月に退院し，olanzapine主体の投薬にて精神状態は安定して経過し，作業所通所も順調にしていたものの，X年4月再び怠薬から被害関係妄想が活発となり，同年4月11日，同居している両親に対して「おまえ達の企んでいることは分かっているんだ。そのつもりならこっちがやってやる！」等を大声で叫びながら掴み掛かるなどしたため，両親および親戚数名同伴で当院受診となり，当院に3回目の医療保護入院となった。

〔入院時現症〕

表出　やや小太りで中背の若年男性。Tシャツ，ジーパン姿。坊主頭で無精髭が目立つ。表情は硬く，感情表出は乏しいが，突然大声で笑い出すことが数回認められる。問いの理解はやや不良で，拒否なく返答は聞かれるものの，返答内容は滅裂で活発な病的体験が窺われる。

体験・行動症状　精神運動興奮，被害関係妄想，幻聴，滅裂，独語，空笑，入眠困難

状態像　精神運動興奮状態

> **診断** 妄想型統合失調症
> 入院後は保護室対応とし，これまでの治療経過において有効と判断された olanzapine 20mg/日を開始したが，拒薬のため内服させることが困難であり，入院当日は haloperidol 5mg, 1A 筋注にて対応した。その後，スタッフに対する威嚇行為も認められたため，入院翌日には身体拘束を開始せざるを得なかった。滅裂な内容の独語，空笑が頻回に認められ，ベッド上での体動も顕著で，被毒妄想に基づく拒食も認められた。

薬物治療上の問題点と ECT の導入 初回入院において risperidone の効果は乏しく olanzapine にて精神症状が改善したこと，その後の外来治療においても怠薬による精神症状の増悪を除けば作業所通所も問題なく行えていたように，olanzapine 主体の薬物療法にて概ね安定した精神状態が維持できていたことから，olanzapine を主剤として選択した。しかしながら，すぐに拒薬によって経口投与は不可能と判断された。こうしたことからは通常は経静脈的な haloperidol の投与を考慮するところであったが，第 2 回入院時のカルテを確認すると，haloperidol 5mg/1mL, 3A/日の経静脈投与により不全型の悪性症候群（発汗多量，CK 上昇）が出現したために haloperidol は中止となり，結局のところ入院 3 週間目で ECT が導入され，ECT 施行後は olanzapine 内服にて精神状態は安定したという経緯が判明したために，今回は早めの ECT 導入を決断した。

> 血液検査・心電図にて異常所見がないことを確認，保護者である父に ECT 施行について口頭および文書にて説明を行い同意を得たため，入院 3 日目より従来型の ECT を開始した（ECT 開始 1 日目より olanzapine 20mg/日の内服も可能となった）。5 回 1 クールの ECT 施行終了時の時点にて精神運動興奮のみならず被害関係妄想もほぼ消失，軽度の逆向性健忘は認められたが他に特記すべき副作用も認められなかった。ECT 施行後に精神症状の再燃を認めることなく経過し，入院 4 週間目からは外泊を施行し，3 回の外泊を経て入院 7 週目に自宅退院となった。

ECT の有用性と限界 上記したように，この症例では過去 2 回の入院治療の経験から olanzapine が有効であること，haloperidol の経静脈投与にて不全型とはいえ悪性症候群の兆候が認められたこと，および ECT が有効であることが判明しており，入院時の精神症状を一時的であっても ECT で改善し，olanzapine の経口服薬が再開できればと判断し，早めの ECT 導入に踏み切った。そして，先の入院治療の約半分程度の入院期間で軽快退院につながったと

いう結果が得られたのである。ただし，ECT は効果の発現が早く，精神症状を悪化させる可能性も少なく，副作用も少ないため急性期治療においては有効な治療手段となり得るが，統合失調症においてはその効果の持続は比較的短い（印象としては2～3週間程度か？）ことが多いため，ECT 施行後の薬物療法に関して見通しが立たない状況でやみくもに ECT を導入することは，結局は治療の先送りにしかならないことに留意すべきであり，その施行は慎重に検討すべきと考える。ECT 治療は，統合失調症の治療においてはあくまで急性期病像を一次的に抑制するものであって，精神状態の安定を持続させるためには，その施行後に適切な薬物療法が不可欠であることを常に念頭に置いておくべきと考える。

■文　献

1) 保崎秀夫：日常臨床における表出の診かたとその意義．精神科治療学，17；1211-1216，2002．
2) Kellner, C.H., Pritchett, J.T., Beale, M.D., et al.：Handbook of ECT. American Psychiatric Press, Washington D.C., 1997.（澤温監訳：ECT ハンドブック．星和書店，東京，2003）
3) 中安信夫：精神科臨床を始める人のために ―精神科臨床診断の方法．星和書店，東京，2007．
4) 日本総合病院精神医学会教育・研究委員会編：静脈血栓塞栓症予防指針（日本総合病院精神医学会治療指針2）．星和書店，東京，2006．
5) 日本総合病院精神医学会教育・研究委員会編：身体拘束・隔離の指針（日本総合病院精神医学会治療指針3）．星和書店，東京，2007．
6) 日本総合病院精神医学会教育・研究委員会編：急性薬物中毒の指針（日本総合病院精神医学会治療指針4）．星和書店，東京，2008．

統合失調症に対するベッドサイド・プラクティス 4

慢 性 期

広沢正孝

はじめに

　統合失調症の慢性期では，初期や急性期に比べて患者は多様な状態を呈する。症状も漠然とし，患者を前にして医師が切迫感を感じることも急性期ほどではないであろう。それを象徴するかのように彼らのカルテには，外来，入院を問わず同じような文言が並んでいることが少なくない。たとえば，毎回同じ内容の幻聴や妄想の記述，場合によっては「無為・自閉」といった常套句の羅列が目立つ。しかし一方で，彼らには増悪や自殺，身体疾患への罹患といった予期せぬ事態が生じ得ることもまた事実である。経験豊富な医師であれば誰でも，慢性期治療が通常考えられている以上に難しいことは知るところである。

　慢性期患者を取り囲む環境も近年変化しつつある。2006年の障害者自立支援法の成立が象徴するように，統合失調症患者の自立が課題となり，ともすると長年病棟や地域で生活してきた彼らに退院や自活といった「圧力」がかかり，「予期せぬ事態」がより喚起されやすい時代になっているともいえる。

　ここでは慢性期の外来患者，はなばなしい妄想をもった長期入院患者，退院を迎えた長期入院患者を中心に彼らの内的世界を描き出し，慢性期患者への治療的な対応方法を述べていきたい。

1) 慢性期特有の症状

　慢性期の統合失調症患者の場合，彼らに現れる症状を1つ1つ記述しようとすると，困難なことが少なくない。それは急性期のように症状の輪郭が明瞭でないことによる。永田ら[28]によれば，その理由として，①慢性期には言語の崩壊があり，的確な陳述が得られにくいこと，②患者にとって病的体験自体の「異質性」が減じ，他者に陳述する姿勢を失っていること，③種々の統合失調症性の人格変化に修飾されていること，④各症状が融合して病理現象がいかようにも見えること，⑤治療環境などによる退行や患者の対処copingがみられ，これらが症状を修飾することなどが考えられる。

　慢性期の患者を理解する上で重要なことは，上述の事態の背景に，自己を統合するために必

要なエネルギーの持続的な減弱が想定される点である。それを Conrad, K.[3] はエネルギーポテンシャルの低下，吉松[40] は「精神的エネルギー」の低下と呼んだが，ちなみに吉松によれば精神的エネルギーには，自己の統一性を保つための基礎的エネルギー，内外の刺激を自己保存法則に従って選択的に取り入れつつ意味ある像へと構成するエネルギー，時間経過の中で諸経験を重ねつつ，一貫した「自分」という意識のもとに自己を誕生から死へと生成させていくエネルギーが想定され，そのいずれもの低下が慢性化と関係しているという。

ここでは，これらのことを基盤におきながら，統合失調症患者の慢性期特有の症状を記していく。

自我障害

自我障害という概念は，現在の操作的診断では表舞台に登場する機会が少なく，若手の医師の間でも，かつてほど注目されていないのではないかと思われる。しかしこれまでの記述からも容易に想像されるように，統合失調症の慢性期を考える際，自我障害こそがその中核に据えられる症状といっても過言ではなく，これが他の症状をさまざまに修飾しているのである。とりわけ慢性期の患者においては，「精神的エネルギー」の低下とも相まって，能動性の意識・単一性の意識・同一性の意識・外界や他者との境界の意識のいずれもが曖昧となり，それらを基礎として以下に述べる諸症状が形成されているものと考えられる。

自閉

自閉もまた，慢性期の患者を説明する際に欠かせない症状である。自閉とはもともと Bleuler, E.[2] の言うごとく，「内面生活の相対的，絶対的優位を伴う現実からの遊離」を指し，それ自体は統合失調症患者の全経過を通じて認められる。ただし慢性期の場合には，その内面生活がきわめて乏しくなっており（これを Minkowski, E.[18] は「貧しい自閉」と呼んだ），それは「病的合理主義」・「病的幾何学主義」という生き方にもつながっている。

感情と意欲の障害

感情および意欲の障害は，統合失調症の陰性症状の中核といえ[28]，やはり慢性期を語るときに欠かせない症状である。慢性期の患者では，感情は一般に平板化し，また「鈍麻」という言葉で象徴されるように本来ひとがもっていると思われる情緒性が機能しにくくなっており，それはしばしば前述の貧しい自閉とも結びつく。また意欲の障害も種々の統合失調症性の病理と融合し，たとえば永田[27] が寡症状性統合失調症の長期経過の中で記述している「スタミナ切れ」の現象などは，その一例として挙げられる。

思考障害（妄想を除く）

慢性期の思考障害の代表は，Bleuler[2] のいう連合弛緩（思考弛緩）であり，これが高度に

なれば滅裂思考ないし「言葉のサラダ」となる。慢性期では，全般的に患者は自らの発話に対して相手の反応を期待しなくなり，これが連合弛緩の一因になっている可能性があるともいう[28]。

幻覚・妄想

慢性期の妄想は，初期および急性期のように，妄想気分や妄想知覚などの真性妄想を核に展開するものではなく，その「戸を閉じられ」て[10]，全般的に形骸化されている[20]。患者自身も「妄想の中（in Wahnwelt）から妄想と共に（mit Wahnwelt）という生き方の転換」[32] をし，このことは全般に妄想が患者にとって「異質性」を失っていることを意味する。このような彼らには，しばしば「妄想世界」と「現実世界」とを矛盾なく生きるという二重見当識 doppelte Orientierung が認められる。中には妄想世界が現実から一人歩きし，荒唐無稽ともいえる，より世界的な規模の妄想と共に生活する患者もある[6]が，そのような彼らにおいても基本的には二重見当識が機能し，妄想は患者の行動にはほとんど影響を与えない。

統合失調症の幻覚は，妄想と同じ内容の幻聴が典型であり，急性期には「圧倒的な力で患者に迫る未知性に刻印された実体性」をもつ[12]。しかし慢性期では，妄想の形骸化の中でこのような幻聴自体の特性も薄れ，せいぜい自分の生活に邪魔な存在程度になる。すなわちここでも「異質性」が薄れ，患者からは（幻聴に）「慣れてしまった」という言葉すら聞かれることがある。一方で幻聴に苦悶し続ける患者も存在することは事実であるが，その場合には対話性の幻聴が多いようである[28]。

時間体験の変容

時間体験の変容は急性期にも認められ，その記述は中井の寛解過程論[29]に詳しく記述されているが，慢性期患者の場合には，とくに限局した「現在」のみを生きている傾向をもつ。すなわち Arieti, S.[1] のいう「精神時間野の限定」，宮本[19] の述べる「『現在』という時間のみで病者が生きる」現象がみられ，とりわけこれは入院中の慢性期患者に目立つ。

その他

自我障害と密接な関連をもつと思われる症状として，特異な身体感覚を挙げることができる。それは外部から強度の力が加わるという感覚であり，加藤[13] はこれを「非意味」の「力」と表現した。患者が語る「頭痛」や「疲れ」の背景に，しばしばこの現象が存在する可能性がある。一方で患者には，通常われわれがもっている身体感覚が障害されていることも稀でなく，たとえば高熱を出しても訴えなかったり，癌が末期になるまで発見されなかったりすることがある。

特殊な知覚や身体感覚を伴う現象として，「知覚潰乱発作」が存在する。これは，①知覚変容が主な体験であり，②不安や恐怖を伴うことが多く，③多くは自己違和的・例外的なものと

とらえられ，④持続時間は数分から数時間，⑤睡眠により消失し，⑥発作は急激に始まり，⑦とくに黄昏時に多く，⑧治療的にはベンゾジアゼピン系が有効という特徴をもつ[37,38]。変容する知覚領域は視覚と聴覚が多いが，体感領域のこともある。この体験の特徴は，慢性期の他の病的体験が「異質性」を減じているのに対し，この体験のみはきわめて「異質」な体験として訴えられる点にある[28]。

言語・行動の障害としては，独語や空笑を挙げることができる。しかし日常臨床場面でより多く体験されるのは，患者の発する言葉が，果たして独語であるのか会話であるのか区別しがたい現象である。渡辺[36]は，統合失調症の独語がいかなる主体他者をも真に必要としない点に特徴があるとみているが，慢性期の患者の場合は会話全般にも同様の傾向がうかがわれ，一般に言葉自体が捉えにくいものとなる。

このほかにも，慢性期の統合失調症の症状として記述しなければならない事柄はあるが，それは具体的な症例を挙げる中で触れていきたい。

2）慢性期患者の治療

慢性期の統合失調症の患者像はさまざまであり，その1つ1つを詳細に触れることはできない。そこで今回は，現在の日本の精神医療の実態を鑑みて，社会で生活する患者と長期入院中の患者の臨床特徴と問題点および治療方法を，3症例を挙げて説明する。

なお症例の記載は，あくまでもベッドサイド・プラクティスの趣意に基づき，一人の主治医が患者にいかに出会い，患者の病歴をいかに把握し，その都度の患者の示す症状や状態像をどのように理解したかを順を追って記載する。そのため通常の症例記載とは順番が異なる。

① 外来治療例

社会で生活する統合失調症患者は，入院患者と比較して，病状が安定している者が多い。たとえ幻覚・妄想がみられたとしても，上述のように原則として「妄想の中」ではなく「妄想と共に」生きている症例が中心となる。彼らにみられる症状は，主として陰性症状であり，その点で精神科リハビリテーション的な視点が必要とされよう[9]。

しかし，彼らの内界はわれわれが想像するほど安定しているとはいえず，周囲との間で統合失調症患者特有の緊張関係が密かに生じていることが少なくない[7]。またそれが端緒となって，病状の悪化が生じることもある。慢性期の統合失調症患者の外来治療では，このような彼らに特有な精神病理を十分に把握する力を備え，かつ臨機応変な対応が必要とされる。

i. 症例提示

> **症例 12**　A，筆者初診時 51 歳，女性（文献 7, 9 に一部提示した症例）
>
> 〔初回面接〕筆者が A の主治医となったのは，彼女が 51 歳のときであった。それまで 10 年間主治医を務めた医師が転勤になったためである。前医の申し送りでは，A には数年にわたって陽性症状はみられず，一見温和で控え目，人懐こさすら感じられるという。また彼女は，「必死に貯めたお金で」大都市近郊にささやかな家を建て，長女と 2 人で暮らしており，いわゆる社会的寛解を維持しているとのことであった。
>
> 初診時の A は，生活上の悩みの相談にのっていた担当の精神保健福祉士とともに外来診察室に入室してきた。礼節は保たれて愛想もよかったが，彼女は挨拶直後より，以下のように高血圧症に関する心配を，なかば一方的に昵懇の間柄であるかのように筆者に話し始めた。「○○先生に血圧が高いと言われて，食事が大変で。ほら，いつも夜中にしびれるでしょう。どうすればよいでしょうかねえ」。ちなみに筆者は○○先生という名前も夜中のしびれの感覚も，はじめて聞く内容であった。そこで同伴した精神保健福祉士に尋ねると，A は 3 年前から高血圧症であり，都内の病院で薬物療法と食事療法を行っているとのことであった。また A は些細な身体的変調に敏感であり，前医には逐一それを相談していたという。
>
> 筆者の初回面接は約 15 分で，その場では家族のことと日常生活のことを簡潔に聞き，処方は変更せずにおいた（risperidone 3mg/日，biperiden 2mg/日）。

慢性期の患者の印象と初回面接時の場面設定　慢性期の患者の初回面接の多くは，主治医交代の場面である。彼らの場合，初期や急性期の初診時のように，主訴と受診継続動機は明確でなくなっており，それは症状の異質性が減弱していることと関連している。さらに彼らの場合，症状や疾患に対する姿勢が前医との「人間関係」ないし「共体験」（第 I 部参照）により修飾されている。

そのような患者にとって主治医の交代は，「共体験」の喪失に直面させかねず，新たに疾病や受診動機を問われる場面ともなりかねない。実際に患者の多くは，主治医の交代に対して不安を抱いていることが多い。ここで重要なことは，治療の行き詰まりによる交代でない限り，それまでの患者の治療の流れをできるかぎり妨げることなく引き継ぐことにあると思われる。

病状と病歴の確認　初診時と異なり，現病歴や現在の症状や状態像はすでに診療録に記載されているので，それに目を通しておくとよい。少なくとも初回面接時に，唐突に病歴や病状の詳しい確認（聴きなおし）を行うことは，前述の治療の流れを妨げる危険がある。症状の聴取に関して肝要なことは，むしろ患者の体験が前医との「共体験」によってどのように修飾されているのかを確かめることにあろう。すなわち患者の語る体験や症状が，患者にとっていかなる意味をもっているのか（患者の内界にいかに定位されているのか）を聞く姿勢である。

このほか慢性期の外来患者でとくに確認しておくべき点は，キーパーソンに関する情報（患者との関係，年齢，同居の有無，職業など），既往歴や身体疾患の併発の有無（病名，服用している薬物の種類，主治医の名前，緊急時の連絡先）であろう。この種の確認は，概して患者にとって侵襲的ではない。

病名確認（病名告知）の問題　統合失調症の病名を患者と確認しておくことは，たしかにその後の治療をスムーズに進行させる利点はある。しかし，病状や病歴の機械的な確認と同様，初回面接時の慢性期患者への病名確認は，むしろ有害な面が多いと思われる。慢性期の患者の多くは，真の病気の受容はさておいても，「統合失調症患者として」ないしは「精神障害者として」長い間生活してきているひとであり，その中で「病気」はひとつの体験様式となっているのである。機械的な統合失調症の病名確認は，そのような微妙な体験様式を壊すことにもなりかねない。

筆者は，初回面接では「前医からどういう病気と言われていたか」という確認の仕方をとる。この答えの中から，前医との間にもたれていた「共体験」がいかなるものであったか，患者が病気をいかに受け止め，いかに「統合失調症と共に社会生活を行っているか」という今後の治療にとって重要な情報が得られるからである。

Aの場合は，前主治医との間に「統合失調症」をめぐる暗黙の了解があったようである。筆者はAに対して，初回面接時にあえて病名の確認は行わず，上述の「前主治医のカルテをよく読んでおきます」という言葉の中にそれを託した。なお慢性期の統合失調症患者の病名の受け止め方の繊細さは，のちのAの入院のときに顕わになるので，そこでまた触れる（p.143参照）。

処方をめぐって　初回面接時の処方は，急激な増悪などの場合を除き，原則として前主治医の処方を引き継ぐことが望ましい。病名と同様「くすり」に関しても個々の患者の意味づけがあり，その多くは前主治医との共同作業によって作られたものである。またたとえ科学的なエビデンスに基づくものでなくとも，処方されている薬物が患者の日常生活を支えるものであるならば「否定」しないでおき，その薬物の意味を患者から聞いておくことが望ましい。

慢性期患者の表出について（関与しながらの観察と関与なしの観察の場合）

慢性期の統合失調症患者の表出は，急性期に比べて変化に乏しい。提示したAの場合，少なくとも前医との治療の流れを維持している限り，やや弛緩しているが「穏やかな表出（やや児戯的）」が持続していた〔これは一種の「関与をしながらの観察」（第Ⅰ部参照）である〕。このような固定化された表出は，外来場面ではしばしばみられ，主治医はそれをもとに，彼らを「安定した病状」（ないしは比較的良好な社会適応）にあると評価することもあろう。しかし，このような現象は，あくまでも主治医との共体験が生み出した産物であることが少なくないのである。彼らの表出は，生活の場面によって極端に変化することも稀ではない。

ここで重要となるのが「関与なしの観察」の機会の確保であり，それには外来待合室や町場で

の彼らの表出の確認が有用である。たとえば，診察室の中で「穏やかな」表情をしている患者も，街中を一人で歩いている際には「硬い」表情をしており，主治医をして患者の評価を再考させられることがある。

〔生活歴・現病歴の把握〕　Ａは大都市の下町で誕生した。生来内気であったが，「素直な性格のため」周囲の大人から「かわいがられていた」という。Ａは地元の高校を優秀な成績で卒業し，洋裁学校へ通った。その後，自宅で洋裁の仕事に従事し，22歳時に見合い結婚，一男一女をもうけた。夫は下町の工場経営者であったが「遊び人」であり，まもなく借金生活に入った。28歳時，Ａは「子供を育てるために働かなければならず」，知人の援助で惣菜屋を開店した。店は彼女の「気取らぬ性格のため繁盛した」という。しかし31歳時，Ａは「地域の同業者に商売を邪魔していると言われる」，「いつも後をつけ狙われている」，「家にガスをまかれた」などと幻覚妄想状態に陥って精神科を受診，即日，実家に近い当院に入院となった。薬物療法により幻覚妄想は消失し，約半年後に若干の「人格水準の低下」を残して退院となった。

　Ａは店を閉じ，以後は百貨店の惣菜売り場などに勤務した。しかし「以前のような集中力がなく，ミスも多く」，いずれも半年ほどで退職している。このころのカルテの記載には，Ａは「私としては一生懸命なのに，同僚や店長からは『仕事を覚える気がない。すぐにサボりたがる』と言われる」とある。35歳時にＡは離婚し，その後は実家の近くに転居して，仕事（何回か転職している）と外来治療を続けながら子供を育てた。Ａが43歳時に父親が死亡し，その遺産と「コツコツと貯めたお金で」実家の隣町に自宅を建てた。その後のＡのカルテには病状の記載はあまりなく，ほとんどが近所づきあいに関する「悩み相談」で終始していた。ただし，1年に1回程度，近所の住人に対する被害感（「私の一家に悪意を抱いて，ゴミを玄関の前に捨てていく」など）が亢進し，Ａの自己の脆弱性と内界の不安定さを垣間見ることができた。

慢性期外来患者の病歴で把握すること　慢性期患者のカルテの多くは厚いものであり，一気にその全てを把握することは困難である。大切なことは，入院時に記載された基本情報（生活史・現病歴・家族歴・病前性格・病状など）と，その後の治療（使用された薬物の種類と量など）や病状（妄想・幻聴があればその内容など）の流れである。また同時に，患者の統合失調症患者としての「ひととなり」と，その背後に存在する精神病理を的確に読み取ることも重要といえる。

Ａの「ひととなり」と精神病理　Ａの場合で注目すべき点は，「素直な性格のため」周囲の大人から「かわいがられていた」という記載と，それ以降の仕事（転々としてはいるが継続し

ている），地域での生活ぶりおよび初回面接時の「人懐こさ」であった。このようなAの「ひととなり」は，「児戯的」ではあるが十分に社会適応的に機能してきたものと推察されよう。しかし，その反面でこの「ひととなり」は，統合失調症患者のもつ脆弱性もまた危惧させるものである。すなわち，それは「自己の全存在を目の前の他者に預けながら生きる」という生き方でもあり，後述の「自己譲渡」[31]という精神行動特性につながり得るのである。このような生き方は，容易に他者の思惑に翻弄されかねないものであり，1年に1回程度の被害感の出現との関連で注目しておく必要があるといえよう。

〔日常診療〕
長男夫婦との同居まで―Aの日常生活　その後の外来面接は1回10分程度で，Aは毎回日々の生活の様子（近所づきあい，買い物時や美容院における会話など）を何気なく語っては帰っていった。その内容からは，Aの社会生活は限られた範囲ではあるが「気心の知れた」人々が随所におり，平穏無事に流れているように感じられた。一方で身体症状に関しては，頭痛やだるさ，しびれなどを訴え，それと血圧とを関連させて語っていた。その訴えはきわめて深刻な内容であったが，Aの場合はそれを一方的に筆者に語るのみで，身体症状に対する具体的な対応まで進まぬまま面接は終わっていた。

　Aが53歳のときに長女が結婚し，自宅の近所に居を構えた。さらに55歳のときには長男も結婚し，以後Aと長男夫婦との同居生活が始まった。なお結婚時に長男は嫁にAの病歴を告げてある。当初Aが述べるには，嫁は「とても気さくな人で，今日まで頑張ってきた甲斐があった」とのことであった。

ライフイベントへの対応　慢性期の外来治療の中では，患者の重要なライフイベントに遭遇することが少なくない。Aの場合で言えば，長女の結婚と別居，長男の結婚と同居話などである。これらは健常者においてもかなりの心的ストレスの源泉となるため，その都度主治医は生活環境の調整や病状の増悪の予防に心がける必要がある。

　ところでAの場合，これらのライフイベントに対して驚くほど淡々としていた。長女との別居に際しても，健常者が通常抱く喪失反応などはなく，表面的・多幸的な印象がもたれた。このような現象は，慢性期の外来統合失調症患者にはしばしば認められ，その背景に「感情の棚上げ現象」[34]（p.162参照）が存在している可能性がある。したがって後に深刻な精神状態の悪化をきたす危険があるため，注意が必要である。

執拗な身体愁訴　慢性期の患者では，執拗な身体愁訴を認めることが少なくない。ここで訴えられる身体感覚は，しばしば自我障害と結びつき（p.135参照），論理的（医学的）な対応が困難である。しかし冷静に観察すると，必ずしもAのように論理的で具体的な解決策を求め

ているわけではなく，むしろ主治医への「(苦痛ないし不安の) 報告」をもっぱら意図しているように見える場合がある。推察の域は出ないが，自我障害をもつ患者にとって主治医への報告は，自己の中に保つことができない不安を主治医に預ける機能をもつのかもしれない。主治医に必要な姿勢は，その都度このような訴えを真摯に傾聴することにあるといえようか。

〔精神行動特性への注目〕
長男夫婦との確執（新たな家族との関係から見えてくる精神行動特性）　まもなく嫁は妊娠し，Ａが買い物や掃除，食事の支度を担当することになった。その後Ａは，嫁に関して多くを語らなかった。しかし半年後，突然筆者に「嫁さんはいちいち私のすることにケチをつける。私は嫁さんのために頑張っているのに，嫁さんは『ご飯の時間が遅い』とか，『味が濃い』とか，『献立がバラバラ』とか，『風呂に入るのをせき立てる』とか，『何度言っても掃除がいい加減だ』，『買い物をしても気が利かない』とか言う」と語った。筆者はＡに，「嫁さんも妊娠中であり，精神的に疲れているのではないか」と慰めた。

　その後まもなくＡの高血圧症の治療日と精神科受診日が重なり，Ａの代わりに嫁が主治医のもとを訪れた。主治医はそれとなく嫁の抱くＡの人物像を尋ねてみた。嫁は「私も義母さんには本当に世話になっているとわかっている。でも一日中一緒にいるとついつい頭にきてしまう。普通の人と違って『当たり前な感覚が』全然通じない。みな些細なことだが，全部合わせるとやっぱり変」と述べた。具体的には，「買い物を頼むとする。頼んだ品物がないと普通なら気を利かせてその代用品を買ってきてくれると思うが，義母は何も買わずに帰ってくる」，「掃除も臨機応変にやってくれない。……掃除の日を私に決めてくれと言うので，『お母さんの好きにしてください』と言ったら，それでは困ると言う。それで私が決めたら，その日でなければ汚れていても掃除しない」，「食事も義母・夫・私の好きなものを全部作ろうとして時間ばかりかかる。結局つわりで気分の悪い私が手を出さざるを得なくなる」，「夫と私の意見が違って，献立が決まらないとパニックになる」，「買い物のとき不必要な量を買ってしまい，冷蔵庫は腐った牛乳や野菜で溢れている」などであった。そして「義母と接していると，私にわざと意地悪しているように思えてしまって，ついついきついことを言ってしまう」とも述べていた。

統合失調症患者の家族生活の盲点と精神行動特性の理解　Ａ一家に生じたような家族内葛藤は，患者から詳細に語られることはあまりないが，多くの慢性期の患者の家庭で生じている可能性のある現象である。とりわけ婚姻によって新たに加わった家族との葛藤は，その人物が患者との共同生活に熱心であればあるほど深刻となり，その人物をhigh-EE 家族（高感情表出家族）に導く危険をもつ[9]。その原因のかなりの部分は，統合失調症患者がもつ精神行動特

精神行動特性への留意——Aの場合　Aに認められた精神行動特性[9]の一部を記述する。

・「融通性のなさ－気の利かなさ」；惣菜売り場で「いつも言われたとおりにしか仕事をしなかった」こと，息子夫婦との同居後，買い物の際に頼まれた品物がないと買わずに帰ってきてしまったこと，たとえ汚れていても決められた掃除の日以外は掃除を行わなかったことなどがこれに該当する。この精神行動特性は，患者に対して（ごく当然に）臨機応変な対応を期待する周囲の者を心理的に追い込みかねない。

・「迷いやすさ」；献立を立てる際に，長男と嫁の見解が異なると「パニックに」なってしまったことがこれに相当すると思われる。統合失調症患者（とくに破瓜型患者）では，先述の「自己譲渡」という精神行動特性をもつ。「迷いやすさ」という精神行動特性は，譲渡すべき他者が複数存在するときにみられやすく，自己の統合の維持をめぐる危機に直結し得る。

精神行動特性とは

　従来の精神医学の精神病理学的記述は，面接室内で観察される「症状」をもとに行われていた。しかし精神医療の現場が入院病棟から外来，さらには社会生活の場面へと移行するにつれ，「症状」とともに社会生活場面でみられる患者の認知・行動特性を把握する必要が生じてきた。そこで注目されるのが精神行動特性という概念である。この用語は，統合失調症患者に対して吉松[3]が使用したものであるが，慢性期の患者の地域生活（とくに健常者との共生）を維持し，病状の安定を図る上で欠かせない視点である。以前に筆者[2]は，統合失調症患者にみられやすい精神行動特性を具体的に挙げ，それに対して周囲の者が抱く印象を考察し，同時に解決方法を模索した。

　以下に統合失調症患者にみられやすい精神行動特性（そのキーワードと具体像）を列記する。

・基底症状（Huber, G.）：普通のことが当たり前にできず，疲れやすく根気がないなど
・時間の連続性のなさ：言動に首尾一貫性や計画性がないなど
・連合弛緩（Bleuler, E.）：周囲からは，何を言っているのかよく理解できないなど
・両価性（Bleuler, E.）：一方的な攻撃性と過度の依存の並存など
・嘘のつけなさ（土居）：嘘をつけない，「オモテ」と「ウラ」がないなど[1]
・自己譲渡（小山内）：自己の全存在を他者へあけわたす姿勢
・迷いやすさ：どちらにすればよいのか決められず，そのために自己の維持の危機を招く特徴
・瀬戸際の拒絶：自己を維持するための瀬戸際の防衛手段。周囲には了解不能の頑なさと映る
・融通性のなさ：何事にも気が利かないなど
・悉無傾向（吉松）：仕事などを徹底的に行うか，全く行わないかの両極端な姿勢
・同時遂行不全：2つのことを同時にできないという特徴
・「経験」化不全：体験したことが，自分自身の経験になりにくいという特徴
・幻想的自我同一性（吉松）：現実よりも，淡い幻想世界で生き続ける姿勢
・超正常者像（中井）：健常者を超正常者と錯覚し，過度の自己鍛錬を行うなど
・横並び回避と格づけ志向：「他人との静い」を嫌がり「独りでの闘い」を好む姿勢
・休めなさ（湯浅）：休み時間に不安になる（自己の成立の危機に直面する）など

・巧みな少数者（中井）：マイナーな生き方や，無名性を好む生き方

文　献
1) 土居健郎：分裂病と秘密．土居健郎編：分裂病の精神病理1巻．東京大学出版会，東京，p.1-18, 1972.
2) 広沢正孝：統合失調症を理解する―彼らの生きる世界と精神科リハビリテーション．医学書院，東京，2006.
3) 吉松和哉：精神分裂病の自我に関する一考察―その行動様式上の特徴を中心に―．荻野恒一編：分裂病の精神病理4巻．東京大学出版会，東京，p.21-49, 1976.

〔危機介入〕

症状の再燃と危機介入（避難入院）　その後A一家は家族会議を開き，まもなく別居した。3カ月後には孫が誕生し，Aはそれを主治医に淡々と報告するなど，以後半年間のAの病状は一見安定しているように見えた。しかし徐々に身体症状へのとらわれが増加し，これまでのような一方的な主治医への報告にとどまらず，その原因を詮索しては主治医に納得のいくまで見解を求めるようになった。別居8カ月後，Aは「近所の人が白い眼で見る」，「隣の人が嫌がらせで庭に石を投げ入れる」，「家にガスを撒かれて体がしびれる」などと述べた。Aによれば，この時期には近所の道路の拡張工事があり，その範囲の決定で住民同士がもめていたとのことであった。美容院でも八百屋でもこの話題が出て，Aは「自分の腹を探られている」ように感じたというのである。このとき筆者は抗精神病薬の増量をAに提案したが，彼女からは「その必要はない」という頑なな抵抗に遭った。そこで筆者は，Aに短期間の「避難入院」を提案したところ，この案には長女や長男からも賛同が得られた。Aは「家が心配である」という理由で当初は反対したが，入院期間中は長女が家を管理することで納得を得た。入院の名目は近隣からの「一時避難」と「疲労の回復」であり，それに合わせて入院形態は任意入院とした。

再燃（再発）と危機介入　慢性期患者の外来治療の重要な課題は，再燃（再発）予防である。ここで重要な点は，急性期以上に患者の精神行動特性と患者の生活環境に気を配ることであろう。筆者がA一家に対して別居を勧めたのは，high EE家族との同居時間の長さが再燃（再発）の危険を高めるという生活環境上の問題[30]を考慮したゆえである（ただし，後に述べるように，筆者のこの対応が適切であったか否かには疑問が残る）。

しかし，臨床現場ではこの種の対応をもってしても再燃（再発）を予防できないことがある。慢性期患者が地域で生活している場合，患者の自己の存続に危機をもたらす事柄が随所に存在しているからである。Aの場合の再燃は，道路の拡張工事をめぐる近隣の住民の「思惑」

に巻き込まれたことに始まったようである。Ａがもっていたと思われる「自己譲渡」という精神行動特性は，このような譲渡先の見えない状況では自己の存続の危機を招く。今回筆者が「避難入院」を提案したのは，この危機を避けるためであった。

入院の名目と入院形態・入院病棟の選択　慢性期の患者の場合，入院の目的（名目）も薬物療法と同様，必ずしも論理的（医学的）根拠に厳密に基づく必要はないと思われる。たとえば今回のＡの入院は，医学的には病状の悪化と幻覚妄想に対する治療であるが，彼女の生活の流れから言えば「（自己の）危機をもたらす環境の回避」，すなわち「避難入院」となる。また入院に際しては，その環境設定も医学的根拠に縛られず，臨機応変な対応を行うことが求められる。Ａの病棟の選択は，医学的状態像から判断すれば急性期病棟（閉鎖病棟）への医療保護入院も考えられたが，「避難入院」という位置づけでは，今回は社会復帰病棟への任意入院のほうが自然な流れといえた。

〔入院から見えてくること（病識への対応）〕入院後，Ａを説得して risperidone を 6mg/日まで増量，徐々にＡは被害妄想を語らなくなった。ただし，当初Ａは周囲の患者の一挙手一投足に敏感に反応し，また病棟看護師の指示に対してしばしば「私は精神病ではない」と戸惑いを見せるなど，むしろ病状の悪化が認められた。筆者は看護師に，あくまでも「外来患者の避難入院」の位置づけでＡに接するよう依頼した。

入院3週間目，Ａは過去8カ月間を振り返り，「別居して楽になったのに，自分がわからなくなってきた。どこへ行ってもなぜ別居したのかと聞かれ，病気がバレているのかと思った」，「周りの目が気になり，区画整理でも自分の立ち位置が見えなくなった」と語った。入院1カ月目，Ａは「そろそろ家に帰れそう」と述べたため試験外泊を行い，約1カ月半の入院ののち退院となった。この時期には区画整理の話も下火になっており，Ａは「何事もなかったかのように」ふたたび外来通院を始めた。

長期間社会で生活している患者の再入院の難しさ　長期間社会生活を行ってきた患者の場合，先に述べたように疾病に対する姿勢は，主治医との「共体験」の中で修飾され，疾病は暗黙のうちに「生きられた」体験となっていることが多い。このような患者が再入院する際には，患者は初回入院以上に疾病や病棟・他患・スタッフに対して繊細な反応を示すことが多い。

今回のＡの入院場面でも，彼女は他患の一挙手一投足に過敏であったほか，彼女を幻覚妄想患者として対応する看護師に対して戸惑いを見せていた。入院病棟においてＡは，健常者としても病者としても自己を位置づけられず，ここでさらなる自己の危機が生じたようである。患者の中にはＡ同様，入院による病状の悪化を認める者があることに注意が必要である。

病識の問題　上記の問題は，あらためて慢性期患者の病名確認の難しさを示す。Ａ自身は，

筆者のもとでは「統合失調症患者」として治療を受けており，その意味で病識はあるといえよう。しかし病棟の中におけるAの「私は精神病ではない」という明確な表明は，彼女の病識の特異性を示す。筆者の経験では，同様の現象は慢性期患者に少なからず認められる。彼らの場合，共に歩む者との間で生きている統合失調症と，主治医以外の者から指摘される「統合失調症」とでは異なった意味をもつようなのである。

症状の砂丘現象について　今回のAの入院は1カ月半であり，退院時には幻覚や妄想に対してあたかもそれがなかったかのごとくの姿勢をとっていた。慢性期の場合は急性期と異なり，深刻な病的体験もごく一過性であり，確固とした形態をなす前に崩れていくという特徴をもつ。この現象を永田[26]は砂丘現象と名付けている。

ii. 慢性期の患者の外来治療のポイント

提示した症例Aをもとにしながら，慢性期患者の外来治療のポイントを列記しておく。

患者の引継ぎ

原則として，前主治医の治療の流れをできるかぎり妨げない。初回面接では，病歴や病状の確認は急がず，むしろ患者が疾患（統合失調症）をいかに受け止めているかという姿勢に細心の注意を払い，それに理解を示すことが患者に安心感を与える。薬物の調整も急がず，とりわけ患者にとって個々の薬物がもつ意味を尊重することが重要である。

病歴や病状の詳細な把握

カルテを読む際には，統合失調症患者としての患者の「ひととなり」と，その背景に存在する精神病理を的確につかむことを心掛ける。

日常の外来診療

とくに重要な点は，患者の生活場面でみられる精神行動特性の把握と，それが周囲に及ぼす影響に常に気を配ることである。これはキーパーソンとなる家族との信頼関係の樹立にも極めて有用である。また自我障害の認められる慢性期患者の場合，たとえ患者が論理的に答えることが困難な生活上の不安や身体症状を訴えたとしても，その内容に惑わされず，真摯に傾聴する姿勢が肝要である。主治医はその内容を一旦引き受け，適宜患者に返していく作業が，患者にとっては自己の一貫性の保障につながるものと思われる。

急性増悪時の入院

患者にとって入院のもつ意味は，「病状の悪化」ではなく，自己の危機からの「避難」であることが多い。しかし病棟の治療構造は，往々にして患者に「病気であること」を再認させる。入院病棟で患者は，健常者としての自己と病者としての自己との混乱を体験して，病状の悪化をみることもある。したがって主治医は，入院形態・入院病棟の選択からスタッフの接し方に至るまで，細心の注意を払う必要がある。

いずれにしても，慢性期の外来患者においては，医学的なエビデンスと同時（ないしはそれ以上）に，病と共に歩む患者の姿勢を尊重することが治療のポイントになろう。

② 長期入院患者の治療例

　長期入院患者は，一般に外来患者に比して病状が不安定であり，また彼らの内界はなかなか把握しにくい。中には荒唐無稽な内容の妄想世界に浸っていたり，拒絶が著しく内界に立ち入ることが困難な患者，「貧しい自閉」（p.134参照）に象徴されるごとく内界自体が貧困化しているようにみえる患者もいる。「社会的入院」といわれる患者では，その内界は刺激の少ない入院環境から単調となり（ホスピタリズム），一見安定しているようにみえるが，一旦退院計画が立てられれば種々の動揺が生じ，予期せぬ反応を見せることもある。

　ここでは，荒唐無稽な内容の妄想をもち続ける長期入院継続例[6]と，強い拒絶から晩期寛解を経て退院に至った症例[9]を提示する。

i. 症例提示

a. 荒唐無稽な内容の妄想をもち続ける長期入院継続例

> **症例13**　B，筆者担当時43歳，男性（文献6に一部提示した症例）
>
> 〔初回面接〕初回面接時のBは43歳で，すでに12年間，当院（精神科単科の大学病院）に入院していた。当院ではいわゆる「名物患者」であり，荒唐無稽な妄想を手紙にしたためては（大小不揃いの文字が乱雑に詰まっている），回診時に院長に手渡す姿が印象的であった。筆者への申し送りでは，「現実に目が向かず，一方で薬物の変更を執拗に迫るなど，主治医泣かせの患者である」と告げられた。筆者の初回面接時にもBは手紙を手渡し，唐突に「安い（安価な）セルシンを処方してください」と要求してきた。確かにカルテには，「安いセルシン希望」という記載が並んでいた。筆者は，「薬に関しては，これからゆっくり考える」と伝え，初回面接を終えた。先輩医師から筆者は，「妄想は聞き過ぎないほうがよい。薬の変更希望に惑わされないように」とアドバイスされた。

　病棟における慢性期患者の引継ぎ　入院患者の引継ぎも，原則的には外来患者と同じである。しかし，日本の精神病院の場合，長期間入院している患者と長年その病院に勤務しているベテラン職員との関係は深く，病棟には医療の枠を超えた独特な時空間が展開している。それはベテラン職員と長期入院患者を核とした一種のコミュニティといっても過言ではなく，引継ぎの際にはこの背景を十分に理解しておく必要がある。

　とくに医師が新たにその病院に赴任する際には，医療的には医師であるが，コミュニティでは「新参者」であり，医師はこの両面で患者と職員から信頼を得る必要に迫られる。したがって，まずはこれまでの患者の治療の流れと，病院のもつ治療文化とのバランスを慎重に見きわめる必要がある。たとえばBのような妄想患者に対して，妄想を改善しようと一気に積極的治療を進めることは無謀といえよう。面接も，（医療的に問題がない限り）まずは前主治医の

ペースを引き継ぐことが無難なことが多い。

Bに対しては，基本的に週に1回の面接の治療枠を作り（前医の継承），そのほかは日々の病床訪問で対応した。

病状と病歴の確認　外来患者と同様に長期入院患者の場合も，病的体験や疾病をめぐる前医との「共体験」の質を捉える必要があるが，加えて病棟スタッフとの「共体験」，さらにはその病棟構造の中での体験の質をも考えなければならない。したがってここでも，唐突で機械的な病名・症状の確認や治療の説明は患者を困惑させかねない。

〔大まかな病歴の把握（入院時の病歴記載）〕
1）生活歴
　Bは大都市の下町に誕生した。父親は生花業を営んでいたが，Bが15歳のときに病死した。Bには3人の姉妹と兄がおり，兄が現在家業を継いでいる。母親は心配症でBの一言一句に反応し，姉たちもBの生活態度を「逐一批判した」という。そのような家族の陳述によれば，Bの性格はおとなしく小心で我が儘であった。高校卒業後のBは美容師となり，住込みで働いた。

2）現病歴・治療歴
　24歳頃よりBは仕事に出なくなり，「作曲活動に没頭した」ため，心配した家族に「無理矢理」生家に連れ戻され，家業を手伝った。しかし，あいかわらず「この曲を有名歌手のLに歌わせる」などと語ったため，「夢のようなことばかり言って，仕事をしない」と心配する家族との間に感情的な衝突がみられた。26歳時には誇大的な発言や被害的な訴えも目立ち，某病院にて2回の入院治療を受けたが，その後も症状は一進一退であった。29歳時，Bは家族の勧めで指圧専門学校に通い，なんとか卒業，しかし31歳時に指圧の仕事に就職した直後，「殺される」と訴えて包丁をもち，さらに「地球はいくつもある。『南の1の1（の地球）』ならよいが，『南の1の2』では大変なことになる。日本は沈没だ」など言動にまとまりを欠いたため，31歳時（X年）に当院に入院となった。

慢性期外来患者の病歴で把握すること　病状と病歴の情報は前医から得るのが効率的であるが，長期入院になるほど前医もまた全容を把握していないことがある。カルテからの情報入手もしばしば容易でなく，たとえば「目立つ患者（名物患者）」のカルテは概して分厚く，要点をつかみにくい。一方で「目立たない患者」のカルテは比較的薄いものの，その内容が疎らなことが少なくない。

　「目立つ患者」の場合，入院時に記載された基本情報と歴代の主治医の交代の際に記載された「申し送り事項」をとりあえず辿っておき，その他は時間のあるときにじっくりと目を通す

のが実践的といえよう。「目立たない患者」の場合は看護記録がたよりになる。そこには病棟内の患者の「生活」が具体的に記載されており、そこから病歴の推察が可能なことが少なくない。

Bの「ひととなり」と精神病理　入院患者の「ひととなり」（人物像）は主治医や病棟構造との「共体験」によってかなり修飾されている。（「○○先生の患者さんの癖」、「△△病棟の患者さんの癖」という言葉がしばしば聞かれる）。一方で、入院時に記載された生活史や現病歴は遥か以前の「記録」であり、そこに描かれている人物像を眼前の患者から想像することが難しいことも多い。しかし、患者の治療にあたっては、その過去の記録から、発病に至った患者の人物像と精神病理を可能な限り理解することが必要である。

発症前のBは、自分の進路（職業の決定）を家族の意見に任せてきており、そこからは確固とした自己の存在は想像しにくい人といえる。一方、家族はBに対して感情の表出が激しく、high EE家族であったと思われる。そしてそのような家族に対して、Bが両価的感情を抱いていたこともまた推察される。

診断のはっきりしない長期入院患者

慢性期の入院患者の中には、ときに引継ぎの際に「歴代の主治医から統合失調症と言われてきた人」といった申し送りをされる患者がいる。その多くが統合失調症の陽性症状（幻覚・妄想・精神運動興奮）を一時的に呈したか、持続的な陰性症状がみられるものの、どこか異なった特徴（たとえば周期的な気分の波や急激な気分の変動、了解不能な「こだわり」など）の比較的目立つ患者である。そのような患者の場合は概して薬物の処方も複雑で、抗精神病薬のほかに抗てんかん薬、抗躁薬などが加えられていることが少なくない。筆者の印象では、このような患者の場合はいわゆる非定型精神病や広汎性発達障害と診断しなおすと、患者の全体像が理解可能になることが少なくない。これらの障害の特徴に関しては、本書の中で針間、本田が執筆しているので、参照されたい。

ただし、あえて筆者が本章でこれらの疾患に触れたのは、以下の理由による。1つ目は、繰り返し述べてきたように、病的体験や疾病をめぐる前医との「共体験」や病棟構造による影響で患者の正確な症候がつかみにくくなっている点である。さらなる病歴の調査（発達歴や長期入院前の生活史）も困難なことが多く、診断も推察の域を出ないことが少なくないからである。2つ目は、たとえ確定診断が得られたとしても、患者や家族は長年「統合失調症患者」として生きたり、接したりしてきてしまった歴史をもっている点である。そのような人の病名変更や治療方針の変更の際には、少なくとも彼らが新たな診断や治療に「馴染む」まで、その主治医（や病院スタッフ）が患者らを支える覚悟が必要と思われるからである。

〔妄想をはじめとする症状の特徴と患者の治療上の問題点の把握（最初の3年間）〕Bの妄想は、「僕は宇宙教祖である。水戸光國の血縁、イエス・キリストでもある」、「僕は20京もっている。従業員2,000人・資本金2,000億の会社を建てる」など誇大妄想が主体であった。し

かしその内容に体系性はなく，言語新作が混在し，Bは「僕はすべてを司るエレミア王妃で，各時間・空間で名前をもっている」，「僕が南の1の1という番号の真の地球を創った」，「それ以外の番号の地球（たとえば南の1の2，北の1の1）は偽者である」などとも語っていた。このほかBには，「からだをガチガチされる」，「攻撃テレパシーでからだがやられる」といった体感異常とそれにまつわる被害妄想，床のタイルの継ぎ目の前で数十秒立ち止まり，右足でそれを越えてはまた足を元に戻すことを繰り返すといった理解しがたい儀式的な行為も認められた。

　Bの治療上の問題点は，このようなBの精神病理を理解できぬまま，12年の長期入院に至っている点であった。B自身は頻回に退院を要求したため，筆者も折をみながら家族と連絡をとって退院へ向けての糸口を模索したが，家族は「わけのわからぬ妄想」を理由にそれを拒み続けた。一方でBの日常生活は妄想世界とは異なって地味なものであり，定期的に外出しては必需品を購入しているほか，ときには他患の相談にも乗り，とりわけ女性患者には「優しい紳士」という印象をもたれていることも判明した。

長期入院患者にみられる妄想について　慢性期の統合失調症患者の妄想の特徴については第1節に記載した。ただし入院患者の場合，外来患者と比較すると「妄想世界に安住して」おり，それとともに彼らには現実に定位した自己像が失われ[22]，妄想内容自体も世界・宇宙規模に発展していることが少なくないといえる[6]。中には残遺妄想 Residualwahn という形態に至り，ほぼ一定した内容（多くは荒唐無稽）の妄想が，それ以上の発展を示すことなく長期間持続していることも稀ではない。ここまで至ると，妄想世界と現実世界とが互いに影響しあうことなく「並立」するようになり[33]，患者にとって妄想のもつ意味がきわめて把握しにくくなる。Bの妄想も徐々に残遺妄想の様相を呈しつつあることが推察された。

妄想の聞き方　妄想患者の中には，主治医や第三者がそれを「興味深く」聞くことによって，妄想の構築をさらに加速させる者がある（初回面接時，筆者も先輩医師より「妄想は聞き過ぎないほうがよい」とアドバイスされた）。しかし妄想を聞かなければ，患者の治療の糸口も見出しにくく，ここに妄想患者の臨床のジレンマの1つが存在する。

　筆者の個人的な見解では，妄想は逃げることなく聞くほうがよい。ただし重要なことは，妄想を聞く主治医の姿勢にあり，その1つが患者のもつ二重見当識に留意すること，もう1つが妄想の背景にある患者の不安に焦点を当てることであろう。

　上述のように，慢性期の妄想患者の内界は「妄想世界」と「現実世界」が併存しており（二重見当識），そのため主治医の対応においても両世界へのバランスが必要とされる。もし主治医が妄想世界に眼を奪われれば，妄想のさらなる発展を促し，逆に現実世界（現実への適応）ばかりに眼を奪われれば，患者は「誰も自分の苦悩を理解してくれない」という孤立感や，拒

絶を強める恐れがある（これも二次的に妄想の発展を促す危険をもつ）。さらに両世界のバランスを保つ姿勢をもつことは，主治医自身が患者の妄想に巻き込まれるのを防ぎ，また究極的にはそのことが，患者自身を真の安心へと導くようにも思われるのである。

　もう1つの，妄想の背景に存在する不安[16]に焦点を当てることとは，患者がなぜ妄想世界を構築しなければならなかったのかという点に注目すること，すなわち患者にとって妄想のもつ意味を問う姿勢を重視することである[5,17]。患者が主治医に伝えたいのは妄想という虚構ではなく，あくまでも妄想のもつ意味とその背景にある不安[16]であると思われる。ただし，ここで注意すべきことは，妄想自体が不安に対する防衛であり，それゆえ患者は不安を直接語らないばかりか，不安への直面が患者の自己の存在を脅かしかねない点への配慮である。このようなときに有用な視点が，統合失調症患者の根源的な不安に端を発し，かつ妄想構築の原動力となるともいう「妄想主題」[8]への注目である（下記コラム参照）。「妄想主題」を把握するためには，妄想の端緒とその発展の経過を，患者の人生と照合しながら辿りなおす作業が必要となる。

慢性期患者の体感異常と知覚潰乱発作　慢性期患者においては，しばしば激しい苦痛を伴う知覚体験（ないし体感異常）が挿話性にみられることがある。その場合，先に述べた知覚潰乱発作（p.135参照）を疑う必要がある。Bにみられた体感異常およびそれにまつわる被害妄想もこの症状であった可能性があり，彼が「安いセルシン」に拘っていたのも，ベンゾジアゼピン系が有効という当現象の特徴を考慮すると理解が可能かもしれない。またこの苦痛は，妄想患者にとってみればあくまでも「現実的な」苦痛である。その意味でもこの苦痛への対処は治療への糸口になり得ることを付記しておく。

統合失調症患者の妄想主題 ―「出立」と「故郷回帰」

　統合失調症患者の精神病理は，自己の成立不全に見出せるという[4]。このような統合失調症の病理が露呈するのは思春期・青年期であり，この年代に彼らは自己の確立を迫られて追い詰められる。すなわち彼らの不安は，拠り所となる自己のないまま「出立」[3]を迫られることであり，そのような彼らの妄想の主題は，「出立を誰かに阻まれる」（迫害妄想）といった内容となる。この妄想主題はその後の彼らの人生においても続き，それは彼らが繰り返し発症時の「阻まれ体験」に対する恨みを語る姿（「あのときに邪魔されたから，今このような人生を送っている」）に象徴されよう。

　ところで笠原[3]は，統合失調症に特有な「出立」の病理の特徴を，周囲の世界との折り合いを試みることなく一気に「出立」しようとする点にみた。そのような彼らの内界における「出立」先とは，自己が存在するために折り合わなければならない条件付の世界ではなく，「無条件でいられる」場所のようである[2]。このような「出立」は（家族などの）健常者からみると「非現実的」であり，それゆえ患者に対して「現実に目を向けるように」説得し，しばしば家族内葛藤の要因となる。

　一方，このような患者も50歳以上になると，もはや「出立」よりも最終的な居場所がないことへの不安が大きな位置を占め，今度はそれが妄想主題（「最終的な居場所をもつことを邪魔される」）となることが少なくない。筆者[1,2]はこの主題を「故郷回帰」と名付けたが，彼らがもつ

故郷性も健常者のそれと異なり，やはりその回帰先は周囲と折り合う必要もなく「無条件でいてよい居場所」であり，したがって現実には存在し得ない場所といえる。

文　献
1) 広沢正孝，大槻徳和：長期入院分裂病患者の老化と妄想テーマの変化─出立から故郷回帰へ─．市橋秀夫編：分裂病の精神病理と治療7巻．星和書店，東京，p.101-124, 1996.
2) 広沢正孝：妄想内容の変化とライフサイクル．臨床精神病理，25 ; 119-128, 2004.
3) 笠原嘉：内因性精神病の発病に直接前駆する「心因要因」について．精神医学，9 ; 403-412, 1967.
4) 木村敏：分裂病の現象学．弘文堂，東京，1975.

〔詳細な病歴の把握〕以下は患者の膨大なカルテと看護記録の簡単なまとめである。

　入院時（X年）のBには「歯をガチガチされる」，「地元の〇〇からお腹の中のものを吸い取られる」などの体感幻覚およびそれと関連した被害妄想，「現実とは違う地球（アザーアース）がある。本当の地球は南の1の1だ」などの空想的な内容の妄想や言語新作がみられた。この時期には家族の面会は頻回にあったが，家族はこのようなBの言や，Bによる物品の執拗な要求に手を焼いていた。しだいにBは体感幻覚を「テレパシー」と関連づけ，妄想世界の人物であった一人の「R国人」の仕業であるとし，家族に対して「これは本当なのだから僕は病気ではない。すぐに退院させろ」と執拗に求めた。なおこの時期，Bは「退院して家業を手伝う」と強く要求したが，家族からはBの希望は受け入れられず，「母も兄も僕のことをわかってくれない」と語っていた。X+3年末に兄は，「お前には花屋は無理だ」とBに告げた。

　このころ（35歳），Bには被害感・緊迫感が増大し，さらにはなばなしい内容の妄想が生じ始めた。X+4年には「姉が意地悪して僕を花屋にさせない」，同年後半には「僕はイエスキリスト。先祖が水戸光國，皇族でもある」，「僕が南の1の1という番号の真の地球を創った」などと述べた。以後X+7年まで，同様の体感異常や妄想がみられたが，反面でBは漫然とした入院生活を送り始めた。血統妄想も「家族の中で僕ひとりが皇族。僕ひとりが南の1の1であり，他の家族は番号がずれてしまったので僕の言うことがわからない」などと変遷，X+7年には「姉が地元の警察と手を組んで僕を捕まえようとしている。僕の帰る場所はもうない」，「母も番号がずれてしまっている。本当の母（南の1の1の母）に会いたい」とも語った。もはや「花屋で働きたい」と訴えることはなく，「僕が発明した食品で10億の資本金があるので，それで会社を建てたい」という荒唐無稽な願望が目立った。

　X+8年（40歳）には，「僕はすべてを司るエレミア王妃で，各時間・空間で名前をもっている」と述べた。翌年には，病棟の床のタイルの線を身を屈めながら凝視し，線を片足で乗り越えるという儀式が頻回に行われ始めた。さらに「ナメクジがUFOの扉を開け，ユートピアが

開けた。これは僕が真の天皇である証拠だ」とも語った。Bによれば，ナメクジとは「両性であり，男女，天国と地獄，すべての番号の世界を司るもの」の象徴であり，患者と一体のものであるらしい。X+11年には「攻撃テレパシーでやられる」と述べ，薬物の変更を主治医に執拗に要求した。なおこの時期には家族の面会が激減し，外泊も受け入れられなくなった。

妄想の発展の過程とその解釈　Bの妄想の発展過程を家族との関係から追ってみると，次のような解釈が可能かもしれない。

入院前のBは現実離れした将来の希望に執着しており，これが家族の反感を招き，このような状況下でBは家族に対して激しく両価的感情を表出した。さらに，それがまた家族の感情的な反応を増長させ，患者は窮地に立たされ，やがて患者の内界に「出立を妨害される」という主題の妄想が形成された。しかし，その妄想内容を家族によって「馬鹿げたもの」として扱われると，Bの妄想は現実との接点を失い誇大的色彩を帯びて世界的規模となり，その中でB自身は「世界中から狙われている特殊な存在」に化した。そこでは家族も敵となったが，同時に「僕ひとりが～」および「母も番号がずれてしまった」という陳述からは，Bが孤立無援の感覚と望郷の念に苛まれていたことが推察される。すなわちBの妄想規模の拡大の過程は，「故郷との訣別」過程とも読み取れるのである。

ここで注目すべき点は，Bが最終的に妄想世界の中で「両性」（後述）や「すべてを司るエレミア王妃」となった点である。Bがわれわれにそれを語るとき，彼は「無条件で居られる」存在であることを意図しているのかもしれない。推察の域は出ないが，Bの妄想の背景には，この孤立無縁な感覚と不安が存在していると思われる。

宇宙規模の妄想と患者に対する家族の姿勢　Bの妄想の発展の経過から学べることは，家族もまたBの妄想と闘ってきた歴史がある点である。家族はなんとかBを「現実世界」に引き戻そうと努力し続けていた。しかし，Bが宇宙規模の妄想をもったとき，家族は共に生きようとすることを諦めたようでもある。つまりBを，「自分たちのもとを去っていってしまった人」としてみているように思われる。

〔妄想患者の日常診療（その後のBの経過）〕筆者が主治医になって（X+12年）しばらくして，Bは「○月に退院します」と語り，退院に関する意見を主治医に執拗に求め始めた。主治医は，退院後の希望をBにそれとなく聞いてみたが，Bからはいくつかの荒唐無稽な願望が語られるのみであった。また家族を説得して面会を依頼したが，Bは家族の前ではほとんど退院の話をすることはなかった。そしていざそのとき（○月）がくると，Bは「△月に退

院します」と，その都度に期日を延期していった。

　一方，妄想は X+15 年頃には「僕は生まれ変わって天国行きの産婦人科医になる。先生は地獄行きの精神科医」，「僕は中性ではなく両性だ」などと性や再生にまつわる内容が増えた。

　X+17 年（49 歳），突然 B は「学生時代の友人と電話で会う約束をした。彼はこれから中国へ行ってしまう。今会わないと一生会えなくなる」と述べた。B は約束の日までの半月間，妄想をあまり語らなかった。家族にその友人について尋ねてみると，たしかに当該人物は実在し，入院前に B と連絡を取り合っていたことが判明した。当日 B は実際に友人と面会したが，帰院後主治医には「いろいろ話してきた」と言うのみで，25 年ぶりの再会にしてはその感動が表出されなかった（なおこのとき，家族は B を心配して彼に内緒で後をついて行った。家族によれば 30 分くらい友人と話していたという）。

　友人との再会後も B は，何ごともなかったかのごとく淡々と入院生活を続けている。とりとめもなく妄想を語り，病像に変化はない。現在 B は 19 年目の入院生活を行っており，退院計画はなかなか進んでいない。

　患者は主治医の知らない世界をもっている　慢性期入院患者の場合も，外来患者ほどではないにしても[21]，病棟スタッフには気づかれない世界をもっていることがあり，これを治療の糸口に利用できることもある。久しく妄想世界に安住しているようにみえた B にも連絡を取り合う旧友が存在していた。この事実は，筆者ばかりか大方の病棟スタッフも知らなかったため，当初は B の言が妄想の一部と疑われた。主治医は，患者のもつこのような現実世界にもたえず敏感になっておく必要があろう。

　現実世界への回帰　B にとって 25 年ぶりの友人との再会は，「現実世界への回帰」の意味をもったが，このような体験は患者にしばしば危機的状況をもたらすことがあり，注意が必要である。永田[24]が述べる「目覚めの体験」（寛解後疲弊病相[23]や，欠陥状態にある者が突然体験する共同存在への「目覚め」）や，武野[34]の述べる「感情の突然の回帰」（p.162 参照）とも関連して，患者が実存的な不安，および病者として過ごしてしまった過去への後悔に直面しかねないからである。

　なお，今回の B の事例では，家族は密かに B が旧友と会う姿を遠くから眺め，安堵の気持ちを主治医に伝えた。このことからは，回復を諦めているかのように見えた家族でも，患者の「現実世界」への回帰を期待し，環境さえ整えば患者との共同生活を望んでいる場合もあることを教えられる。

　「体験の経験化不全」，「砂丘現象」　B の旧友との再会は，主治医もあっけにとられるほど，また家族が失望するほど，その痕跡を B の内界に残さなかったようにみえた。たしかに慢性期の統合失調症患者では，個々の具体的な体験が自分のものとしての経験になりにくい

〔「体験の経験化不全[9]」(p.142参照)〕ことが指摘されている。これは病的体験についても言え，いかなる症状や体験も形をなさぬまま崩れていく傾向（「砂丘現象」[26]）を示す。

このように慢性期では，現実世界への直面が危機となるか，砂丘のように崩れ去るかの判断が難しい。しかし，いずれにしても主治医は，このようなエピソードに繊細な感覚をもつ必要があり，それは妄想患者の「現実回帰」がこの微妙な力動の中にしか見出せないように思われるからである。

Bの内界の動き（現実回帰の模索） 現在も続くBの行動，すなわち床のタイルの継ぎ目の前で数十秒立ち止まり，右足でそれを越えてはまた元に戻すという儀式は，いつしか「病棟風景」のひとつになってしまったが，Bにとっては重要な意味をもつようである。一度だけ彼は，この行為が「ここが南の1の1の地球か確かめるため」のものと主治医に述べたことがある。あるとき主治医がこの行為が終わった際，彼に「南の1の1だった？」と訪ねると，「一瞬なりそうだったので確かめた（が駄目だった）」と苦痛な表情を見せた。このことは，彼がいう「南の1の1」とは「実感があり，知覚の統合感のあった病前の世界」を指し，彼には「目覚めの体験」に近い現象が浮動的に出現している可能性を示唆する。

以上，慢性期の妄想患者の一例を提示した。この症例は慢性期の妄想患者の治療の難しさを教えてくれると同時に，詳細に観察すればいかなる妄想患者も現実世界への回帰の糸口をもっていることを示してくれた。以前に筆者[6]が考察したように，世界規模の妄想をもつ患者においても，その規模が縮小して退院や外来治療が可能になり得ることは強調しておきたい。

b．長期入院後の退院例

症例14　C，筆者担当時47歳，男性（文献9に一部提示した症例）
（障害者自立支援法成立以前に退院した患者であり，精神科リハビリテーションの具体的な方法は現在と多少異なる）

〔初回面接〕Cが47歳時に前任医師が転勤のため，筆者が主治医となった。この時期のCは一日中自床に臥床して他患との交流もなく，前主治医からは，ここ数年「梃でも動かない患者だが一端爆発すると激しい」と申し送られた。たしかにCには内に秘めたエネルギーが感じられ，「無為・自閉」よりも「拒絶」という症状記載が適している患者の印象がもたれた。

このようなCに対して筆者は，週に2回ほど，曜日を決めて病床に行って面接を試みたが，常に無言の抵抗にあい，結局1年以上の月日が経過してしまった。その間に分厚いカルテからCの病歴を把握するのが精一杯であった。

拒絶の強い患者の引継ぎ　拒絶の強い患者の引継ぎは，妄想患者におけるのと同様に困難を

伴う。場合によってはCのように，信頼関係を築けぬまま長い期間が経過することもある。ここで重要な点は，①あくまでも患者の「自閉」を尊重する姿勢[11]をもつこと，すなわち患者の内界から一定の距離を置きながら，常に患者を見守るようにすることにあると思われる。また，②たとえ拒絶が強くとも，長年ともに歩んできた看護スタッフの中には，患者と目に見えぬ信頼関係を築いている者がいる点をおさえ，主治医一人で抱え込まぬようにすることであろう。

自閉の効用　「自閉」の尊重とは，神田橋ら[11]が述べるように，自閉を症状としてではなく，「治療者を含めた人間との接触を拒否する能力」，「有害場面とさほど有害でない場面とを識別し，有害状態が起きたら上記自閉の中にかくれる能力」，「有害な他人の接近に対し，拒否で応答する能力（例：黙秘など）」といった対処能力と捉える治療者の姿勢を指す。これは拒絶の強い患者に接する際に有用な考え方のひとつになると思われる。

〔生活歴と現病歴・治療歴の把握〕Cは某県の寒村にて4人同胞の長男として誕生した。妹が2人おり，長妹は統合失調症で現在長期入院中である。Cの性格傾向は「神経質，頑張り屋で気まじめ」であった。Cは地元の高校を優秀な成績で卒業して有名大学に進学した。家庭では幼いころから，両親や親戚から長男として「妹たちのまとめ役」を期待され，Cも「それに応えていた」という。大学卒業後は某金融機関の本社に勤務，この時期を振り返りCは「僕は銀行でも同僚のまとめ役的な存在だった。しかし人間は十人十色で，まとめ方がわからなくなった。仕事面でも上司の指示がまちまちで，誰の意見を聞けばよいのかわからず，だんだん自分が誰の部下なのか試されている気がしてきた」と語っている。

30歳時にCは，会社の上司や同僚に対して「自分を陥れようとしている」などの被害関係妄想をもち，緊張が高まって1回目の入院治療を受けた。数カ月後に退院して復職したCであったが，同年中に2回目の入院となり，このときのカルテには「意欲の低下，感情鈍麻，自閉が目立つ」と記載されてある。同年秋，Cは退院してふたたび復職，このときは小規模な支店勤務となり，「人間関係に苦労もなくなった」という。しかし33歳時，大規模な支店に栄転になると，やはりCは「上司からの命令系統が複雑なために疲労困憊した」。なおこの時期Cは上司の紹介で見合いをして，34歳時には結納も済ませたものの，上司より「病気のことは喋るな」と言われたために「精神的に消耗」，ついにCは精神運動興奮状態となり3回目の入院となった。このときを振り返りCは，「結婚式の日は保護室の中にいた。小窓から見えた空がとても青かった」と述べている。結局婚約は破談となった。

その後復職したCであったが，些細なことで病状は再燃し，さらに2回の入院をはさんで，36歳時からは約20年間の長期入院となった。Cは「結局病気は治らず，家族の期待にも沿えず絶望的だった」という。なお37歳時には父親が胃癌に罹患，長妹も統合失調症を発

症し，Ｃは「絶望の淵にあった」。当時のＣには激烈な焦燥感・緊張・自殺念慮が頻回に出現し，37〜39歳時には電気けいれん療法を数回受けている。しかし39歳時に父親が病死し，その直後母親も身体疾患に罹患してからは拒絶的な状態に陥った。当時のカルテには「無為・自閉・感情鈍麻」という記述が繰り返し記されている。

拒絶の理解にむけて　統合失調症患者の拒絶の原因は，一概には言えないが，その基本には自己の脆弱性を守るという一種の防衛機制が考えられ，それは上述の「自閉」にも通じる。しかし，Ｃのカルテの行間からは，彼の人間としてのプライドの高さと，長男としての責任感，そして絶望に至った経過が読み取れ，それが彼の（治療行為に対する）「拒絶」に与えた影響は小さくないと思われる。ただし，ここで重要なことはこの心理過程を，正常心理から了解しすぎないことであろう。

先にも述べたように統合失調症患者には，彼ら特有の精神行動特性があり，それが状態像にも影響を与える。彼の「絶望」は激しい精神運動興奮（や，その後の拒絶）に直結し，その背景には，吉松[39]が述べた，「幻想的自我同一性とその破綻」の病理の存在を推察できると思われる。吉松によれば，統合失調症患者が築く対象関係は「相互満足的な現実の人間関係ではなく，患者が一人で想定した」幻想的対象関係になってしまうという。そして彼らは，このような対象関係に自己の拠り所を見出しながら生き（すなわち幻想的自我同一性），それゆえ彼らの決定的な危機は，現実の重大な喪失（肉親の死など）よりも，幻想そのものの維持が不可能となる事態となりがちである。

発症前のＣは，家庭，職場を問わず，対象関係はすべて彼が「まとめ役」であるという衣を纏って成立していた（「幻想」）。そのような彼にとって，統合失調症の発症や入院，父親の喪失，妹の発病などはことごとく幻想の維持を不可能とし，いかなる新たな対象関係を築くことをも困難にしたことが推察される。彼の拒絶の背景には，このような精神病理があったのかもしれない。

〔晩期寛解とその対応〕Ｃが47歳時に母親が病死した。このときＣは主治医の前で涙を流したものの，以後病状の変化はみられず，母親の法事にも出席せぬまま１年が経過した。48歳時，末妹の判断で自宅を処分することになり，末妹が突然来院した。Ｃもそれを受け入れ，その場で自ら処分の手続きに必要な書類に捺印した。このときＣは「もうこれ以上失うものもなくなった。もう50歳だし家に未練もなくなった。気分がスッキリした。これからは先生よろしくお願いします」と語り，翌日よりレクリエーションに参加し始めた。このとき幻覚・妄

> 想などの病的体験，感情鈍麻や意欲低下などの症状は一見みられず，表情もスッキリし，一気に寛解を思わせる状態を呈した．主治医をはじめスタッフは，自殺や急性増悪を強く危惧したが，Ｃは繰り返し「病院が第２の故郷．僕の居場所はここで見つける」と語った．そこでＣとの間に数回の面接がもたれ，「今後は病院の近所に勤務し，アパートを借りて生活する」方針を立て，その実現のために主治医・看護師・精神保健福祉士がチームとなって関与していくことになった．なおＣとは，その実現が一朝一夕にはいかないことをも確認し合った．

晩期寛解をめぐって 慢性期の統合失調症患者が発症後長時間を経て「目覚め」の体験（p.153参照）をして，突然，共人間的社会へ復帰することがある．これは晩期寛解と呼ばれ，一般にその維持は困難であり，しばしば再発（再燃）がみられることが知られている[25]．Ｃの場合も，自宅の売却後にみられた一連の現象は晩期寛解と思われ，Ｃのもっていた「幻想」の喪失と長期入院生活の現状を鑑みれば，やはり再発や自殺の危険はぬぐえない．

晩期寛解への対応 長期入院患者の晩期寛解では，長期間入院したまま生きてしまったことへの気づきと後悔，そして今後の共人間的社会での自己の確立にまつわる不安への対応が必要となる．ここでは，患者のライフサイクルに合わせた現実的で安全な方策を立て，その実現に時間をかけることを十分に確認し合う作業が必要であろう．とりわけＣにおけるような50歳という年齢は，ライフサイクル上で重要な意味をもち，先述（p.150参照）のように人生の主題が「出立」から「故郷回帰」に転換しやすい年齢[5]である．患者の新たな自己のあり方は，あくまでも彼らの「故郷性」を考慮しながら，現実的な終の棲家を検討していく中で構築する必要があろう（筆者の印象では，現実的な終の棲家として，生まれ育った故郷よりも長年治療を受けている病院の近所を選択する患者が多い）．またそのためには，主治医・看護師・精神保健福祉士・作業療法士など複数のスタッフが関与する体制を作ることが必須である．この作業は，一朝一夕にはいかず，その途上でたとえスタッフの転勤（職務の変更）があったとしても継続できる体制を整える必要があるからである．

50歳という年齢と終の棲家

ライフサイクルと老化の視点に立てば，50歳という年齢は，一般の日本人の人生の中では定年を前にして老後の生き方を考え，最終的な居場所ないしは「帰る場所」を確認し，その場所の確保をしなければならない年齢である．かつて筆者は，生まれ育った故郷（「第１の故郷」）に対し，最終的な居場所を「第２の故郷」と呼んだ．そこには本来さまざまな葛藤が存在し，したがって「第２の故郷」は安寧感の確実に得られる居場所とはいえない．しかし，それゆえにひとの内界には「諦め」と生まれ育った故郷への郷愁が生じ，そこから故郷の畢竟としての「あの世」の観念が導かれる[1,2]．これが一般の日本人の故郷性といえるものと思われる．

一方，統合失調症患者の場合，先に述べたように「無条件でいてよい居場所」への回帰を求め続ける。しかし彼らの求める回帰先は，現実的には「この世」には存在しえず，それは「第3の故郷」とも言える幻想世界となる。そのような「第3の故郷」を「この世」に求め続けるところに，健常者とは異なる統合失調症患者の故郷性を見出すことができる[1]。

したがって，たとえ彼らに「第2の故郷」に相当する場が存在したとしても，彼らはそれがもっている条件を受け入れられない（多くは，それに対して「帰る場所を妨害される」という妄想を形成する）。このようにみると彼らの「終の棲家」は，なるべく「無条件に近い」居場所（たとえば長年過ごした病院の近くで，スタッフの庇護を受けながら生活できるアパートなど）が理想なのであろう。

文　献
1) 広沢正孝，大槻徳和：長期入院分裂病患者の老化と妄想テーマの変化―出立から故郷回帰へ―. 市橋秀夫編：分裂病の精神病理と治療7巻. 星和書店, 東京, p.101-124, 1996.
2) 広沢正孝：妄想内容の変化とライフサイクル. 臨床精神病理, 25；119-128, 2004.

〔精神科リハビリテーションと精神行動特性〕その後Cは毎日，新聞を購読し，レクリエーションにも積極的に参加した。他患との対人関係も急速に発展し，病棟内のまとめ役や仲裁役を買って出た。ただし，Cは正論や理想論をやみくもに主張するため，逆に他患の反感をかうこともあった。このようなCの様子を約半年見守ったのち，われわれはCの本格的な社会復帰を目指して，院内喫茶に勤務を勧めた（49歳）。

喫茶勤務開始時，Cは予想外の緊張を示して，「何（仕事内容）をすべきか」を喫茶運営役の精神保健福祉士に逐一確認していた。またCは与えられた仕事を指示通りにこなしたが，臨機応変な対応を迫られると極度の困惑を呈し，さらにこの種の緊張の軽減には約1年を要した。

喫茶勤務2年目（51歳），Cはさらなる社会復帰を目指してハローワークを訪れた。このときの彼は一般就労に固執し，それゆえ履歴書を書く際に生じる諸問題（入院中のブランクをいかにしてつくろうか）に直面するなど，ここでも緊張が高まった（「オモテ」と「ウラ」のなさ[4]）。なおこの時期のCは，主治医にくりかえし「僕の病気はどの程度治ったのか」と尋ねていた。彼によれば，「病気の前の感覚に戻ったようだが，対人場面で臨機応変な対応ができない」（*臨機応変さの欠如*）ことに苦悩しているらしかった。

53歳の秋，地域の保健所と当院の精神保健福祉士の援助を得て，Cは病院近隣の工場へ通勤し始めた。このときもCは「社長以外の社員には入院中であることを隠したい」と述べた。就職後Cは昂揚感とともに緊張も強まり，連日主治医や精神保健福祉士へ面接を求めた。Cによれば，工場内で「命令系統が複数あること（社長・常務・先輩社員）」に困惑するのだという（*迷いやすさ*）。またCは「不意に何かをやってくれ」と頼まれると「オドオドしてしまい」，さらにそれによって周囲から「精神の病気であること」を悟られるのが不安であるとのことで

あった。
　この時期，病棟内でCはこれまで以上に他患のまとめ役を演じて威圧的な印象がもたれた。そしてC自身もこのことをめぐり，「僕はどこでも人をまとめることが生き甲斐だ。そうしないと自分の存在意義が見えなくなる」(*幻想的自我同一性*)と述べていた。また「僕は今まで無理して健康者として振る舞おうと躍起になっていたようだ(*「超正常者像」へのとらわれ*)」と語ったほか，はじめて「集中力，意欲，感情が多少減少している」ことを認めた(*基底症状*)。それを受けて主治医は，「現時点で病気はかなり治っているとみてよいが完全ではないこと，また社会人として長期間のブランクがあること，さらには若い頃と同じような生き方には体力的に限界があること」を説明した。またこの時期，Cは「これまでのようにシャニムに前進することをやめた。どうも僕はオール・オア・ナッシングの人間だ」(*悉無傾向*)とも述べていた。

精神行動特性の把握　長期入院中の慢性期患者が，いざ退院に向けて精神科リハビリテーションを開始すると，外来患者と同様に彼らの精神行動特性(p.142参照)が顕在化し，そのひとつひとつへの適切な対応が必要となる。Cの場合も，とりわけリハビリテーション現場(院内喫茶や院外就労)で，本文中に斜体の文字で示した精神行動特性が認められた。このうち基底症状(p.142参照)に対しては職場の理解を求め(関係者に基底症状の特徴を説明した)，迷いやすさに関してはその都度具体的な指示(立場が上の人の命令を優先するなど)を行い，またC自身にも自分自身の精神行動特性を理解するよう求めた[9]。

〔退院に向けての調整〕Cが54歳時，われわれは退院に向けて具体的な計画を立て始めた。とりあえず自炊生活に備えて，Cは院内料理教室に参加することになった。55歳時には退院計画も本格的に進み，病院近くのアパート探しが開始された。しかしこのときもCは，「精神科入院中という事実を明かさずに物件を探したい」と強く希望し，そのため保証人の名前や現住所の件などで困難に直面した。このようなとき(56歳)，末妹より「やはり兄には地元で暮らして欲しい」という強い希望が出された。Cは「病院の近くに退院するか，故郷に帰るか」迷い，何度も主治医や精神保健福祉士との相談が重ねられた。
　結局Cは故郷に戻ることにし，われわれは地元の保健所と連絡を取り合った。地元の保健所の精神保健福祉士が病院を数回訪ね，Cは徐々にその人との信頼関係を築いていった。そしてこの時点で地元の援護寮(精神保健福祉法時代)に外泊を行うことになった。一過性に不眠が生じたものの，約1年の月日を費やして外泊を繰り返した結果，Cも地元の施設に慣れ始

めた。なお，このときの退院目標の1つとして，地元における患者同士の交友関係の確立を挙げた。そして数名の「仲間」ができた時点をもって，Cは当院を退院して地元の援護寮に入所（58歳），同時に作業所にも週3回通所することになった。ただし，外来治療のみは「病院の患者との交流も続けていたい」という強い希望があり，当院で行われることになった。

援護寮での生活を始めて1年後，Cは自分の近況に関して次のように語った。「僕ももう60歳です。今の生き甲斐は朝の散歩のときに出会った（健常者の）仲間と談話することです。皆，僕と同じくらいの歳です。僕は自分の病気のことは喋っていません。ある会社を早期退職して，今は事情があって一人暮らしをしているということにしてあります。皆それぞれの過去を背負っているようで，あまり深入りしてこないので楽です」。

長期入院患者の退院先の選定と注意点 長期入院患者が，たとえば家族のもとに戻る場合には，そこで孤立しないよう十分配慮する必要がある。とくに郷里が病院から遠隔地である場合，その郷里は本人にとって幼少時の思い出と重なって，ともすると「無条件で居てよい居場所」（第1の故郷）となり，われわれもその幻想を共有しかねない。しかし，実際に郷里に帰ると，そこで患者は現実に直面する。そのときはもう長年過ごした病院から遠く離れ，孤立無援の感覚に圧倒され，病状の悪化や自殺に至りかねない。

Cの場合は単身生活の道を選んだが，その際われわれは地元の精神保健福祉士と緊密な連絡をとり，C自身も地元に頻回に足を運び，知り合いができた時点で退院に踏み切った。

統合失調症と老化 老化は，一般に統合失調症の経過に肯定的に働くといわれている。退院後のCの地域生活が物語るように，「隠居」という共通の社会的立場で周囲の同年代の健常者と交流することも可能である。

現在Cは67歳になっているが，作業所は65歳で中止し，これを本人は「定年退職」として括りながら地域での生活を営んでいる。

ii. 慢性期の患者の入院治療のポイント

提示した症例B，Cをもとに，慢性期患者の入院治療の一般的なポイントを列記しておく。

患者の引継ぎ

長期入院患者の引継ぎでは，これまでの治療の流れと病院のもつ治療文化を慎重に見極める必要がある。とくに日本の精神病院の場合，新任の医師は，医師であると同時にその「コミュニティ」では「新参者」であり，両立場において患者と職員から十分な信頼を得る努力を要する。医療的視点を踏まえた上で，まずは前医の流れを踏襲した面接や薬物療法を行うことが安全である。その際，患者の「自閉」能力を尊重する治療姿勢は最低限必要といえる。

病歴や病状の把握

長期入院患者のカルテには膨大な情報が記載されているので，時間のあるときにゆっくり目を通す。ただし，患者によっては常套句の羅列で情報量が少ないカルテもあり，その場合は看護記録がたよりになる。

日常の病棟診療

長期入院患者の治療は，病棟という枠のもつ効用を十分に生かすことがポイントとなる。長期入院患者の内界の把握や，それを通した信頼関係の樹立は容易ではないが，反面これらの作業はベテラン職員との間で順調に行われていることが少なくない。彼らは主治医の知らない患者の密かな世界を把握していることもある。したがって治療の成否は，職員との協力体制の確立にかかるといっても過言ではない。

ただし，主治医に要求されるのは，病棟の中で一見平穏にみえる患者に生じる種々の体験を客観的に捉える視点である。とりわけ「目覚め」の体験や晩期寛解，「知覚潰乱発作」などに対しては，適切な対応（薬物療法を含む）が必要となる。

妄想への対応

いわゆる妄想患者に対しては，妄想を聴く主治医の姿勢が重要である。それは患者がもつ二重見当識に留意した現実と妄想の両世界へのバランスのよい対応である。さらに主治医は，妄想の背景にある，患者の不安およびそれを反映した妄想主題（「出立を誰かに阻まれる」，「最終的な居場所の確保を邪魔される」など）を適切に捉える必要がある。

退院に向けての対応

いざ退院に向けて精神科リハビリテーションを開始すると，外来患者と同様に彼らのもつ種々の精神行動特性が顕在化し，そのひとつひとつに適切な対応を行う必要が出てくる。また退院先を考える際には，退院先が決して「無条件で居てよい居場所」ではないこと，現実への直面によって早晩患者のもつ特有の「幻想的自我同一性」が破綻しかねないことに注意し，十分な時間をかけて退院計画を立てる必要がある。

3）慢性期治療の諸問題

① 予期の困難な自殺企図をめぐって

慢性期統合失調症患者の治療中に，予期不能な自殺に遭遇することがある。既遂例の場合，あとからその兆候を思い起こしても，多くは断片的な情報の寄せ集めに過ぎず，患者の死がのちの治療に活かされにくいのが実情である。ここでは，未遂例から得られた自殺予防に重要と思われる知見を記載しておく。

> **症例 15　D，48 歳，男性**（文献 9 参照）
> 　D は 21 歳時に発症した破瓜型の長期入院男性患者で，現在 48 歳である。入院はすでに 15 年に及び，その間に両親は病死し，現在は弟が経済的な援助を行っている。陽性症状はほとんどなく，いわゆる無為・自閉といった慣用句が当てはまる患者である。8 月上旬の深夜，D が病棟内のトイレで自殺を企図している場面を他患に発見された。主治医も看護師も消灯までの D にその兆候を見出すことはできなかった。幸い D は後遺症もなく回復したが，のちに主治医が自殺企図のことを尋ねると次のように述べた。「あの晩は遠くから町の盆踊りの太鼓の音が聞こえていた。急に小さい頃の思い出が蘇ってきた。……そしたら，何もしないでこの歳になってしまったことに気づいた。もう父も母もいない。急に絶望的になった」。

　この症例の自殺の背景には，かつて武野[34]が指摘した，統合失調症患者の感情体験の特性が存在する可能性がある。すなわち彼らの場合，本来辛いはずの感情が選択的に「棚上げ」されてしまい，それを実感せぬまま長い年月を経てしまう。したがって健常者のように，強い感情体験に圧倒されつつもそれを受け止めて内在化させ，やがて過去の出来事として処理していくといった心理過程が生じにくい。彼らの辛い体験は，加工されぬままどこかに残され，それが時を経た後にそのままの形で突然回帰し得るのである。

　このような感情の突然の回帰が患者にとって重大な危機となり，再燃や自殺などの契機ともなる点をわれわれは知っておく必要がある。しかし，何が契機で過去の「体験」が回帰するのかは読めない。筆者の経験では，患者の情緒を呼び覚ますある種の院内行事のあとには，一定の注意が必要なように思われる（たとえば，行事の晩の追眠要求には応じたほうが無難なことが少なくない）。

② 身体疾患への罹患と治療をめぐって

　慢性期の統合失調症の入院患者が身体疾患に罹患し，その治療に専念しなければならなくなることがしばしばあり，重篤な場合には一般病院（一般科）への転院が必要となる。ここでは，とくに精神科的にも重篤な患者（自我障害が目立ったり，はなばなしい妄想をもっている者など）への身体疾患の病状説明と，転院の判断について簡潔に触れておく。

i. 身体疾患の告知

　告知の是非をめぐっては，身体疾患の種類と精神状態などを総合的に判断して決定する必要がある。とくに悪性腫瘍の場合には，告知には慎重を要する。筆者は基本的には，統合失調症患者の場合，侵襲的な告知は避けたほうがよいと考える。これは疾病の受容に際して，確固とした自己の存在が前提となるからである。少なくとも厳しい生命予後に関わる告知（全告知）は避け，部分告知においても患者がもっとも信頼する人（家族や病棟スタッフ）の同席を求め

ることが望ましいであろう。

　ただし，筆者の経験では，身体疾患名と治療方法の説明は，慢性期患者に対しても懸念されるほど病状を悪化させないことがある。その1つの理由として，先述の感情の選択的な「棚上げ」[34]が働き，受容のプロセスがごく初期の「無感覚の段階」で停止しまう可能性が考えられる。

ii. 一般病院への転院の判断

　精神科的にも重篤な患者の場合，たとえ一般病院への転院が必要であっても，まずそこへの適応が可能か否かが懸念される。とくに意思の疎通の問題と，患者のもつ不安の問題は深刻であると危惧される。しかし，筆者の経験ではこれもまた杞憂に終わることが多い。たしかに精神科患者の場合，身体疾患への罹患が精神症状の軽快につながることは多くの医師が経験していることである。また不安に関しても，「身体疾患患者」という明確な位置づけがかえって患者に安心感をもたらすことが少なくない。すなわち身体疾患をもつ限り，転院先の病棟は彼らにとって「無条件でいられる場所」となる可能性があるのである。

　したがって，精神科主治医はあくまでも身体疾患の治療を優先し，転院などを躊躇しすぎないことが重要といえよう。

③ 多飲症と水中毒をめぐって

　慢性期の統合失調症の治療においては，ほとんどの医師が多飲と水中毒の問題に遭遇する。しかし，ここで重要なのは，多飲と水中毒に関する正確な知識をもって対応することである。

i. 多飲症と水中毒とは

　まず，多飲症と水中毒との区別を知っておく必要がある。多飲症の正確な定義はないが，川上ら[14]によれば「飲水に関するセルフケア能力が低下しているために，体重が著明に増加してしまうほどの飲水をしてしまうことであり，過剰な水分摂取により日常の生活にさまざまな支障を来たすこと」を指す。多飲症による症状は，過剰な水分摂取によってもたらされ，消化器症状や体内への水分の貯留による症状（浮腫，頻尿，夜尿，尿失禁，高血圧など），および慢性化による合併症（巨大膀胱や水腎症，腎不全など）が挙げられる。

　一方，水中毒とは「多飲症により誘発される比較的稀な病態で，希釈性の低ナトリウム血症による諸症状を呈している状態」を指す。その症状として精神症状（イライラ，ぼんやり，精神症状の悪化など），神経症状（頭痛，ふらつき，振戦，不随意運動，脱力，もうろう状態，けいれん，意識障害など），および合併症（水分の誤嚥による肺炎，肺水腫，横紋筋融解症候群，急性腎不全，敗血症，DIC など）が挙げられる。

　多飲自体は決して稀な病態ではなく，またその原因も複数存在し，（脳の）器質的要因，薬物（抗精神病薬），喫煙，ストレス，抗利尿ホルモン不適合分泌症候群（SIADH）などが複雑に絡み合って生じる。水中毒もまたこれらの状況や，さらなる気候条件[15]など複数の原因（誘因）が考えられている。

ii. 多飲症と水中毒の治療

治療上とくに問題としなければならない点は，多飲症の重症化の予防と水中毒の発生予防である。多飲症自体は上述のように決して稀な病態ではなく，軽度（有害な症状がなく，飲水量の自己調節が可能）である限り治療の対象とはならない。したがって過剰な水分摂取の管理は避けるべきである。また薬物の変更や過剰な禁煙対策など，特定の原因に的を絞って対応することも好ましくない。

多飲症の重症化と水中毒の発生予防には，一日の体重の変動が1つの指標となる。たとえば飲水による体重増加が1日4％を超えた場合は，水中毒の危険状態にあるという[35]。この指標に絶対性はないものの，多飲の著しい患者の場合は定期的な体重測定（日内変動）と定期的な血清ナトリウム値の測定が必要である。水分摂取の自己調節ができなくなった場合には，積極的な水分制限が必要となり，とくに水中毒症状が認められた場合には隔離室の利用などの行動制限を行う必要がある。ただし，ここで肝要なのは過剰な行動制限が患者のストレスを増大させ，さらに多飲を悪化させる危険性があることを知っておくことである。隔離室の使用は必要最小限にとどめ，水分摂取の制限も必要以上に行わないことが大切な点といえよう。

■文　献

1) Arieti, S. : Interpretation of Schizophrenia. Basic Books, New York, 1974.（殿村忠彦，笠原嘉監訳：精神分裂病の解釈Ⅰ. みすず書房，東京，1995.）

2) Bleuler, E. : Dementia praecox oder Gruppe der Schizophrenien. In : (hrsg) Ashaffenburg, G., Handbuch der Psychiatrie. Spezieller Teil 4 Abteilung, 1 Häfte. Franz Deuticke, Leipzig/Wien.（飯田真，下坂幸三，保崎秀夫ほか訳：早発性痴呆または精神分裂病群. 医学書院，東京，1974.）

3) Conrad, K. : Die beginnede Schizophrenie. Georg Thieme, Stuttgart, 1958.（山口直彦，安克昌，中井久夫訳：分裂病のはじまり. 岩崎学術出版社，東京，1994.）

4) 土居健郎：分裂病と秘密. 土居健郎編：分裂病の精神病理1巻. 東京大学出版会，東京，p.1-18, 1972.

5) 広沢正孝，大槻徳和：長期入院分裂病患者の老化と妄想テーマの変化—出立から故郷回帰へ—. 市橋秀夫編：分裂病の精神病理と治療7巻. 星和書店，東京，p.101-124, 1996.

6) 広沢正孝，上田雅道，永田俊彦：世界的規模の妄想世界をめぐって—家族に対する両価的感情を端緒として. 永田俊彦編：精神分裂病. 臨床と病理2. 人文書院，京都，p.85-112, 1999.

7) 広沢正孝：家庭内寛解患者の外来治療再考—見落とされやすい患者と家族の苦悩をめぐって. 治療の声，2 ; 229-238, 1999.

8) 広沢正孝：妄想内容の変化とライフサイクル. 臨床精神病理，25 ; 119-128, 2004.

9) 広沢正孝：統合失調症を理解する—彼らの生きる世界と精神科リハビリテーション. 医学書院，東京，2006.

10) Jaser, R. : Über den Einfluss des Greisenalters auf die Gestaltung schizophrener Prozesse., Allg. Z. Psychiat., 89 ; 1-19, 1928.

11) 神田橋條治, 荒木冨士夫：「自閉」の利用―精神分裂病者への助力の試み―. 精神経誌, 78; 43-57, 1976.

12) 加藤敏：幻覚. 土居健郎, 笠原嘉, 宮本忠雄ほか編：異常心理学講座Ⅵ. みすず書房, 東京, p.108-170, 1990.

13) 加藤敏：分裂病における心気－体感症状の臨床精神病理学的研究. 精神経誌, 96; 174-219, 1994.

14) 川上宏人, 松浦好徳編：多飲症・水中毒. 医学書院, 東京, 2010.

15) 菊池章：水中毒と気象との関係について. 精神医学, 51 ; 325-333, 2009.

16) Kuhs, H. : Depressive delusion. Psychopathology, 24 ; 106-114, 1991.

17) Minkowski, E. : Le temps vecu. Etudes phénoménologiques et psychopathologiques. Delachaux et Niestlé, Nuchâtel, 1933, 1968.（中江育江, 清水誠, 大橋博司訳：生きられる時間. みすず書房, 東京, 1972, 1973.）

18) Minkowski, E. : La schizophrenie. Psychopthologie des Schizoides et Schizophrenes. Dsclee de Brower, Paris, 1953.（村上仁訳：精神分裂病. 分裂性性格者および精神分裂病者の精神病理学. みすず書房, 東京, 1954.）

19) 宮本忠雄：精神病理学における時間と空間. 井村恒郎ほか編：異常心理学講座Ⅹ. 精神病理学 4, みすず書房, 東京, p.243-294, 1965.

20) Müller, C. : Über des Senium der Schizophrenen. S. Karger, Basel, 1959.

21) 村田信男：「分裂病のリハビリテーション過程」について―自己価値の再編を中心に―. 藤縄昭編：分裂病の精神病理 10 巻. 東京大学出版会, 東京, p.251-281, 1981.

22) 永田俊彦：在宅慢性分裂病者の精神病理学的特性―長期在院者との比較から―. 精神医学, 21 ; 1059-1068, 1979.

23) 永田俊彦：精神分裂病の急性期症状消褪直後の寛解後疲弊病相について. 精神医学, 23 ;123-131, 1981.

24) 永田俊彦：分裂病者の「目覚め」の体験と再発. 吉松和哉編：分裂病の精神病理 11 巻. 東京大学出版会, 東京, p.61-83, 1982.

25) 永田俊彦：分裂病の晩期寛解について―三症例の自験例から―. 飯田真編：分裂病の精神病理 13 巻. 東京大学出版会, 東京, p.47-68, 1984.

26) 永田俊彦：分裂病性残遺状態における挿話性病理現象について―残遺状態の理解に向けて―. 土居健朗編：分裂病の精神病理 16 巻. 東京大学出版会, 東京, p.167-190, 1987.

27) 永田俊彦：寡症状性分裂病の長期経過―3 例の自験例から―. 吉松和哉編：分裂病の精神病理と治療 1 巻. 星和書店, 東京, p.85-109, 1988.

28) 永田俊彦, 広沢正孝：慢性期の症状. 松下正明ほか編：臨床精神医学講座 2 巻. 中山書店, 東京, p.375-387, 1999.

29) 中井久夫：精神分裂病状態からの寛解過程—描画を併用せる精神療法をとおしてみた縦断的観察—．宮本忠雄編：分裂病の精神病理 2 巻．東京大学出版会，東京，p.157-217, 1974.
30) 大島巌，伊藤順一郎，柳橋雅彦ほか：精神分裂病者を支える家族の生活機能と EE（Expressed Emotion）の関連．精神経誌，96；493-512, 1994.
31) 小山内実：破瓜病者の「社会療法」について．中井久夫編：分裂病の精神病理 8 巻．東京大学出版会，東京，p.233-260, 1979.
32) Rümke, H.：Über alte Schizophrene. Schweiz, Arch., Neurochri., Psychiat., 91；201-210, 1963.
33) 関忠盛：分裂病性残遺妄想．臨床精神医学，16；19-26, 1986.
34) 武野俊也：選択的実感棚上げ現象について—精神分裂病者の感情生活面における特徴的一側面．精神経誌，89；182-203, 1987.
35) Vieweg, W.V., Godleski, L.S., Hundley, P.L., et al.：Antipsychotic drugs, lithium, carbamezepine, and abnormal diurnal weight gain in psychosis. Neuropsychopharmacology, 2；39-43, 1989.
36) 渡辺哲夫：慢性分裂病者の世界．木村敏，松下正明，岸本英爾編：精神分裂病—基礎と臨床．朝倉書店，東京，p.431-437, 1990.
37) 山口直彦，中井久夫：「分裂病者における知覚潰乱発作について」— 一般に「発作」「頭痛」などさまざまな俗称で呼ばれる軽視されがちなものを中心として．内沼幸雄編：分裂病の精神病理 14 巻．東京大学出版会，東京，p.295-314, 1985.
38) 山口直彦，中井久夫：分裂病における知覚変容発作と恐怖発作．吉松和哉編：分裂病の精神病理と治療 1 巻．星和書店，東京，p.29-55, 1988.
39) 吉松和哉：対象喪失と精神分裂病—幻想同一化的自我（幻想的自我同一性）の破綻と発病—．藤縄昭編：分裂病の精神病理 10 巻．東京大学出版会，東京，p.75-104, 1981.
40) 吉松和哉：分裂病の慢性化問題—不関性とおびえ．永田俊彦編：分裂病の精神病理と治療 5 巻．星和書店，東京，p.155-185, 1993.

第Ⅲ部

関連病態に対するベッドサイド・プラクティス

関連病態に対するベッドサイド・プラクティス　1

広汎性発達障害

本田秀夫

はじめに

　広汎性発達障害 pervasive developmental disorders（PDD）は，対人交流の質的異常，コミュニケーションの質的異常，および興味の限局と行動のパターン化を特徴とし，これらの異常が乳幼児期に出現して一生を通じて何らかの形で持続する発達障害である。PDDを統合失調症の関連病態に含めることには議論があると思われる。しかし，近年の発達障害に関する臨床研究の進歩に伴って，PDDの頻度がかつて想定された以上に高いことや，症状が典型的でないために児童期に見過ごされ，思春期以降に社会適応が難しくなって一般の精神科を訪れるPDDの症例が多数存在することがわかってきた。これらの群は，発達障害の知識を有していないと統合失調症およびその周辺群との鑑別が困難であることがある。本章では，発達障害を主たる臨床領域としない一般の精神科医が最低限身に付けておきたいPDDの知識と診療技法について述べる。

1）統合失調症と広汎性発達障害との関係

　統合失調症とPDDとの関係には，紆余曲折の歴史がある。PDDの中核に位置する自閉症 autism の用語は，Bleuler, E.（1911）[2]が提唱した Schizophrenie の基本症状の一つである"Autismus"（この用語自体が Bleuler による造語）に由来する。現在の自閉症概念の端緒となる症例報告を1943年に発表した Kanner, L.[5]は，当初は子どもにも統合失調症の症状がみられる場合があると考え，Bleulerの用語を援用して"early infantile autism"と名づけたのである。その後の研究で自閉症と統合失調症はいったんは明確に分離された。しかし，1980年代以降，自閉症概念の拡大に伴って統合失調症との鑑別は臨床医にとって重大な問題となっている。自閉症特有の対人交流の質的異常，コミュニケーションの質的異常，興味の限局とパターン化が児童期にそれほど顕著でない場合，思春期以降にはじめて専門家を訪れることがしばしばある。そのようなケースでは，統合失調症およびその辺縁領域の障害との鑑別が困難な場合も少なくない。さらに，PDDと統合失調症の併存の可能性についても近年論じられている。

典型的な自閉症の症例は，通常は幼児期，遅くとも学齢期前半には診断され，特別支援教育などの対応がなされるため，成人を主たる対象とする精神科医が初めて診断を求められることは稀である．しかし，近年話題になっているような自閉症状の薄いPDDの症例の場合，発達の異常に周囲が気づかないまま成人期に達していることが珍しくない．また，統合失調症の早期発症は思春期の受診例で見逃してはならないものであるが，この年齢帯は自閉症状の薄いPDD症例が事例化しやすい時期でもあるため，日常の臨床においてしばしば両者の鑑別を迫られることになる．したがって，PDDについてある程度の診断と治療ができるための知識と技術を身に着けておくことは，すべての精神科医にとって必要である．

アスペルガー症候群 vs. 初期統合失調症

アスペルガー症候群には，杉山登志郎[4,5]により報告されたtime slip現象やファンタジーへの没頭，あるいは一般的に指摘されている感覚過敏のごとく，中安信夫[1,2]により報告された初期統合失調症に認められる症状と同一もしくは類似の症状が認められる（time slip現象は自生記憶想起に，ファンタジーへの没頭は自生空想表象に，感覚過敏は聴覚性気付き亢進，聴覚の強度増大ないし質的変容，視覚性気付き亢進，視覚の強度増大ないし変容，固有感覚性気付き亢進，皮膚異常感覚，味覚・嗅覚の変化に相当）．中安[3]は，こうした体験症状の類似性，ならびにアスペルガー症候群を初期統合失調症とした自らの誤診経験から，アスペルガー症候群患者8名の自叙伝の中に「初期統合失調症症状」が見出せるか否かを検討している．

その検討結果は以下のようにまとめられているが，思春期以降に初めて医療機関を受診したアスペルガー症候群を初期統合失調症と鑑別する上での一つの参考になろうと思われる．

① アスペルガー症候群患者は数多くの「初期統合失調症症状」を有しており，「診断に有用な高頻度初期統合失調症症状」（10種）〈第Ⅱ部第2章を参照のこと〉に関しては，初期統合失調症の4.7個に対してアスペルガー症候群は3.5個であった．
② アスペルガー症候群患者の「初期統合失調症症状」は初期統合失調症患者のそれと細部においても区別できない．
③ 症状内容の点において，アスペルガー症候群患者は初期統合失調症患者において高頻度に認められる「緊迫困惑気分／対他緊張とその関連症状」群の3種（緊迫困惑気分／対他緊張，漠とした被注察感ないし実体的意識性，面前他者に関する注察・被害念慮）を欠いており，この点は鑑別診断の上で有用である．
④ 症状発現年齢の点において，アスペルガー症候群は物心ついた時点においてすでに症状が認められており，この点で初期統合失調症患者の多く（4/5）が思春期以後の発症である点で鑑別される．ただし，初期統合失調症のうち1/5が物心症例であり，決定的ではない．

文　献
1) 中安信夫：初期分裂病．星和書店，東京，1990.
2) 中安信夫，村上靖彦編：初期分裂病―分裂病の顕在発症予防をめざして（思春期青年期ケース研究10）．岩崎学術出版社，東京，2004.
3) 中安信夫：初期統合失調症 vs. アスペルガー症候群―「初期統合失調症症状」に焦点化して．児童青年精神医学とその近接領域，51：325-334, 2010.

> 4) 杉山登志郎：自閉症に見られる特異な記憶想起現象―自閉症の time slip 現象．精神経誌，96；281-297，1994．
> 5) 杉山登志郎：アスペルガー症候群の現在．そだちの科学，5（10）；9-21，2005．

2) 広汎性発達障害のケースの診察

　DSM-IV-TR[1]やICD-10[11]に掲載されたPDDの診断基準は，幼児期後半の症例で最も典型的に診断しやすくなるよう作られている．これをそのまま思春期や成人期の症例に適用するのは困難である場合が多い．さらに，上述のように，初めての精神科受診の場が児童を専門としない精神科医となるのは，PDDであるとしても自閉症状の薄い場合がほとんどとなる．したがって，PDDの可能性がある思春期～成人期症例を診察する際には，DSMやICDを通り一遍になぞるのではなく，直接の面接と行動観察からケースの軽微な行動特徴を抽出し，さらに保護者や学校の教師などから日常生活における行動の特徴を細かく聴取することによって，PDD特有の認知・感情・興味の特性がみられるかどうかを確認していく必要がある．これらの特性がいつ頃からみられたのかを詳細に聴取することも重要である．

① 診察手順

　思春期例の場合，本人が一人で来院することは稀である．多くの場合，保護者が同伴している．まず一旦は全員に入室してもらい，面接の順番を決める．思春期例では保護者との関係がきわめて多様であるため，本人，保護者，面接者が話し合い，本人の意見も参考にしながら決めるという手続きを踏むとよい．多くの場合は，まず保護者が同席のまま本人と面接し，次いで保護者が退席の上で本人と面接，最後に本人が退席して保護者と面接という順序になる．
　成人例の診察では，自分がPDDではないかと疑って本人から診断を求めて受診する場合が増加する．また，うつや不安などを主訴として受診し，本人も医師も他の精神障害を念頭に置いて診察を進めていく中で，背景にPDDの存在が浮かび上がってくる場合もある．これらのケースのように，本人が自らの発意で受診する場合は，面接にも協力的に応じるし，むしろ自らの体験を積極的に語ろうとすることが多い．そこで診察では，なるべく本人の訴えを先に傾聴し，後から，もしくは別途に家族から情報を聴取するようにする．傾聴とはいうものの，自分が話したいことを優先し，相手が何を聞きたいかということに頓着しないのがPDDの人たちの認知構造である．したがって，あまりに無構造な面接を行うと，診断に必要な情報を聴取できずに，本人が話したいことだけを冗長に話すだけになってしまう．そこで，事前に問診票などを用意してあらかじめ記入してもらい，それに沿って必要な情報を聴取しながら，主訴などについては本人が語りたいように語ってもらうようにするとよい．

② 診察技法

　日常の臨床で PDD が疑われるケースの診療に当たる場合は，慣れた医師であれば非構造化面接でも十分診断は可能である。しかし，PDD の下位分類に関する判断や，自閉症状がごくごく薄い PDD の特徴の有無に関する判断について，専門家同士の間でも若干の相違が生じることは否めない。そこで，研究等で専門家同士のコンセンサスを得るための手段として，補助ツールを用いた構造化面接を用いることがある。このような目的で用いられるツールとしては，Autism Diagnostic Interview-Revised（ADI-R）[7] と Autism Diagnostic Observation Schedule-Generic（ADOS-G）[8] が知られている。ただし，わが国ではこれらの邦訳版がまだ出版されていない。Pervasive Developmental Disorders Autism Society Japan Rating Scale（PARS：広汎性発達障害日本自閉症協会評定尺度）[4] や Autism-Spectrum Quotient（AQ-J：自閉症スペクトル指数日本語版）[6] を診断補助に用いている臨床家を見かけることがあるが，本来前者は支援ニーズの評価のため，後者はスクリーニングのための評価尺度として開発されているため，これらの結果を根拠にして診断を確定するのは本来の使用主旨と異なる。また，ここに取り上げたすべてのツールは，所定の研修を受ける必要があるか，PDD に関する一定の知識と経験を要するものであることに留意されたい。知識や経験のない初心者がいきなりこれらのツールを用いることは，厳に戒めなければならない。

　非構造化面接では現症の観察が中心となる。思春期例が大人に対してハキハキと素直に会話しなくても，必ずしも異常とはいえない。むしろ，同世代との関係を優先し，年長者とのコミュニケーションに消極的になることが少なくない。診察においては，自分より年上の面接者に対してどの程度協力的な姿勢を示すかは重要な所見となる。その際に注目しておくべきことは，本人が置かれている状況や話の文脈と態度との関係である。精神科を受診するほどの困難な状況に置かれている場合，初対面の大人に対して拒否的な態度をとることは，けっして珍しくない。しかし，そのような場合でも，相手の態度や話題の内容によっては微妙に表情や態度に変化が表れる。PDD の人では，一見表情が硬く質問に対して警戒や拒否がみられる場合でも，本人の好きな題材を示されると表情を一変させる，その題材に関する知識を雄弁に話すなどの変化が表れることがしばしばある。面接の後半で徐々に態度が軟化するのではなく，むしろ面接の冒頭に近い部分で本人の関心を引く話題や題材が出されると態度を豹変させるという感じである。

症例 16　13歳，男性（思春期例）：特定不能の広汎性発達障害（PDDNOS）

　中学1年生。スクールカウンセラーの勧めで，母親を同伴して受診した。初診時の問診票は母親が記入しており，そこでの主訴は「不登校ぎみ。物音や人の言動が気になってしまう」と書かれていた。小学校まで成績は上位で仲の良い友人もいた。しかし，中学校に入学して

から人の言動が気になると家でよく訴えるようになり，夏休み明けからは学校に行きたがらなくなった。冬休みに入る頃には1〜2週に1度程度しか登校せず，登校しても教室ではなく保健室に直行してそこで1日を過ごしているという状況であった。スクールカウンセラーの面接を2週に1回受けていたが，人の言動が気になる様子をみて何か精神疾患があるのではないかと心配したスクールカウンセラーの勧めで，精神科受診となった。

　本人，母親の順に相次いで入室。担当医が名乗って挨拶すると，ちらっと顔を見るが視線は合わせず，やや伏し目がちに会釈をする。担当医からまず母親に，「今日はここに来ることを本人に何と説明していますか？」と尋ねたところ，母親は「どうしたら学校に行けるようになるか相談しに行く，と言っています」と述べた。本人に「今日はどうしてここに来ると説明されたの？」と尋ねると，「さあ，……」と言って黙ってしまう。「何かここで相談したいことがあって来たの？」と問うと，「いや，別に……」と，積極的に会話をする意志が明確にならない。そこで本人に確認をとり，はじめに本人と母親が同席で，次いで本人には待合室で待機してもらい母親と面接を行うことにした。

　本人に対して自己紹介をするよう依頼して，用意しておいた「自己紹介シート」（章末の資料を参照のこと）を手渡したところ，それまでの曖昧な態度から一変して自ら鉛筆を手に取り，積極的に質問を読み，記入を始めた。途中，わからない箇所では母親に「これ，なんて書いたらいいかな」などと相談する様子もみられた。書き終えてから，「自己紹介シート」に書かれた内容に沿って改めて口頭で質問すると，それには比較的よく視線を合わせながら答えた。「学校は，あまり楽しくない」に○を，「困っていることは，少しある」に○をつけていたので，それぞれその内容を少し詳しく教えてくれるよう求めると，以下の内容がスラスラと口をついて出てきた。中学に入り，小学校で仲の良かった友人たちと別々のクラスになってしまった。新しいクラスは騒がしく，授業中に私語が多いだけでなく，大きな音をたてたり奇声を上げたりする生徒がいる。担任の教師が叱っても，「うざい」と言って無視する。自分は余計なトラブルに巻き込まれたくないので表面上は大人しくしている。しかし内心は，そうしたクラスの生徒たちが嫌でたまらない。悪ふざけをしている生徒，それに乗って一緒にふざける生徒をみるとイライラする。パソコン部に入り，部の活動自体は楽しいが，先輩たちが，自分はろくに部活に顔を出さないのに，真面目にやっている後輩に挨拶しろというのはおかしい。

　しばらくは我慢して通ったが，自分の教室に入るのがどうしてもつらくなった。でも行かないといけないと思うし，寝る前にそんなことをいろいろ考えていると寝つけない。学校に行けなくなってからも毎晩考えている。

　次に，本人は退出してもらい，母親と面接した。周生期の異常なし。発語1歳6カ月。乳幼児期に発達が遅いと感じたことはない。小学校の時は成績が良く，頭のいい子だと思って

いた．パソコンが好きで，インターネットで鉄道や歴史のサイトを一人で見ており，その方面に関しては博識である．どちらかといえば大人しい子どもで，仲の良い友だちは数人いるが皆大人しい子どもたちである．現在も，それらの友だちと放課後の時間帯に時々遊んでいる．パソコン部でも同学年の生徒とは仲が良いらしい．中学1年の夏休み前頃から朝なかなか起きれなくなり，起きても腹痛を訴えるようになった．連日腹痛が続くので小児科を受診したが異常はなく，精神的なものだろうと言われた．学校でも腹痛を訴えて保健室へ行くことが増え，やがてほぼ1日中保健室で過ごすようになった．さらには，学校そのものに行くことを嫌がるようになり，夜更かしして朝は起きずに昼近くまで寝ているような生活に移行していったとのことである．

　この症例における診察のポイントは，口頭のみによる問診から質問紙（「自己紹介シート」）という視覚的媒体を用いた問診に切り替えたところにある．通常の思春期心性の場合，口頭による質問でも書面による質問でも応答の意欲や態度にはそれほど変化がみられない．なぜなら，質問にまともに答えようとしないのは，大人たちに対するアンビバレントな感情によるものだからである．一方，PDDの思春期例の場合，口頭による質問では答える意欲を示さず素っ気ない態度をとるのに，書面による質問に切り替えたとたんに掌を返したように意欲的，協力的に質問に答えるようになることをしばしば経験する．PDDのケースでは，通常の思春期にみられるような大人へのアンビバレントな感情がそれほどみられない場合が多い．口頭による質問に対して素っ気ないのは，単に音声による情報入力に対して関心が低いか，質問の内容がピンとこないだけである可能性が高い．視覚的情報によって関心を持ち，質問内容がよく把握できると，むしろ積極的に質問に答えようとするのである．

　いったん質問に答えて，その内容に沿ったやりとりの枠内であれば，話の一貫性は保たれ，筋の通った論理展開をしているところが，本症例の特徴である．「他人の言動が気になる」という母親による主訴の言葉からは，被害念慮あるいは気付き亢進（中安[9]）などの可能性を連想させるが，ここでいう「他人の言動」とは自分に対する批判，非難ではなく，学校のルールを遵守しない言動のことを指す．

症例17　26歳，男性（成人例）：特定不能の広汎性発達障害（PDDNOS）
　初診時の問診票に記入された主訴は，「他人の目が気になる」というものであった．大学を卒業後，いくつかの会社に就職したが，仕事をなかなか覚えないという理由で解雇されることが続き，最近では仕事に就かず日中は家にいることが多い．家で心理学や精神医学の本や

哲学書を読み漁るようになったが，自分の自由になる金が少ないため，読みたい本は図書館で借りるか書店で立ち読みをするしかなく，長時間立ち読みをしていて書店の店員から注意を受け，「自分は何も悪いことはしていない」と反論して，以来その店から出入りを断られるようになった。その頃から「すれ違う人が自分を批判的な目で見る気がして気になる。これは被害妄想ではないか？」と家人に執拗に訴えるようになった。さらに「自分は精神障害者ではないか」と言うようにもなり，自分で精神科を予約して受診した。

　初診時は，母親と二人で来院。本人に確認をとり，まず本人，ついで母親の順に別々に面接を行った。本人は，本が何冊も入っているリュックサックを背負って入室。「他人からバカにされている。自分は精神障害者であり，精神障害者が社会的権利を抑圧されているのに放置されているのは政治が悪いからだ」という主張を述べる。自分の症状について，「対人恐怖」，「被害妄想」などの専門用語を駆使しながら滔々と述べるが，いつ頃からそれらが生じるようになったのか，どのような場面でそれらが生じやすいか，などの質問には明確には答えずに同じ主張を再び繰り返すだけで，問診が会話として成立しにくい。症状の話をする時には自分から相手を凝視するように見つめ，視線もよく合うが，相手が質問しているときは視線を合わせず，相槌などもしないので，話を聞いているのかどうかはっきりしない。一通り話を聞いたところで母親と交代してもらったところ，退室する際にはリュックサックを持ち上げて，下に何か落とし物をしていないかどうかを入念に確かめてから退室した。

　交代した母親から生育歴および現病歴を聴取したところ，以下のような陳述が得られた。母親の記憶では，乳幼児期の言語発達に著明な遅れがあったとは言えないとのこと。対人関係について家で特に困ることはなかったが，頑固なところがあったという。高校まで学校の成績は良かったが，協調性が乏しいと言われていた。大学は法学部に進み，授業には真面目に出席していたが，サークルには入らず友人も少なかった。映画が好きで，いろいろな方法で試写会の券を入手しては一人で観に行っていた。大学での成績は中位で，単位を落とすこともなく卒業した。就職しても1～2カ月で解雇されることが続き，だんだん家で不機嫌で怒りっぽくなってきたと母親は感じていた。

　この症例では，本人は自分を統合失調症ではないかと考えていた。しかし，その根拠として本人が述べる「被害妄想」は具体的内容が語られず，書物などから得た知識を語るのみであった。自分が社会の中で疎外されていると感じ，自ら精神障害者という枠組みを設定して疎外感を「精神障害者が差別を受けている状態」に帰着させようとしていた。この思考過程は，母親から聞き取った生育歴にあった「従来から頑固な性格」の一環であり，統合失調症の発病を示唆させる屈曲点は見当たらなかった。興味の限局とパターン的行動も，生育歴中のエピソードや現在の行動特徴の中にみられており，PDDの特徴で説明できると考えられた。

3）治療

① 評価と治療計画作成

　治療の方針と計画を立てるためには，まず多面的な評価が必要である。ここでは，（狭義の）医学的評価，心理学的評価，教育学的評価，家族機能の評価，生活機能の評価を取り上げる。

　医学的評価　医学的評価，中でも精緻な診断は治療全体の出発点である。もちろん，診断が確定しないと治療を始めてはいけないということではなく，治療を試行的に行いその効果をみることによって診断を進めることができる場合もある。とはいえ，治療方針と計画の全貌の見通しをもつために診断確定が必要であることは言うまでもない。発達障害の思春期例および成人例の場合，発達障害特有の症状は非定型化して見えにくくなっており，逆に不安，抑うつ，身体化症状などのいわゆる二次的な問題が付加されていることが少なくない。これらを的確に見極めるのも医学的評価の重要な役割である。

　心理学的評価　心理学的評価では心理検査を併用しながら認知発達の特徴，パーソナリティ，適応機制などに関する評価を行う。認知発達の特徴については，ウェクスラー式知能検査（思春期例ではWISC-IV，成人例ではWAIS-III）やKaufman Assessment Battery for Children（K-ABC）がよく用いられる。典型的な自閉症を除き，障害類型に特有のパターンが明確にあるわけではない。しかし，検査中の態度，課題による意欲の変化，検査者とのコミュニケーションの取り方など，検査本来のデータ以外にも重要な所見が見られる場合が多い。PDDの人たちを対象にしたパーソナリティや適応機制の評価ツールは開発されていない。日常の臨床場面では，矢田部－ギルフォード性格検査（YG性格検査），ロールシャッハテスト，バウムテスト，PFスタディ，文章完成法テスト（SCT）などがしばしば用いられる。ただし，投影法を用いた検査の解釈にあたっては，PDDの人たちが定型発達の人たちと同様の深層心理のメカニズムを有していない可能性が高いため，慎重に進めていく必要がある。一般には，通常の解釈から離れ，個別の所見を参考程度に用いる場合が多い。

　教育学的評価　教育学的評価は思春期例で特に重要である。学生にとって，学校の存在は行く／行かないに関わらずきわめて大きい。本人の所属する学校集団と本人の学力との間に不均衡があると，それだけでも大きなストレッサーとなる。また，PDDに併存することのある学習障害の評価をしておくことは診断上も重要である。ただ，通常の医療の枠組みの中で学業に関する評価を行うことは難しい。そこで，本人の学力を間接的に示唆できるような資料を持参してもらう。学校の通知表，テストの答案用紙，制作物，文集などが参考になる。

　家族機能の評価　家族機能は治療の成否を大きく左右する要因となるため，できる限り早い段階から家族機能の評価を開始していく必要がある。発達障害の治療において，家族には共同治療者の役割が期待される場合がある。一方，様々な社会参加の問題を示す成員がいることに

よって，周囲の家族自身が慢性的に心理的ストレスを受けていることから，家族への心理的支援も必要となることが多い．家族機能に何らかの問題がある場合，本人への治療計画の見直しが必要となることが多い．時には，本人よりも家族への治療ニーズのほうが高い場合すらある．したがって，家族の構成や，構成員各々の性格特徴あるいは精神病理，構成員同士のダイナミズム，さらには本人に対する認識と感情について把握しておく．各構成員に直接会っておくのが理想だが，必ずしもすべての症例でそれが可能なわけではない．この場合は特定の家族からの間接情報で推察せざるを得ない．1回の診察のみで十分に行うことが難しい場合には，再診のたびに家族の近況について簡単に確認しながら，徐々に家族機能を把握していく．

生活機能の評価 生活機能の評価では家庭生活と外の生活に大別して評価を進める．家庭生活では，自分自身の身の回りのことをどの程度自立してできるか，家族の中で何らかの役割を担っているか，楽しみにしている余暇活動がどの程度あるか，などを評価する．外の生活では，学校や職場のような日中の社会参加の場にどのような参加の仕方をしているのか，主たる参加の場以外の参加の場がどの程度あるのか，などを評価する．さらに，家庭と外とで活動への意欲や対人関係などにおいて差異があるかどうかも評価しておく．精神保健福祉手帳または療育手帳の取得の有無，受けている福祉サービスなど，そのケースをめぐる社会資源に関する評価も有用である．

② 多領域チームのコーディネイト

PDD の治療は，多領域チームによる日常の生活支援が中心となる．精神科医の役割は，本人および家族に対する直接の医学的支援と，他職種に対する医学の立場からの間接的支援である．定期的な診察で本人の診断と評価に関する検索を進めると同時に，家族への啓発および心理的支援を行う．さらに，ライフステージの節目ごとの方針立案およびモニタリングを行う．発達障害を専門とする地域療育センターなどの施設の場合，自施設内である程度の領域をカバーできる．しかし，一般的な精神科クリニックなどでは，それほど多くの職種がそろっているわけではないので，外部の社会資源との連携のなかでチーム・アプローチを図ることになる．

一般の医療においてもチーム・アプローチは重要であるが，チームの編成における医師の位置づけをみると，一般の医療と発達障害の治療との間には共通点と相違点がある[3]．医師がチームリーダーとして方針立案およびスタッフへのスーパービジョンとフィードバックを担う点は共通である．しかし，一般の医療に比して発達障害のケアにおける医師の役割は，とくに治療のプロセスに関してもっぱら脇役となるという点が大きく異なる．この「医師がリーダーでありながら脇役を担う」という逆説的なチーム編成が，学際的チーム・アプローチを可能とするためのおそらく唯一の戦略であり，ここに発達障害に関するチームの特異性がある．医師は，いわばチームのディレクターである．医師の役割という点でみれば，医療の他の領域ではリハビリテーションに近い．

③ 家族支援

　思春期以降にはじめて事例化して精神科を訪れる PDD のケースの大半は，単なる PDD の症状のみでなく，何らかの二次的問題を併せ持っている。それまでの生活史の中で PDD の特徴に気づかれずにいたか，気づかれていても不適切な対応をされてきたか，いずれにせよ慢性的にストレスを受け続けている状態にある。このような状況を少しでも改善するためには，家族の理解が欠かせない。したがって，PDD の人の治療においては，家族への支援がきわめて重要な位置を占める。

　家族への支援は，教育的アプローチと心理療法的アプローチの 2 つの側面から行っていく。教育的アプローチでは，PDD の人たちの行動特徴やその心理的メカニズムについて解説しながら，本人への接し方や進路等の選び方に関する相談を進めていく。一方，心理療法的アプローチでは，家族の中に PDD の人がいることによって生じる様々な家族の葛藤に対するケアを行う。これらの 2 つの側面をどのように配分しながら家族支援を行うのかを検討するためには，家族機能の評価をあらかじめ行うとともに，支援しながらも家族機能のダイナミックな変化を適宜モニターしておく必要がある。

　家族への支援を行う場を意識的に構造化しておくことも重要である。家族支援の場は，支援者によるものと家族たちが相互に行うものとがある。いずれの場合も，個別に行う支援と集団化した場面で行う支援とがある。

　支援者による家族支援の基本は，個別のカウンセリングである。本人が家族同伴で受診してきた場合，本人との面接の後で必ず家族と別途面接すべきである。診断に必要な情報を得る必要があることは言うまでもないが，それだけでなく，本人の状況に関する医師の判断（診断を含む）を説明し，日常生活上の留意点を伝えるとともに，家族自身の精神状態に関するアセスメントも併せて行い，必要に応じて簡易な精神療法を行う。家族に対しても本格的な精神医学的介入が必要と判断される場合は，あらためて別の機会を設け，家族のカルテを作成して診療を行う。

　家族支援の一環として，支援者が家族を集団化することもしばしば行われる。近年，「ペアレント・トレーニング」などと称して行われるのは，これに当たる。ペアレント・トレーニングはどちらかといえば教育的側面が強調されたプログラムであるが，これ以外に通常の集団精神療法の技法を用いた家族向けのグループ・プログラムも行われる。

　支援者による家族支援以外に，家族同士による相互支援の果たす役割も大きい。共通の悩みを持つ者同士の連帯感を基盤とした支えあいは，専門の支援者による支援だけでは手の届かない，質の異なった心理的支援を可能とする。これには，先輩の家族による後輩家族への支援を意味する「メンタリング」と，同じような立場にある家族同士の相互支援を意味する「ピア・カウンセリング」とがある。メンタリングについては，日本自閉症協会など各地の当事者団体などが「ペアレント・メンター」と称して親が他の親のメンターとなれるような養成プログラムを行っている。こうした家族支援の場を家族に紹介し，専門家による支援の場と密接に連携

させていくことも，医師の役割として求められる．

④ 社会参加のための環境調整

PDD特有の症状は，ある程度の軽減は可能かもしれないが消失するわけではない．したがって，症状を軽減させることを目的として本人に対して治療を行うことは，治療構造全体でいえばごく一部に過ぎない．むしろ，症状を残した状態であっても社会参加を保障できるよう，生活の場，もっと広く言えば社会全体の環境調整を行っていくことが，医師の重要な使命となる．

ここでいう環境には，物理的な環境と対人交流に関する環境とがある．物理的環境では，状況認知が困難で，かつ見通しが持てないと著しく不安が高まるというPDDの人たちの特性に配慮し，視覚的情報を多用することによって具体的に場の状況を把握し，見通しをもって安心してその場に参加できるよう配慮する．対人交流においては，家族を筆頭にPDDの人たちの認知特性を理解し，さまざまな生活場面において環境調整を行える人ができるだけ多くなるよう，啓発を行う．

⑤ 本人への精神療法

PDDの人は聴覚情報の処理が苦手であるため，通常の口頭の会話による精神医学的面接のみでは実感が湧かない．また，イマジネーションが乏しい（Wing, L.[10]）ため，内省と洞察を主とした精神療法のみを行っても，あまり効果はないと考えられている．生活の様々な場面でPDDの人たちが直面する困難に対しては，行動療法の手法を応用した教育的手法によってソーシャル・スキルを教えたり，認知行動療法の手法を用いて解決法を示していくことが勧められている．

しかし，思春期例や成人例では，それまでの生活の中で自らの思考や感情に理解や共鳴を示してもらうことのないままに不全感や挫折感を数多く味わってきているため，他者から何かを教わることに対する意欲を持たず，回避や拒否を示すことも少なくない．そのような彼らの心情に理解を示し，彼らの独特な論理や興味に共感を表明することから始めていく必要がある．

ただし，PDD以外の人がPDDの人の感じ方を真に共感することは難しい．共感を示そうとして，当てずっぽうに「今，あなたはこのような気持ちなんだよね」と述べてみても，的を外すと一層拒否的な態度が強くなってしまうおそれもある．このような場合には，PDDについての知識をもとに以下のような対応をしてみるとよい．たとえば，「これまであなたと同じようなつらさを訴えてきた人の中には，いくつかのパターンがあるんだけど」と言いながら，つらさの要因や内容に関する可能性をホワイトボードに箇条書きで列挙してみる．その上で，「このなかに，今のあなたと同じような状況はありますか？」と訊いてみるのである．共感的態度を表に出すよりも，感情を抑えて努めて平静に理性的な口調で話すほうが，PDDの人たちにとっては安心感がある．列挙したなかの1つが該当するという反応があれば，それについ

て本人の言葉で少し説明をしてもらう。説明が一区切りついたところで，確認するような形で「それはこういうことですか？」と治療者の言葉に置き換えて言ってみて，改めて本人の反応をみる。押し付けがましく共感せず，淡々と本人の話を聞きながら理解に努めようという姿勢を示すことが，PDDの認知特性に配慮した精神療法的アプローチといえる。PDDの人たちは，自分を理解しようと努めてくれる人に対しては，助言を求めようという気持ちが生じるようである。

⑥ 薬物療法

PDD特有の症状である対人交流の異常，コミュニケーションの異常，および興味の異常そのものを軽減させることのできる薬物療法は，現在のところ報告されていない。我が国で未認可ながら，PDDの人たちの一部にみられる易興奮性の改善を目的として，諸外国ではごく少量の非定型抗精神病薬（risperidoneやaripiprazoleなど）が用いられる。思春期または成人期のケースでは，幼児期に比して易興奮性は改善することが多いため，幼児期～学童期に薬物療法を受けていた人の中には減量や中止が可能となる場合がある。また，多動，衝動，不注意といった注意欠如／多動性障害（ADHD）の症状を伴うケースでは，ADHD治療薬（methylphenidateやatomoxetine）が用いられる。

思春期以降では，二次的問題としてさまざまな精神症状が重畳することが多い。この場合は，原則としてそれぞれの症状に応じた薬物療法を行う。

■文　献

1) American Psychiatric Association : Diagnostic and Statistical Manual of Mental Disorders, 4th ed., Text Revision. (DSM-IV-TR). APA, Washington DC, 2000.

2) Bleuler, E. : Dementia praecox oder die Gruppe der Schizophrenien. Franz Deuticke, Leipzig und Wien, 1911（飯田真ほか訳：早発性痴呆または精神分裂病群．医学書院，東京，1974）

3) 本田秀夫：ASDの子どもの支援におけるチーム・アプローチ．Monthly Book Medical Rehabilitation, 125 ; 43-47, 2010.

4) 神尾陽子，行廣隆次，安達潤ほか：思春期から成人期における広汎性発達障害の行動チェックリスト：日本自閉症協会版広汎性発達障害評定尺度（PARS）の信頼性・妥当性についての検討．精神医学，48 ; 495-505, 2006.

5) Kanner, L. : Autistic disturbances of affective contact. Nervous Child, 2 ; 217-250, 1943.

6) 栗田広，長田洋和，小山智典ほか：自閉症スペクトラム指数日本版（AQ-J）の信頼性と妥当性．臨床精神医学，32 ; 1235-1240, 2003.

7) Lord, C., Rutter, M., LeCouteur, A. : Autism Diagnostic Interview-Revised : A revised version of a diagnostic interview for caregivers of individuals with possible pervasive developmental

disorders. J. Aut. Development Dis., 24 ; 659–685, 1994.

8) Lord, C., Risi, S., Lambrecht, L., et al. : The Autism Diagnostic Observation Schedule-Generic: A standard measure of social and communication deficits associated with the spectrum of autism. J. Aut. Development Dis., 30 ; 205–223, 2000.

9) 中安信夫：初期分裂病．星和書店，東京，1990.

10) Wing, L., Gould, J. : Severe impairments of social interaction and associated abnormalities in children: epidemiology and classification. J. Aut. Development Dis., 9 ; 11-29, 1979.

11) World Health Organization : The lCD-10 Classjficatlon of Mental and Behavioural Disorders : Diagnostic Criteria for Research. WHO, Geneva, 1993.

資料　思春期例の診察時に用いる「**自己紹介シート**」

```
名前 _____
         _____ 中学校
         _____ 年 _____ 組
担任 _____ 先生

学校は，
         (         ) 楽しい
         (         ) 少し楽しい
         (         ) あまり楽しくない
         (         ) 楽しくない

好きな時間は，
  (        ) 国語              (        ) 美術
  (        ) 数学              (        ) 技術
  (        ) 理科              (        ) 家庭科
  (        ) 社会              (        ) 給食
  (        ) 英語              (        ) 休み時間
  (        ) 体育              (        ) そうじ
  (        ) 音楽              (        ) 部活

好きなことは，
(                                                    )

嫌いなことは，
(                                                    )

困っていることは，
         (         ) ある
         (         ) 少しある
         (         ) ない

困ったときに相談する人はいますか？
         (         ) いる    それは誰ですか？ _____
         (         ) いない

将来，何になりたいですか？
(                                                    )
```

関連病態に対するベッドサイド・プラクティス 2

思春期妄想症

吉岡眞吾

はじめに

　思春期妄想症は，1960年代に植元行男[22]や村上靖彦ら[13,14]を中心とする名古屋大学グループによって提唱され研究されてきた我が国独自の臨床概念である。それは当時個別に研究されていた「(自分のおならや腋臭などの体臭をテーマとする) 自己臭恐怖」，「(自分の視線の異常性を訴える) 自己視線恐怖」，「(自分の容貌の異様さを訴える) 醜貌恐怖・醜形恐怖」などを，それらの構造的共通性としての関係妄想性に着目し，統合失調症と対比しつつ病態を精神病理学的に究明・整理したものである。

　この思春期妄想症 (以下，本症とも略記) は我が国の他の対人恐怖症の研究が神経症圏から出発したこととは対照的に，歴史的にも「統合失調症と診断されてきたものの中から，非統合失調症性のものを切り分けて」形成されてきたもの[17]であり，精神病 (特に統合失調症) と神経症 (特に対人恐怖症) の境界例領域に位置付けられるものである。本症について学ぶことは，統合失調症の精神病理学的理解を精緻とすることともなろう。

1) 思春期妄想症の概念とその意義

① 思春期妄想症の概念

　冒頭に触れたように，本症が精神病と神経症の境界例領域に位置するということは，本症の症例が持つ妄想の内容や確信性の強さからは精神病圏の病態を考えさせることと，長期経過を経ても人格水準は障害されないことや彼らの対人恐怖的心性からは神経症圏の病態を考えさせることを主に意味している。そして好発年齢が統合失調症よりも少し若い10歳代半ばから後半の思春期・青年期であること，そして彼らの対人恐怖心性が，思春期・青年期一般の心性 (後述) とも共通するものと考えられることから，本症の命名がされたものである。

　本症の中核群の臨床的特徴は，以下のようにまとめられる。

　(1) おなら，腋臭などの「自己臭」あるいは「自分の目つき，視線」，「自分の異様な顔貌」など，自分の身体に欠陥があるために他人に不快感を与えているとの妄想的確信を持つ。

(2) そのために，他人が自分を「嫌がる」，「避ける」との関係妄想（これを忌避妄想[13]と名づけた）を持ち，それに対する自責感を持ち退避的な生活態度をとる。

(3) 症状の出現には状況依存性がある。他者の現前が症状発現の不可欠の契機をなしている。そのため自分一人でいるときには症状が自覚されないことも少なくない。特に，家族などの近親者，あるいは全く無関係な他者一般の面前では症状は現れにくいが，「学校の教室内」などの中間的な距離にある友人の面前などで症状が強く現れる傾向がある。

(4) 患者本人の自覚的苦痛は強く治療意欲は高い。しかし多くは自ら信じる身体的欠陥に対する治療を強く希望しドクターショッピングをすることもまれではなく，精神科医の評価や治療方針とズレを生ずることも少なくない。

(5) 10歳代半ばから後半（中学2年生から高校生頃）をピークとして思春期・青年期に好発する。その後は単一症候的に持続的かつ非進行性の経過をたどり，長期経過を経ても人格変化を生じない。症状が持続しながらも自分なりの社会適応をしているものもある。

(6) 病前性格は人懐こさ，人当たりのよさがあるが，「小心者だが強情」といったような弱力性と強力性の二面性を持つ。

(7) 操作的診断基準に照らすと，ICD-10ではF22.0（妄想性障害），DSM-IV-TRでは297.1（妄想性障害・身体型）へ分類するのが概ね妥当と思われるが，それらの範疇でもぴったりの項目はなく，両者いずれの分類に対しても「社会恐怖型（social phobic type）」といった下位分類を設けるほうがより適切であろう。その点でICD-10のF40.1およびDSM-IV-TRの300.23にある社交恐怖（社交不安障害）との関係は考慮に値するが，(6)に触れたように本症の病前性格には人懐こさが認められることが多く，この範疇にも内包されきれないと考えられる。またICD-10では「非妄想性の」醜形恐怖は心気障害（F45.2）に分類されることになっているなど，本症を操作的に分類しようとすると境界例的特徴[注]をまとめきれずに拡散してしまう（これは操作的手法の必然的な特質とも言えるだろう）。

注）本症の患者の訴えの執拗さから強迫性障害との境界を，また自責性からはうつ病との境界を検討することもできるであろう。

② 典型例の提示

症例18 筆者初診時27歳，男性（筆者ら[24]が以前報告したことがある）

元来対人緊張があったが，周囲の評価もよい優しい子どもであった。

高校2年生時，いつのまにか友人が「臭ぇな」と言うことが気になるようになり，自分のおならのせいだと確信するようになった。自分自身は直接臭いを感ずることはないが，肛門からガスが抜けていく感じがすることがある。直接友人からとがめられたことはないが，避けられている感じがする。しかし，これは自分が皆に迷惑をかけているからだとの強い自責

感がある。

　臭いが気になるのは，学校の教室にいるときが最も強く，家庭や自転車で通学するときには気にならない。教室の中でも自分の背後に人がいるとき，特にそれが女子であるときに強く気になった。この症状は持続したが学業成績は下がることはなかった。「（臭いがこもらぬ）戸外で働きたい」と進路を考え土木関係の分野に進学した。ただし，大学入学試験の際には臭いが気になって集中できず，たまたま入学試験の際に最後列の席で試験を受けられた大学のみに合格し進学した。大学進学後も症状はむしろ徐々に増強し，大学3年生時に友人に勧められ某精神科クリニックを受診した。ただし，主訴はあくまで「臭いのことに強くこだわって，生活ががんじがらめになっていること」であって，「自分のおならのせいで周りに迷惑をかけている」ということの確信自体は揺らいではいない。事実その後もおならの治療のために消化器内科を受診している。その後クリニックの主治医との信頼関係もでき，「子ども相手なら大丈夫だろう」と幼児教育の分野に進むことにした。しかし，せっかく専門学校に進んだものの，24歳時，資格試験日に臭いのことが心配で受験を諦め，その後現在まで就職せずに自宅で過ごしている。

　しかし，27歳時，周囲への被害感が強くなり，クリニック主治医から入院治療を勧められて筆者の勤める病院を受診したものである。

　当院初診時，筆者に対しても丁寧に対応し，上記の経歴もほぼ自ら語り，上品な好青年といった印象を与えた。傍らの母親が陳述する際には「それは違う。実際は……」とはっきりと自分の考えを述べ，受動性・弱力性だけでなく，強力性性格の一端を感じさせた。もちろんおならの臭いといったものは筆者には全く感知されなかった。本人も診察室では臭いは気にならないと言い，「状況によって症状が変化する」ことを認めていた。

③ 思春期妄想症の概念の意義
i. 臨床現場での治療的指針として
　本症の臨床概念を理解していることにより，この病態の患者に遭遇したときに治療者として安定したスタンスを取ることができる。妄想的な思考を訂正しようと過度に薬物処方を行うことや，復学や社会参加などに対して早期解決を求める過ぎることなどに慎重さを求められる。また彼らの多くは知的水準も高いだけに，自責感や自己不全感を強く感じる傾向があり，彼らの心理に伴侶的に接し，彼らを支える治療関係を作ることが重要である。

ii. 我が国独自の発信として
　冒頭で触れたように，本症は我が国独自の臨床概念である。臨床においては国際的な診断基準に採用されている疾患概念だけでなく，地域性・歴史性において独自な視点を持つことは重要な場合がある。なかでもある地域に独自の文化が形成され，そこに一定の臨床的特徴を持つ

一群が存在し，文化結合症候群として知られるものがある。しかし，森田[11]により森田神経質が議論され，その対人恐怖（赤面恐怖・羞恥恐怖）心性は，日本独自色が強い病態と考えられていた時期もあったが，やがてアジアをはじめ諸外国にもその病態の存在が認められ，社交恐怖として国際診断基準に採用されるようにもなった〔DSM-III（1980），ICD-10（1992）〕。我が国独自の研究も将来国際的普遍性を再評価される可能性もある。

いずれにせよ，本稿で触れるような本症や統合失調症の精神病理学的な追求も我が国独自のものといってよいであろう。筆者自身まだ十分な検討をしていないが，かのPinel, P.とPussin, J.-B.らによる「精神障害者の鎖からの開放」活動がフランス革命の最中，近代自我や人権思想が形成される過程で行われたように，我が国の20世紀後半の精神病理学の発展も，疎外された精神障害者の復権を目指す活動，さらにはその活動を通しての「マイノリティーからの人間探求」の意味をも持つものであったと考えている。

iii. 境界例研究の再構成

境界例研究は笠原ら[7]がまとめたように，米国でのZilboorg[25]やHochとPolatin[4]らによって本格的に論じられるようになった。やがてこの研究の主流は初期の記述的議論から心的力動へと関心が向けられるようになってゆき，Kernberg[8]らによって熱心に議論され，これらの病態の位置付けは，統合失調症スペクトラムよりもpersonality disorderの中で考えられるようになり，borderline personality disorderとしてDSM-IIIに収載されることとなった。

我が国においても統合失調症と神経症の境界領域の問題については村上（仁）[12]によって指摘され，米国の議論も井村[5]によって紹介され，やがて成田[20]らによってパーソナリティ障害の精神療法的視点から熱心に議論されるようになった。

一方，本症に関連する視点からは，対人恐怖症との関連からも活発に研究された。笠原ら[6]は対人恐怖症を，A. 平均者の青春期という発達段階において一時的にみられるもの，B. 純粋に恐怖症段階にとどまるもの，C. 関係妄想性をはじめから帯びているもの，D. 前分裂病症状として，ないしは分裂病の回復期の後症状としてみられるもの，という4段階に区別し，このCの段階を「重症対人恐怖」と名付けて，純粋な神経症段階のものと区別している。そしてこの重症対人恐怖症は本症の中核群にほぼ該当する。

さらに村上は，本症の病態に神経症・境界例・（非統合失調症性の）精神病というスペクトラムを想定し，その精神病の部分を統合失調症と対比して「過敏精神病」[18]と呼んだ。このように本疾患の研究は境界例といわれる一群の「境界性」を考察させるものとなった。

ちなみに土居[2]は，我が国の境界例の議論が活発になりつつあった1970年の小論で「境界例を，統合失調症と神経症の中間だけでなく，統合失調症と健常者との中間」との意味をも持たせて考察している。ここで土居は，健常者・神経症・統合失調症を一直線上ではなく，1つの円周上に配置する図式を提案している。この図式によって「必ずしも統合失調症は健常者から最も隔たったものではなく，場合によっては神経症よりも健常者の近くに存在することもあり得る」ことを示唆している。はからずも土居によるこの示唆は，軽症化した統合失調症（コ

ラム参照）の中に次項 iv に述べるような，「自己の他者化」，「他者の二重構造」が読み取りにくくなっている現代の臨床現場，同時に医療観察法の医療に代表される「社会復帰を促進する医療」の要請の中で，あらためて思い起こす意味のあるものだと思う。それというのも，統合失調症の基本病理を「自己の他者化」といった非日常的な言葉で理解し表現すると，その患者が極めて了解や共感が困難な存在へと心理的に遠のいてしまうというジレンマが存在するからである。

軽症化した統合失調症

統合失調症の軽症化というのは様々な見方がある。入院させなくても外来通院で治療可能といった見方[1]や，緊張病性の精神運動興奮を伴わないもの，人格変化が乏しいもの，など様々であるが，小出[2]は精神病理学的な視点から軽症統合失調症を「妄想的他者（超越的他者）やその意図が特定されない統合失調症」と定義している。

本稿では，この小出の趣旨による「軽症化」を意味している。この視点からは，中安信夫が提唱した「初期統合失調症」も軽症統合失調症の範疇に属することになるが，この時，「軽症」ということは患者の苦痛の多寡や，疾病の治り易さを意味しているのではない。症状の軽症化は，時に「症状の日常化」を意味するものとなり，遷延化し易かったり，現実生活に広範囲に投影され，患者はナマナマしく苦しむこともある。この点は軽症うつ病の治療の難しさと似ているかもしれない。

文　献
1) 笠原嘉，金子寿子：外来分裂病（仮称）について．藤縄昭編：分裂病の精神病理 10，東京大学出版会，東京，p.23-42, 1981.
2) 小出浩之：「軽症分裂病」の症状論．臨床精神医学, 18 (8) ; 1193-1197, 1989.

---

iv. 統合失調症の精神病理学的彫琢

思春期妄想症を統合失調症から切り分けてゆく作業は，記述現象学的精神病理学の手法によって患者主体（自己）と迫害妄想などの妄想対象（他者）との間の心理的体験構造を分析することを通して進められた。

村上は，統合失調症の病態に関しての精神病理学的理論，すなわち安永[23]の「パターンの逆転」や木村の「自己の個別化の原理の危機」[9]を基礎的過程とする「無媒介的な妄想的自覚」[10]などを援用し，統合失調症の病態を「自己が他有化（他者化）される事態」[15]であるとした。そしてこのときの他者は，統合失調症の基本病理としての重要な意味を持ち，「他者」と表記される。すなわちそれは，患者の面前に存在する現実の他者を介して，妄想的な意味を帯びた「他者」となるのであるが，この妄想的な意味とは統合失調症においては無名性を帯びた超越的な存在を含意するものとなっているのである。このとき統合失調症の患者は，現前する他者の個人的特性とは無関係に（すなわち無媒介的に）直ちに妄想的関係付けをする。このように実際する他者は傀儡と化し，その背後に無名性・超越性を帯びた「他者」が黒幕と

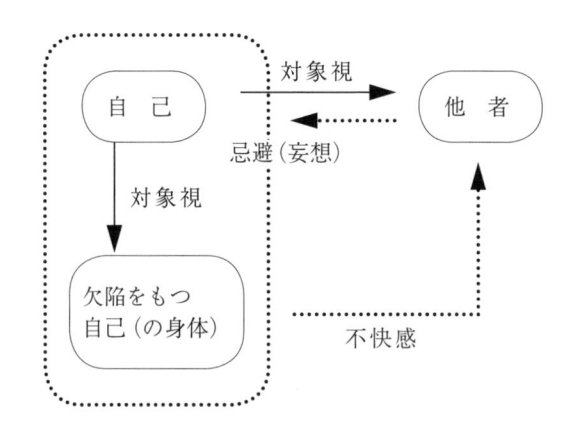

図Ⅲ-2-1　思春期妄想症における自己と他者

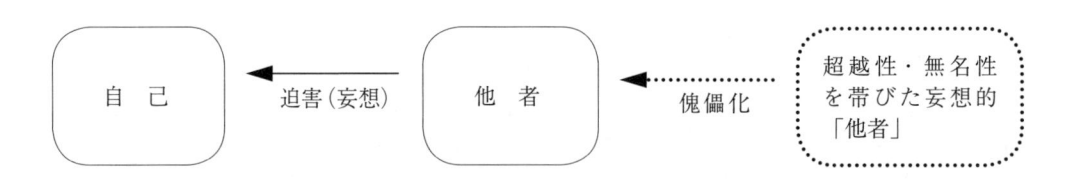

図Ⅲ-2-2　統合失調症における自己と他者と「他者」

して存在するという二重構造こそが統合失調症の本質的特徴だとし，村上[19]はこの理解に基づいて統合失調症の幻覚や自閉性などに関する統合的な説明をしてゆく。

　これに対して本症においては，患者に現前する他者はあくまでも個別具体的な現実的他者であり，統合失調症のような超越性や二重構造は有していない。そして患者は，その現前する他者の「咳き込む」，「顔を背ける」などの何気ないはずの仕草を介して，「自己が忌避されている」という妄想を強固にしてゆく。このことは，本症の患者は現実の他者を通して「忌避されるべき自己」を対象視して意識してゆくことを意味している。すなわち他者に映る自己という「自己性に関する認知の歪み」に本症の本質的特徴があるとするのである。

　本症の自己と他者の関係を図Ⅲ-2-1に，統合失調症の自己と他者と「他者」の関係を図Ⅲ-2-2に示した（村上[15]をもとに筆者の責で改変した）。

④　〈思春期〉の意味

　本症が〈思春期〉の用語を持つのは，好発年齢が思春期から青年期にあることと，その年代の者の一般的な心性と深い関係があるからである。思春期・青年期の心性としては，植元らは自意識の成長を重視した。自意識とはいわば「対象化されることの意識による自己の対象視」，「対象視の成熟に伴う自己の被対象化」[22]といった存在意識である。

2) 他の疾患との関係

① 統合失調症

i. 長期経過の中で統合失調症への連続性が認められた症例

高橋[21]は，23歳から53歳までの約30年間追跡した1症例を挙げ，その経過中に考想伝播，考想化声，幻聴，（皇族をテーマとする）血統妄想などの多彩な精神病症状を呈したことなどから「思春期妄想症から統合失調症に病態的に連続性をもって移行した」とみなす考察を示している。しかしその論考の中で高橋は村上らの「思春期妄想症は重症化しても統合失調症になるわけではなく別の疾患である」という学説も排除してはおらず，その症例の診断に対しても複数の意見があることを示唆したうえで慎重に「思春期妄想症と統合失調症の境界例」としている。

ii. 統合失調症の前駆症状としての思春期妄想症病態

現実の臨床では，統合失調症の前駆症状としての本疾患の症状が現れたとみなすべき症例もあるので例示する。

症例 19　当院初診時 26 歳，女性

幼少時から特に問題もなく生育した。学業成績も中程度で，友人との付き合いも普通にあった。高校2年生の頃から，自分の汗や腋臭が周囲に臭っているから皆が自分を避ける，馬鹿にすると過剰なほどに心配し，精神科クリニックを受診したが，改善がなく数回で中断した。臭いへの不安のために電車に乗れず，親が学校に送迎していた。高校卒業後専門学校に進み，臭いのことはずっと気になっていたが何とか卒業し就職もした。しかし，周りの社員の仕草から自分の臭いが嫌がられていると感じて仕事に集中できず，ミスを繰り返して半年ほどで退社した。その後もいくつかのアルバイトをしたが，自分の臭いのことが気になって長続きせず，23歳頃からは自宅で家事を手伝いながら，インターネットゲームなどをして過ごしていた。この頃までは通常の思春期妄想症の経過と考えられる。

25歳になった頃，自宅のマンションの外装工事が始まり，建屋の周囲に足場が組まれると，「作業員が覗き込んでくる」，「自分の臭いのことを言ってくる」と幻聴と思われる病的体験が出現した。そしてそれまでにはなかったことだが，リストカットなどの自傷行為も行われるようになった。

2カ月ほど後に外装工事が終わった後も「外から人の声が聞こえる」，「借金を返せ，と言ってくる」と1日中泣き続けるようになった。精神科クリニックを受診して処方を受けたが，身体が強張るなどの副作用が出たものの症状の改善はなかった。

26 歳時，親に借金のことを何度も謝る，フォークを持って母親に襲いかかる，警察に「母親を殺した」と電話を何度も掛けるなどの異常行動が繰り返され，クリニックの主治医から入院を勧められて当院を受診した。
　当院の初診時「5, 6 人の男の声がいつも聞こえる。『借金が 1 億円を超えた，皆知ってるぞ』とか『最悪の女だ』と言われる。去年の工事の時，私が作業員をおちょくったから，慰謝料を求められている。誰かを殺せば，逮捕されて借金取りから逃げられると思う」などと述べた。幻覚妄想状態が前景化しており，衝動的な暴力の可能性もあると判断され，即日入院治療へ導入した。
　入院当初は個室を使用したが，いつも自室のベッドに臥床しており，時折独語がみられた。面接時も視線が合わないことも多く，表情に弛緩がみられた。面接中にも「男の声がいつも聞こえる，借金がもう 100 億円になっちゃった」とつぶやくように語った。入院 2 週間後に，自ら「今，別の部屋の女の患者さんの首を絞めました」と訴えてきた。相手の患者は「彼女が突然入ってきて肩や首の辺りを触っていったが，なんともなかった」と言う。本人は「誰でもよかったけど，誰かを殺せば，自分が死刑になって借金から逃げられると思った」と言う。

　この症例は 25 歳の頃から持続的な幻聴を伴う精神病状態となっている。幻聴の主である男は，外装工事の作業員と関係しながらも，無名性をもって拡散し患者を包囲しており，統合失調症の病理を持つものと考えられる。ちなみに彼女にとって「借金と自分の臭いとは関係なく，全く別の問題」だという。

② 思春期妄想症の周辺の「非統合失調症性の」病態
　本章 1) ① (p.183) に記した中核群に対して，主に 3 つの方向への辺縁分化する様々なタイプの下位群が研究[16]された。これは思春期妄想症の概念の拡大を意味している。
　1 つめの方向は他者に対する患者の主体的姿勢に関するものである。中核群は「自分が相手に不快感を与えているのだから」と周囲に対し自責的になるが，なかには「自分が疎まれ嫌がらせを受けている」と被害的になり，さらには「自分に非があるとしても，そこまでひどい当てつけをしなくてもよいはずだ」と他罰的になるものがある。ここには「自分の悪い噂が流れている」といった被害的価値判断が含まれているもの（敏感関係妄想型妄想症）もある。その一方で「自分の顔貌はグロテスクだ」などと一人で悩み，他者の存在をそれほど意識しない自己完結的なタイプ（これを忌避妄想に対して「妄想様固定観念」[1]と呼んだ）もある。なかには「頭の中の左半分は空洞になっている」などという奇妙なセネストパチーを訴えるものもある。

2つめの方向は妄想対象の範囲の広がりである。中核群では面前に実在する相手に対して自己臭や自己視線，さらに自分の顔貌に関する具体的なテーマを持つものが多い。それが，なかには影響する範囲が近所の人やラジオやテレビの登場人物にまで及び，妄想の媒体も「雰囲気」やテレパシーなどの抽象的なものになることがある。この場合「自分から漏れ出た物が，周囲の人に悪影響を与えている」，「自分の考えていることが相手に伝わる」といった自己の内面に関わるものがあり，「自我漏洩型妄想症」と呼ばれた。

　3つめの方向は，自己の身体的欠陥の内容であるが，中核群は「嫌な体臭」，「鋭い目つき」などの表面的かつ具体的なものであるが，なかには「自分は低能」，「社会で生きるに値しない欠格者」と自身の質的劣等性を強く意識するものがある。さらには「自分というものがわからない」，「本当の自分がない」などと，自己の存在の不安定性が問題となるタイプ（自己拡散型妄想症）もある。

　これらの病態は統合失調症との関連を考えさせられるものではあるが，村上らは「非統合失調」の病態と位置づけている。

③ 思春期妄想症と類似の症状を呈する「双極性障害ないし非定型精神病」の症例

症例20　当院初診時23歳，男性

　現在30歳代の男性例。男ばかり3人兄弟の次男。

　子供の頃は友人と釣りをするなどアウトドアの遊びが好きで，中学校，高校とも陸上部などの運動部に所属した。病前性格は明るくて活発。友人も普通におり，人前に出るのも電車に乗るのも平気だった。

　高校3年の初め，「自分には外斜視があって（実際には認められない），異様な横目を使って他人を見てしまう。それを隠そうと意識することで，赤面し，特に同世代の男女が気になる」ようになった。それから人がいると圧迫され，うつむいてしまうようになった。周りの人から避けられていた気もするが，それよりも馬鹿にされる気がした。家族に対しては気になることはなかった。

　だんだん他人が近くにいるだけで気分が暗くなり，家から出られなくなった。

　2年浪人して私立大学に入学したが，通学電車で赤面が気になりほとんど通学できず，2年間在籍して中退した。その後自宅に引きこもるように生活した。

　21歳時，赤面が気になり苦しくてリストカットを行った。総合病院精神科を受診し，抗うつ薬などを処方された。22歳時，やはり赤面が苦しくて処方薬を大量服薬して入院となったが，その経過中に2週間程度の精神運動興奮を伴う病状を呈した。

　23歳時，症状に改善なく当院へ転院となり，併設するデイケアにも通所するようになった。しかし半年後通院・通所は中断した。

24歳時，1週間ほどの間に特に誘因なく多弁，脱抑制的となり，「中国に渡って一人で生活する」など誇大的で非現実的なことを主張するため，家族に伴われて受診し入院となった。表情は生き生きとして対人緊張も認めなかった。訴えは妄想的というよりも願望充足的な内容であった。約4カ月後に退院した。退院時の主剤は risperidone 2mg/日と sodium valproate 400mg/日であった。

25歳時，「考古学者になる」と連日図書館に通うなど活動性が亢進，1カ月ほどして不自然に気分が高揚し，母親に攻撃的になるなど躁転が懸念されていたところ，深夜に自家用車で出奔し，高速道路の料金所に立てこもり，警察に保護され当院へ搬送された。興奮して滅裂言動あり，当院2回目の入院となった。入院後は速やかに落ち着いたが，1カ月後ややうつ状態で退院した。退院後は外来診察以外は自宅にひきこもり，デイケアにも参加できなかった。

27歳時，久しぶりにデイケアに参加したところ他患といさかいになり，抑うつ気分が強まり希死念慮も訴えるため3回目の入院となったが，入院中も気分の波があり，他患を意識して苦しくなり，2週間後に退院。しかし，退院後まもなくから家族に「今は現実ですか？ ここはどこですか？」と尋ねるなど困惑状態となり，退院後1週間で再度入院となった。このときは「自分の心で考えていることが他人に伝わってしまう」，「相手の心が見えてしまう」と自我漏洩症状が認められた。約3カ月後，軽度の抑うつ状態で退院。その後は自宅の自室にひきこもり，家族がいると居間にも出てこないようになった。外来受診もできず家族が処方を取りにきていた。

その後28歳時に約6カ月間，30歳時に約4カ月間躁状態で入院している。その後約2年間自宅にひきこもっていた。

32歳時，「自分の考えが他人に伝わる，さとられる。それなのに心の中で乱暴なことを喋ってしまう」，「心の中で他人と会話ができる」と訴え，約3カ月間入院した。

その後，34歳の現在まで「ひきこもり状態に陥らないように」と毎週外来に通院している。主剤は olanzapine 10mg/日，lithium carbonate 100mg/日，sodium valproate 600mg/日である。現在でも「自分のことが変だと思われるのではないか，自分の家の中にいても近所の人や自宅の前を通る人に馬鹿にされる気がする」と思い，「コンビニエンスストアにも他の客がいると緊張して入れない」というが，「これは（本当に馬鹿にされるというよりも）自分の心の問題だと思えるようになった」と語るようになっている。

経過を大局的に見ると，高校3年時（17歳）からはじまった「周りの人に自分を見られると，自分の容姿や赤面を馬鹿にされる，悪口を言われる，それが怖くて外出できない」と退避的となる期間が大半を占め，これが抑うつ病相に相当する。その後22歳時，抗うつ薬などを用いた治療経過中に短期の躁病相の出現を認め，その後散発的に躁病相を呈するようになった

と考えられる。躁病相は突然はじまり、「気持ちが軽くなって、外出も平気になり」、「何でもできるような大きな気持ちになり」、病院で知り合った女性に自分から声を掛けて付き合うこともあった。

また抑うつ病相から、躁状態とは異なる困惑状態、錯乱状態といった精神病水準の状態に移行することもあり、このときには自我漏洩症状も出現する。

3）診察技法

① 受診経路

i．患者本人が受診した場合

受診動機の聴取

まず本人が精神科の門を叩いたことを評価し、ここに至るまでの苦心や苦労をねぎらうことが重要である。

治療を継続させる配慮

本症の治療では短期間で症状を大きく改善させることが難しいことが多いが、長期的な視野に立てば、知的水準、人格水準なども高く保たれることも多く、症状を刺激・賦活させないような環境が得られれば、様々な能力を発揮できることもある。個々の症例に即した自己実現の場を開拓し、自己評価を保ち、人生に対して肯定的に向き合えるように配慮することが必要である。そのためには治療者には患者を取り巻く状況を総体的に捉えて、柔軟に対応できる「懐の深さ」が重要であろう。

この際良好な治療関係を維持できていれば、症状自体の軽快は叶わなくとも患者の生活を豊かにしてゆくような相談を深めやすい。

本症は様々な精神疾患の境界的な位置にあるために、診断を確定しにくいこともあるし、年齢的にも統合失調症や気分障害を発症する可能性もある。それゆえ治療者には診断や治療方針を適宜再検討できるような柔軟な姿勢が必要であろう。

本人（および家族）への説明

本症の中核群の特徴に沿った説明をわかりやすく行うことが第一であるが、後に統合失調症へと診断が変更される可能性などにもある程度言及する必要もある。いずれにせよ根気よく経過を追ってゆこうとする治療者の姿勢を伝える必要がある。

ii．家族等から相談を受けた場合

家族等の受診動機の聴取

家族は本人の悩みを直接聞かされるだけでなく、身体的愁訴のために医療機関を受診する行動や不登校などから気がつくことも多い。また本人が主張する自身の身体的欠陥が、実際には存在しないことを繰り返し説得しても効果がないことに疲弊していることもある。そうした中で家族は本人が重い精神疾患に罹患しているのではないかとの不安を持っていることが多い。

本人を受診につなげる配慮

この場合もまず，家族が精神科に相談に来たことを評価し，これまでの労をねぎらうことも重要である．本人を診察する前に診断はできないが，本症の可能性を伝えることはできるであろう．本人は自らが確信する身体的欠陥への治療を求め，精神科の受診は拒むことが多い．しかし，「苦しい思いにさいなまれている」ことを指摘し，その「苦しい心」に根気よく対応できることを伝えれば本人の受診につなげられることもある．

iii. 他科（身体科）から受診依頼があった場合

受診依頼の動機について

本症の患者は，自身の身体に「おなら」，「体臭」，「口臭」，「嫌な目つき」，「独特な醜い容貌」などの欠陥があると確信していることから，消化器内科，口腔外科，皮膚科，形成外科，美容外科などの身体科を受診して，自身の訴えに関する治療を求めることがしばしばある．しかし，実際には患者が訴えるほどの身体的異常所見や特異な顔貌をしていることはないために，身体科の医師の治療方針（「治療の必要はない」という判断を含む）に納得できず，ドクターショッピングをすることがある．このような繰り返し受診したという経過から身体科の医師から精神科を紹介されることがある．

過去の他科受診歴とそのときの治療内容とその結果

上記のような状況から受診したとしても，現実には「おなら」を全くしない人や体臭が全くないという人は存在しないことであり，またニキビなどの容貌に関係するありふれた所見がある場合もあり，こうした日常的な所見に対して既に治療が施されていることもある．このような場合は，それぞれの治療機関での訴えと，治療内容とその結果に対する患者の受け止め方について知ることは，患者の本症における所見を知る上で重要な情報となる．

精神科医療へ導入するための配慮

特に中核群に当たる患者は，自身の苦しみの元凶は自身の身体的欠陥であると確信しているために，「自身の問題は精神医学的なものだ」と認識を変えることは難しいことが多い．このとき治療者にこの疾患の概念が参照枠として備わっていることが大切である．

② 精神療法

治療者は精神療法的視点を重視し，専門家として彼らの病理を理解受容し，根気よくつき合ってゆくという姿勢を示し，彼らが決して孤立無援感に陥らないように配慮することが重要である．また患者が心理的，身体的，そして社会的にも成長期にあることが多いだけに，治療者は可能な範囲で彼らの生活や学業を充実させるような調整をはかったり，見通しを持つことも重要である．

また彼らが元来人懐こさのある性格のものが多いがゆえに，十分な病識は持てなくとも治療関係は結べることも多い．だが治療者への転移関係が過度なものにならぬような配慮も重要である．藤田[3]は精神療法的観点から「穏やかな陽性転移の持続」をはかることを重視し，そ

の治療過程を，第1期 治療関係の成立，第2期 妄想的一義性から両価的葛藤へ，第3期 体験の全体性の獲得，第4期 生活史の一貫性の獲得の4期に分けて詳細に報告している。

③ 薬物療法

　本疾患の薬物療法には決定打はないと思うほうがよい。一般的には緊張感を緩和するために少量から中等量の抗不安薬（diazepam 6mg/日程度）の使用は有効であることが多い。また症状によっては非定型抗精神病薬や抗うつ薬を使うこともある。いずれにせよ症状を打ち消そうとして多剤・大量処方にならぬよう心がけるべきである。

④ 長期的視点

　長期間にわたり単一症候が持続することが基本である。その1例を示す。

> **症例 21**　　現在70歳代，男性
>
> 　男ばかり4人同胞の次男。中学生までは特に問題なく生育。喜劇を演じて人を笑わせることが得意だった。病前性格として自身は「気が小さくて積極性がない」と述べている。
> 　ところが高校に入ってから，自分の視線が異様で，他人が自分を嫌がって避けると感じるようになった。初めは太陽光線に当たると，まぶしいような目がイラつくような感じがした。そのうち自分の視線が異様だと気づいた。やがて家族以外の周りの人全てが自分を嫌って，悪口を言っていると思うようになった。
> 　3年間ほどして少し楽になったが，この気持ちが全く消えたことはない。人前に出ることが凄く気が重く憂うつになる。それがつらくて家から出られなくなることがある。30歳代後半の頃つらくて目の手術をしたが，よくならずに大学病院の精神科に通った。精神科の薬（症状によってamitriptylineやchlorpromazineなどが処方されていた）を飲むと少しは気分が楽になるので通っていた。
> 　高校卒業後は，他県に出て工員として単身生活をしたが1年ほどで退職して郷里に帰り，兄弟のみで経営する工芸品の工房を営んでいる。職人としての腕前は良いとのことである。
> 　40歳時，「悪口を言われている」というつらさが特にひどい状態が1カ月続いたために入院目的で当院を紹介された。当院初診時，「自分の視線の印象が非常に悪いというのが一番の問題」と語った。「相手が自分を見ると，自分から何か嫌な影響を与えて，何か自分が発する印象が非常に悪くて，それで相手が余計に自分を見る。一番の問題は目つき，顔つき。それに自分の動作とかが相手に悪い影響を与えて『あいつは不細工で，面白くないやつだ，ひとつ嫌がらせでもしてやれ』というふうにやってくると思う。あと，音にも凄く敏感になっている。自宅で仕事をしていても，近所の奥さん連中の話し声がしてくると自分の悪口を言っていると思ってしまう。この忙しいときに何を言っているんだと思う。自分に原因があるとは

思うが，度が過ぎると相手に腹が立つ」，「自分が荷物を下ろそうとしたときに，誰かが『あれ，それ』とか言うと自分のことを『あいつ，ちっとも働かない奴だ』と言っているのだと思う」，「スーパーに買い物に行っても店員が喋ると自分のことだと思う」など被害的な関係念慮を語った。その一方で「人の会話を全部が全部自分のことだと思うわけではない」，「自分がまだ結婚もしていないというひがみもあるからそう思うのだと思う」などとの内省的な言葉もあった。

入院して1カ月ほどすると気持ちが楽になって退院することができ，その後は当院の外来に通院するようになった。

その後も，対人緊張が強くなってくると，「何をしていても不安になり，憂うつになってくる」ようになり，現在までに8回の入院歴がある。ときには不安からイライラが昂じ，母親に暴力を振るって入院となることもあった。

47歳時には，入院中外泊をすると外泊の終わり頃には疲れて不安や被害感が高まり，5年以上も入院生活が続いたこともあった。

現在のところ最終入院は66歳時の約1カ月間の入院であるが，この時も過去の入院と同じように周囲に被害的になり，音に敏感で困惑状態のようになり，兄弟に連れられて倒れ込むように入院となった。

本症例は，高校1年時に発症して以来50年以上の経過を持ち，当院でも約30年間診療を継続しているが，基本的には発症時と同様「自分の目つきが悪くて人に嫌われる」，「自分の憂うつそうな雰囲気や歩き方などの仕草が相手に影響を与えて，嫌がらせや当てつけをされる」というテーマは変わっていない。現在では「自分が苦しんできたのは自分の心の問題だ」という内省もある一方で，症状の強さには波があり，調子が悪くなると濃いサングラスを掛けて通院してくる。最近では以前の症状に加えて「いい歳をしても，兄弟がいないと仕事上の来客にも対応できず工房の奥にこもってしまい，情けない」といった自己の不甲斐なさを話題することも多い。しかし人格変化はなく，仕事はきちんとこなしている。

■文　献

1) 青木勝，大磯英雄，村上靖彦ほか：異形恐怖Dysmorphophobieについて―青年期に後発する異常な確信的体験（第四報）．精神医学，17；1267-1275, 1975.
2) 土居健郎：はじめに―特集／境界例の病理と治療．精神医学，12；466-467, 1970.
3) 藤田早苗：思春期妄想症の精神療法について―穏やかな陽性転移の持続を期待して―．川久保芳彦編：分裂病の精神病理9．東京大学出版会，東京，p.161-194, 1980.

4) Hoch, P., Polatin, P. : Pseudoneurotic Forms of Schizophrenia. Psychiat. Quart., 23 ; 248-276, 1949.
5) 井村恒郎：いわゆる境界例について（1956）．精神医学研究Ⅰ．みすず書房，東京，p.289-300, 1967.
6) 笠原嘉，藤縄昭，松本雅彦ほか：正視恐怖・体臭恐怖．医学書院，東京，1972.
7) 笠原嘉，原健男：境界例概念の総説．現代精神医学大系 12. 中山書店，東京，p.3-25, 1981.
8) Kernberg, O. : Borderline Personality Organization. J. Amer. Psa. Assn., 15 ; 641-685, 1967.
9) 木村敏：精神分裂病症状の背後にあるもの．哲学研究，43（497）;255-292, 1965./ 分裂病の現象学．弘文堂，東京，p.111-168, 1975.
10) 木村敏：精神分裂病の症状論．横井晋ほか編：精神分裂病．医学書院，東京，p.106-138, 1975.
11) 森田正馬：赤面恐怖症（又は対人恐怖）と其療法．神経質 3（5）; 172, 1932./ 森田正馬全集 3. 白揚社，東京，p.164-174, 1974.
12) 村上仁：精神分裂病と神経症の関連について（1946）．精神病理学論集Ⅰ．みすず書房，東京，p.119-141, 1971.
13) 村上靖彦，大磯英雄，青木勝ほか：青年期に後発する異常な確信的体験．精神医学 12（7）; 573-578, 1970.
14) 村上靖彦：思春期妄想症について．笠原嘉ほか編：青年の精神病理．弘文堂，東京，p.155-176, 1976.
15) 村上靖彦：青年期と精神分裂病―「破瓜型分裂病」をめぐっての一考察―．精神医学，19 (12) ; 1241-1251, 1977.
16) 村上靖彦：自己と他者の病理学―思春期妄想症と分裂病―．湯浅修一編：分裂病の精神病理 7. 東京大学出版会，東京，p.71-97, 1978.
17) 村上靖彦：境界例の診断をめぐって―思春期妄想症との関わりから―．村上靖彦編：境界例の精神病理．弘文堂，東京，p.217-233, 1988.
18) 村上靖彦：精神疾患理解の一側面―現象学的接近―．臨床精神病理，9（1）; 7-13, 1988.
19) 村上靖彦：妄想．異常心理学講座 6 巻　神経症と精神病 3. みすず書房，東京，p.55-106, 1990.
20) 成田善弘：青年期境界例．金剛出版，東京，1989.
21) 高橋俊彦：思春期妄想症の長期経過例と分裂病の関連について．村上靖彦編：境界例の精神病理．弘文堂，東京，p.187-215, 1988.
22) 植元行男，村上靖彦，藤田早苗ほか：思春期における異常な確信的体験（1）―いわゆる思春期妄想症について．児童精神医学とその近接領域，8 ; 179-186, 1967.
23) 安永浩：分裂病の基本障害について．精神経誌，62（3）; 437-466, 1960.
24) 吉岡眞吾，村上靖彦：思春期妄想症．精神科治療学 23（増刊号）; 301-305, 2008.
25) Zilboorg, G. : Ambulatory Schizophrenias. Psychiatry, 4 ; 149, 1941.

関連病態に対するベッドサイド・プラクティス　3

いわゆる「急性精神病」

針間博彦

はじめに

　統合失調症に近縁の疾患にいわゆる「急性精神病」がある。これは狭義には，急性発症し短期間で完全回復する一過性の精神病状態を意味し，従来，こうした病態に対して非定型精神病などのさまざまな臨床類型が提唱されてきた。一方，精神科臨床，とくに精神科救急の現場においては，初診時に疾患診断の確定が困難なことが少なくないため，「急性精神病」が暫定診断として広い意味で用いられることがある。本章では，まず急性精神病に関する旧来の類型や現在の診断基準における分類について述べた後，初診時に「急性精神病」と診断された症例を提示することにより，「急性精神病」の診断と治療の実際について述べる。なお，症例の内容は個人が特定されないよう一部改変した。

1) 疾患診断としての「急性精神病」

　急性発症する一過性の精神病状態は19世紀末から記述されており，国によってさまざまな用語で呼ばれてきた経緯があるが，その正確な疾病分類学はいまだ確立されていない。統合失調症と気分障害（躁うつ病）に代表される，身体的基盤が不明の，いわゆる内因性精神病の枠内の鑑別診断は，現在に至るまで状態像と経過によって行われるものに留まっており，厳密には鑑別診断というより鑑別類型学である[7]。そのなかで，急性精神病は統合失調感情障害と共に統合失調症と気分障害の間の中間領域に属し，その境界を明確に定めることは容易ではない。臨床診断を与える上で，こうした問題に対処するには，症例と従来提唱された臨床類型との異同を検討する方法と，操作的に定められた診断カテゴリーに照らし合わせる方法が考えられる。以下，これらの診断方法について述べる。

① 急性精神病に関する類型診断

　急性精神病に関連する従来の臨床類型には，急性錯乱，類循環精神病，反応性精神病，非定型精神病などがある（表Ⅲ-3-1）。

表Ⅲ-3-1 急性精神病に関する類型診断

	急性錯乱	類循環精神病	反応性精神病	非定型精神病
遺伝負因	本人・家族に変質徴候	非系統的統合失調症より小さい	記載なし	1級親族に多い
誘因	感情的ショック	記載なし	心的外傷	精神的・身体的ストレス
発症様式	急性発症 突発性発症	急性発症	急性発症	急性発症
多形性ないし意識障害	多形性 錯乱	記載なし	錯乱	多数の例に軽度の意識障害
経過	数カ月以内	数カ月以内	短期	挿間性，相性，周期性
転帰	寛解	寛解	寛解	寛解

i. 急性錯乱 bouffée délirante（Magnan, V.）[2,9]

このフランスで発展した概念は，1886年にLegrain, P. M.が最初に提唱し，1895年にMagnanが採用したものであり，突発性の発症，ときに幻覚を伴うさまざまな主題を有する妄想，さまざまな情動状態とある程度の意識混濁，急速な完全寛解という特徴を示す急性精神病エピソードとして記述された。困惑と不安といった前駆症状が生じることがあるが，妄想が突然生じ，患者の心的生活が中断される。妄想の結果，患者は気分変動と情動的混乱（至福，恍惚，不安，刺激性など）を体験する。妄想的確信と情動の変化に伴って意識が変動し，時間の経過などに関する特有の失見当識が存在する。

ii. 類循環精神病 zykloide Psychosen（Kleist, K., Leonhard, K.）[8]

早発性痴呆と躁うつ病というKraepelin, E.の2分法に否定的であったWernicke, C.を継いだKleistは，1920年代に類循環精神病の概念を提唱した。これは精神運動性興奮と精神運動性制止のいずれかを示す，あるいは両者が急速に交代して出現する，比較的短い（2～4週間）エピソードによって特徴づけられる，急性の精神病性障害である。明らかな誘因はなく，原則として残遺症状なく回復するが，再発する傾向がある。興奮－制止，多動－無動，不安－恍惚という3つの形態が指摘されたが，相互の重なりが大きく，病像はしばしば移行し合う。いずれの類型も自然寛解がみられ，欠陥を残さないとされた。

iii. 反応性精神病 reactive psychosis（Wimmer, A.）[13]

先行する外部の出来事，たとえば喪失や死別，外傷，自然災害と因果関係のある短期の精神病状態群を指す。精神病状態の持続期間はたいてい短く，しばしば誘発した要因の後退とともに寛解するが，必ずではない。その形態と内容は誘因の性質を反映する傾向があり，意識の障

害(錯乱),感情の障害(抑うつ),妄想性の障害(パラノイド)という3つの広い臨床カテゴリーに分けられる。反応性精神病のこの分類は,1916年にデンマークの Wimmer が最初に心因性精神病 psychogenic psychosis として述べたものであるが,一般的に受け入れられているわけではない。

iv. 非定型精神病(満田)[6]

わが国で発展した独自の概念である。病像の特徴は,躁・うつの感情障害に加えて,急性幻覚妄想状態,夢幻様状態,錯乱せん妄状態,統合失調症類似の緊張病症候群,てんかん類似のもうろう状態など多彩な症状が交替して現れること,この病相期の後には残遺症状や人格変化を伴わずに病前の機能水準まで回復すること,また長期的には躁うつ病と同様の相期性の経過を示すことなどである。急性期における意識障害の存在が強調され,非定型精神病は統合失調症,躁うつ病,てんかんの3つの疾患と境界を接するものとされた。

これらの類型は,症例に対する見方を示すものであり,「当てはまるか否か」が問題となるカテゴリー診断とは異なり,症例がそれに「どの程度当てはまるのか」が問題になる[3]。

② 急性精神病に関するカテゴリー診断

次に,精神障害に関する現在の代表的な診断体系である ICD-10,DSM-IV-TR において,急性精神病がいかなる診断カテゴリーを与えられているかについて述べる。

i. ICD-10:F23 急性一過性精神病性障害

ICD-10[14] では,上記の臨床類型によって記述されてきた急性精神病状態の群は,統合失調症や妄想性障害といったより慢性の精神病とは異なる障害群であると考えられることから,これらから分離され,急性一過性精神病性障害と呼ばれている。この群は,妄想,幻覚,知覚障害といった精神病症状の急性発症と,行動の重度の障害によって特徴づけられる,異質な障害からなる。上に挙げた臨床類型が取り上げた諸特徴を,(a) 発症様式(突発性ないし急性の発症),(b) 典型的な症候群(多形性,統合失調症状)の存在,(c) 関連する急性ストレス,として採用した診断基準が設けられ,それによって急性一過性精神病性障害のカテゴリー分類が可能になっている。これらの特徴は,それぞれ分類コードの第3桁,第4桁,第5桁の数字によって特定される(表Ⅲ-3-2)。以下,これらの特徴について説明する。

急性発症

これは急性一過性精神病性障害の群全体を規定する特徴である。急性発症とは,2週間以内に,精神病的特徴のない状態から明らかに異常な精神病状態に変化することと定義されている。これは上に挙げた臨床類型に共通の特徴である。発症が急性であるほど転帰が良好となる可能性があることから,48時間以内に発症するものはとくに突発性発症 abrupt onset と呼ばれる。

表Ⅲ-3-2　F23　急性一過性精神病性障害の下位分類

		多形性	
		＋	－
統合失調症状	－ (半分以下の時期)	F23.0　統合失調症状を伴わない急性多形性精神病性障害	F23.3　妄想を主とする他の急性精神病性障害
	＋ (過半の時期)	F23.1　統合失調症状を伴う急性多形性精神病性障害	F23.2　急性統合失調症様精神病性障害

F23.x0＝関連する急性ストレスを伴わない，F23.x1＝関連する急性ストレスを伴う

多形性

　これは急速に変化する可変的な状態を示し，急性錯乱の特徴の1つとして古くから記述されていたものである。不安－恍惚，興奮－制止，多動－無動という類循環精神病の特徴も，多形性の特徴として取り入れられている。

統合失調症状

　統合失調症（F20.0～F20.3）の全般基準としてあげられた症状であり，それらはSchneider, K.[12]の1級症状を中心としたものである。多形性と統合失調症状の有無が，第4桁の数字によって特定される。

関連する急性ストレス

　精神病症状発現前の2週間以内に，関連する急性ストレスが存在するか否かが，第5桁目の数字によって特定される。ここに急性ストレスとは，同じ文化圏内で類似の状況にあればほとんどの人にとってストレスフルなもの，たとえば死別，離婚，失業，結婚といった出来事や，戦闘，テロ，拷問などによる心理的外傷などを指す。こうした急性ストレスとの関連は，反応性精神病の概念を取り入れたものである。ただし，それは急性一過性精神病性障害の診断に必須のものではなく，第5桁の数字によって特定される。

　このF23というカテゴリーは，臨床家が発症早期に診断を下す必要がある場合に用いられることが想定されている。すなわち，この診断は発症様式と状態像による暫定的なものであり，障害の経過を考慮することなく診断を下すことができるという利点がある一方，障害が持続する場合は診断変更が必要となるという欠点がある。統合失調症状を伴う障害と伴わない障害とでは，持続時間の基準がそれぞれ1カ月未満，3カ月未満と異なる（表Ⅲ-3-3）。「F2　統合失調症，統合失調型障害および妄想性障害」に含まれる他のあらゆるカテゴリーと同様に，この診断を下すためには気分障害と器質性および物質使用による障害の除外が必要である。

ii. DSM-Ⅳ-TR：298.8　短期精神病性障害

　DSM-Ⅳ-TR[1]では，「統合失調症および他の精神病性障害」の中に「298.8　短期精神病性障害」がある。その定義は，精神病エピソードの持続期間が1日以上1カ月未満であり，病前の機能レベルにまで完全に回復し，気分障害，物質関連障害，一般身体疾患の直接的な生理学的作用によらない，というものである。ICD-10とは異なり，急性発症は要件ではない。著明な

表Ⅲ-3-3　精神病症状の持続期間からみた ICD-10 と DSM-IV-TR の比較

持続期間	1カ月	3カ月	6カ月
ICD-10	F23.1, F23.2 ＝統合失調症状が1カ月未満	F20　統合失調症 ＝統合失調症状が1カ月以上	
	F23.0, F23.3 ＝統合失調症状を伴わない精神病症状が3カ月未満	F22　持続性妄想性障害 ＝妄想が3カ月以上	
		F28　他の非器質性精神病性障害 ＝幻覚が3カ月以上	
DSM-IV-TR	短期精神病性障害 ＝精神病症状が1カ月未満で寛解	統合失調症様障害 ＝特徴的症状が1カ月以上（治療が成功した場合はより短い） かつ前駆期・残遺期を含む疾病期間が6カ月未満	統合失調症 ＝特徴的症状が1カ月以上（治療が成功した場合はより短い） かつ前駆期・残遺期を含む疾病期間が6カ月以上
	特定不能の精神病性障害 ＝精神病症状が1カ月未満で未寛解		
		妄想性障害＝奇異でない妄想が1カ月以上	

F23.0＝統合失調症状を伴わない急性多形性精神病性障害，F23.1＝統合失調症状を伴う急性多形性精神病性障害，F23.2＝急性統合失調症様精神病性障害，F23.3＝妄想を主とする他の急性精神病性障害

ストレス因子のあるもの（DSM-Ⅲ-R で「298.80　短期反応精神病」と呼ばれたものに一致する），著明なストレス因子のないもの，および産後の発症（分娩後4週間以内の発症）という3つの亜型が特定される。症状面では，「妄想，幻覚，まとまりのない会話（例：頻繁な脱線または滅裂），ひどくまとまりのないまたは緊張病性の行動」という精神病症状のうち1つ以上が存在することのみが要件とされ，ICD-10 と異なり，統合失調症状の有無は特定されず，また多形性に該当する項目もない。持続期間の基準がより短いため，DSM-IV-TR の短期精神病性障害は ICD-10 の急性一過性精神病性障害よりも限定的である。すなわち，DSM-IV-TR で短期精神病性障害と診断される患者のほとんどは，ICD-10 では急性一過性精神病性障害と診断されるが，その逆は必ずしも当てはまらない（表Ⅲ-3-3）。

若年周期精神病と産褥精神病

　いわゆる「急性精神病」と同様に意識変容を中核とする病像を呈し，広く非定型的な精神病像を呈するものの中に，若年周期精神病 periodic psychosis of adolescence と産褥精神病 puerperal psychosis, Wochenbettpsychose がある。若年周期精神病は大半は女性で主として月経前ないし月経中に一過性に生じるものであり，また産褥精神病はその病名にあるように女性の出産後に生じるものであって，そうした疾患の存在を知っており，かつその発現時期に注目するならば，診断はさほど困難なことではない。しかしながら，産褥精神病はともかく，若年周期精神病の場合はその初回発現に際して月経前ないし月経中という情報が必ずしも得られるものではなく，いわゆる「急性精神病」あるいは統合失調症との誤診が与えられかねない。よって，ここでは若年周期精神病については提唱者である山下格[3,4]の，また産褥精神病については鳩谷龍の非定型精神病研究の系譜を継ぐ三重大学精神科岡野禎治[1,2]の論述を引用して，その病像を紹介しておきたい。

まず若年周期精神病に関してであるが，山下はその臨床症状の特徴を以下のように述べている[4]。

> 種々の程度の意識水準の低下が背景にあって，病期中は思考や判断が障害され，周囲との接触も乏しく，その間の記憶が不明瞭である。幻覚・妄想は幻視が多く，一過性・浮動的でまとまりを欠き，回復時には不思議な異常体験として自覚される。しばしば極端な不安や行動の抑制，興奮・多動などが見られるが，まとまりがなく理由も不明なことが多い。最後に，病期の後にはもと通りの患者自身の姿に戻って，すっきりと健康な本人らしさが現れることが印象的である。

次いで産褥精神病に関してであるが，岡野はその病像を以下のように述べている[1]。

> 不眠，焦燥，情動障害，抑うつなどの前駆症状に引き続いて，急激に急性幻覚妄想状態（bouffées délirantes）や急性夢幻錯乱状態（états confuso-oniriques）に至る。一見統合失調症様の症状を呈するが，発病が急激で意識変容や気分に調和しない病像を伴う。症状はpolymorphic で，転導しやすく，容易にある症状から他の症状に変化するのも特徴である。感覚性の強い幻覚や浮動的な妄想を伴う。

上記した，若年周期精神病と産褥精神病の各々の記述からは，①軽度の意識混濁（「種々の程度の意識水準の低下〈中略〉その間の記憶が不明瞭」：「錯乱」），②情動障害（「極端な不安」：「情動障害，抑うつ」，③精神運動性障害（「行動の抑制，興奮・多動」：「不眠，焦燥」）④夢幻様の幻視や浮動的な妄想（「幻覚・妄想は幻視が多く，一過性・浮動的でまとまりを欠き」：「感覚性の強い幻覚や浮動的な妄想を伴う」）が共通項として取り出されるが，これらはみな，わが国の非定型精神病あるいは ICD-10 の急性一過性精神病障害，すなわちいわゆる「急性精神病」の特徴とされてきたものである（①と④に着目して夢幻・錯乱状態[2]と呼ばれてきた病像）。若年周期精神病と産褥精神病の病像の共通性は山下の指摘するところであるが[4]，その両者だけでなく，いわゆる「急性精神病」とも共通しており，前2者が後1者と違うところは，若年周期精神病が月経前ないし月経中の症状出現，産褥精神病が産褥期の発病という症状発現時期の問題だけであって，病像だけでなく病態生理も共通のものではないかと推定される。

文 献
1) 岡野禎治, 野村純一：産褥精神病. 精神科治療学, 9 ; 148-156, 1994.
2) 岡野禎治：夢幻・錯乱状態—その症候学的位置づけ. 精神科治療学, 25 ; 493-498, 2010.
3) 山下格：若年周期精神病. 金剛出版, 東京, 1989.
4) 山下格：若年周期精神病. 精神科治療学, 25 ; 509-514, 2010.

2) 暫定的状態像診断としての「急性精神病」

「はじめに」に述べたように，精神科臨床，とくに精神科救急の現場においては，初診時に疾患診断の確定が困難なことが少なくないため，「急性精神病」が暫定的な状態像診断として広い意味で用いられることがある。この場合，幻覚，妄想，自我障害，緊張病症状といった精

神病症状が急性発症した狭義の急性精神病のほかに、そうした精神病症状が不明ないし確認されていないにもかかわらず、興奮などの行動障害が急性に出現したことから「急性精神病」と診断される場合がある。

① 狭義の急性精神病：急性の精神病状態

まず、精神病状態が急性発症した狭義の急性精神病の症例を提示する。

症例22　34歳，女性[4]

〈診察前の情報〉

患者は警察官通報（第24条通報）により夜間の精神科救急外来を受診した。患者は待合室で警察官数名に制止されて座っており、まず同伴した家族と事情を知る警察官から話を聴いた。それによる情報は下記のようなものである。

〔家族歴〕同胞2人中第1子。父母は離婚。遺伝負因なし。

〔生活歴〕大学卒業後、会社員などを経て、28歳時に結婚、2児を出産、以後専業主婦。

〔病前性格〕周囲の人に気を配る。やや神経質で完璧主義のところがある。

〔現病歴〕22歳、大学卒業直後に子ども向け海外旅行に引率役で同行した際、現地に到着後まったく眠れなくなって不穏状態となり、直ちに同行者に伴われて帰国した。精神科を受診したが、次第に興奮が強まり、帰国した1カ月後に精神科病院に入院した。2カ月後に軽快退院した。通院・内服は継続しなかったが、とくに異常は認められず、就労、結婚、出産を経た。

X年（34歳）Y月19日、友人男性の格闘技の試合を観に行った後、「私も格闘技を始めたい」と普段の患者らしくない発言がみられ、以後調子が高く動き回り、1日2時間程度しか眠らないほぼ全不眠が続き、勤務中の夫に「世の中がおかしい。外の世界がおかしいから早く帰ってきて」と頻回に電話した。Y月23日深夜、夫には意味の分からない言動が出現し、夫に促されて一旦就寝したが、午前3時に覚醒し、「やめてよ、やめてよ」、「ごめんなさい、ごめんなさい」と断片的な発語があるが、夫が話しかけても会話に応じず奇声を発し、何かを払いのけるような動作がみられ、子どもが近寄っても怖がり、自宅内を動き回った。夫や子どもが近づくと大声をあげて包丁を持ち出し向けるなどし、家を飛び出そうとするため、夫は目が離せなくなり、つきっきりで患者の様子を見ていたが、状態が改善しないため、午後4時頃、119番通報した。救急隊が到着したが興奮が著しいために対応できず、救急隊から連絡を受けた警察官に保護された後、第24条通報を経て、夫、母らと警察官に伴われて当院夜間救急外来を受診した。

精神科救急では、興奮が著しい場合や自傷他害のおそれがあることが多いため、通常、まず

家族や警察など同伴者から受診に至る状況を聴取し，診察前の情報による見立てを行った後，患者と周囲の人の安全に十分に配慮した方法で診察を行う必要がある。患者は診察室に入って座って話すことができるか，入室させることはどの程度危険であるか，会話はどの程度可能であるかなどを予想し，診察方法を決定する。

〔診察所見〕患者は指示に従うことができず，診察室に入室させることは困難であったため，医師らが待合室の患者の側まで出向いて対応した。患者は全身の緊張が著しく，何かを怖がっている様子であった。言葉にならない奇声をあげるばかりで，医師らが「どうしましたか？」などと問いかけても，まったく反応がなく，処置に対して身体を強張らせ，顔をふさいで大声をあげて抵抗した。

診察は患者を診察室に入室させ，診察机に座らせて行うのが基本であるが，方法・場所は患者の状態に応じて臨機応変に行う必要がある。患者は警察によって保護シートや保護ベルトを用いられた状態で受診することがあり，そのままの状態で診察せざるを得ないこともある。だが，いかなる状態の患者に対しても，まず困っていることを問うべきである。非自発的受診の場合，「今日はどういういきさつでこの病院に来ましたか？」と問うことも多い。精神病状態の場合，患者が困っていることと周囲の人が困っていることには食い違いがあることが多い。本症例のように緊張病状態のため問診がほとんど不可能と思われる場合でも，こうした手順で患者の訴えを聞くことを試みるべきである。それにより，患者の内的体験の手がかりとなる発言がわずかでも得られることがあり，また患者が診療の中心であることを伝えることになる。

上記の所見より，患者は著しい精神運動興奮を呈する緊張病状態であり，こうした状態が4日以内に急速に出現したことから，急性精神病との診断が与えられた。

診断は症状診断，状態像診断，疾患診断の順に進める。症状診断においては表出症状，体験症状，行動症状を解析・同定するが，不確かなものに早急に症状用語を当てはめないことが重要である。急性発症の精神病状態では，興奮や昏迷といった精神症状のため，また緊急受診による混乱と医療に対する拒否から，詳細な体験症状の聴取は困難なことが少なくない。明らかに同定される症状だけに基づいて，妄想状態，幻覚妄想状態，緊張病状態などの状態像診断を行っておく。疾患診断に必要な情報や検査所見は，受診時には不十分であることが多く，その場合の「急性精神病」は疾患診断ではなく，状態像診断である。

症例23　26歳，女性

〈診察前の情報〉

未明に警察に保護された後，迎えに行った父母ら数名の親族に伴われて午前8時に当院精神科外来を受診。待合室では，言葉にならない奇声を発しながら動き回るのを数人の親族で制止していた。まず父母らから話を聴き，以下の病歴が得られた。なお，入院後に聴取された情報もここに含めた。

〔家族歴〕同胞3人中第3子。遺伝負因なし。

〔生活歴〕大学卒業後，就労し，25歳時に結婚し，A県に転居した。以後，専業主婦。挙児なし。

〔病前性格〕元来，他人の意見や気持ちを受け入れてしまいがちであった。

〔現病歴〕X年（26歳）Y月1日頃より日に1～2時間しか眠れなくなり，食事も飲水もできなくなった。夫から見て我が強くわがままになり，集中力がなくなり，料理など家事ができなくなった。8日頃より「魔女が夫を操ってだめにしている」と言って急に泣いたり笑ったり怒ったりし，平静に戻ると「私はおかしい？」と夫に尋ねたりした。「離婚する」と言って夫を拒否するようになり，「自分が何だか分からない」などと言って騒ぐようになったため，夫が119番通報し，13日，他院に医療保護入院した。診断は「急性錯乱状態」であった。入院3日後に父母が実家に引き取ったが，「頭の中に情報が多すぎて，情報が入るばかりで出せなくなった」などと話した。以後，一旦落ち着いたように見えたが，25日から行方不明となり，27日，突然けろりとして帰宅したが，すぐにまた出て行こうとするため，制止する父母と取っ組み合いになり，警察を呼ぶ騒ぎとなった。「なぜ自由を束縛するの。誰も信じられない。父も母も皆グルだ」と言い始め，外に出ようとしてベランダの様子を伺い，また家族が電話でする会話に耳をそばだてていた。28日未明，2階の自室の窓から飛び降りて行方不明になり，29日，警察に保護されて帰宅したが，その後「父母は演技している。グルになっている。また私を監禁する」といって自ら110番通報した後，自宅を出て路上でひっくり返って「家には帰らない」などと騒ぎ，到着した警察官に午前4時頃，保護された。親族数名が警察に迎えに行き，そのまま自動車に乗せて当院に連れてきた。診察を待つ間も父母らに対して「私は健康だ。夫と魔法使いが私をだましている，あなたたちもグルになっている」などと言い，診察を受けることを拒否した。

警察官に伴われない通常の外来受診の場合，患者が待合室で不穏であることが声や様子から診察前に明らかであれば，速やかに対処する必要があるため，まず家族から最低限の話を聴いて見立てを行った後，患者の診察を行う。患者の興奮が著しく，直ちに入院のための処置を要すると予想される場合，入院の可能性とそれに関する法的事項をあらかじめ家族に説明しておく。

〔診察所見〕父母らから話を聞いた後，患者が父母に連れられて診察室に入室。促されても椅子に座ろうとせず，泣いたり笑ったり大声を出したりするなど興奮が著しかった。当方の問いかけに対して「魔法使いと夫と父母がグルになっている」，「物が無くなる」などと言うなど，発言は病的体験に支配されていた。興奮のために詳細な問診をすることは困難であり，他の体験症状は十分に確認できなかった。

　患者は興奮が著しいものの，多少の受け答えは可能であった。こうした場合，出来る限り通常通りの問診を行い，患者の内的体験を聴取するように努める。患者は後にこの時のことを振り返り，「診察室に入って医師に会ったら，なぜか安心した」と語った。いかなる病像に対しても，患者の苦痛を聞き，患者の状態に対処しようとする姿勢を示すことは，患者の安全と安心を保証する上でも重要である。

　上記の所見より，幻覚妄想状態のための精神運動興奮であると判断され，急性精神病との診断が与えられた。

　こうした興奮が著しい例では，同伴者からの情報と患者への短時間の問診によって状態像が把握されれば，初診時には十分であり，次いで速やかに患者に対して静脈注射による鎮静を行い，患者と周囲の人の安全を確保すべきである。

② 広義の急性精神病：急性の行動障害

　次に，急性の行動障害が出現したが精神病症状が不明ないし確認されていない，広義の急性精神病の症例を提示する。

症例 24 　24歳，女性[5]

〈診察前の情報〉
　夜間の精神科救急に警察官通報によって受診した。まず家族と警察官から事情を聴取した。
〔生活歴〕A県で生育した。定時制高校に通学していたが，3年時に中途退学した。22歳時に上京し，東京で単身生活をし，モデル業に従事した。
〔病前性格〕勝ち気で自己中心的であり，自分の言いたいことを一方的に言う。
〔現病歴〕23歳時，交際していた男性と同居を始めたが，「精神的虐待を受けた」（母談）た

め泣き叫んだりするようになり，いったん実家に戻ったが，それでも突然泣いたり叫んだりして家財を破壊することがあった。男性と別れた後も父母への暴言や暴力が続いたため，家族から家を出るように言われて再び上京した。多数の男性と交際や性的関係を持った。

X年（24歳），大きなショーに出演するモデルの人選からもれたことを契機に，抑うつ気分，意欲低下が出現し，新たな交際男性を頼ろうとしたが，「悩みを聞いてもらえず頼りにならない」という不満から，自ら別れ話を持ち出した。男性との口論が増え，「死にたい」と言うなど情緒不安定となり，Y月精神科クリニックに通院を始めた。その後も男性との口論など些細なことをきっかけに自傷行為が散発した。睡眠薬とアルコールを併用し，酩酊して住居マンションの住人の部屋の呼び鈴を鳴らして回るなどの迷惑行為があったため，マンションの管理者から退去を命じられた。同月22日，アルコールとともに多量の風邪薬を飲み，救急病院に一泊入院した。同月26日，上京した父母に対して「何しに来た。帰れ」などと拒否して口論となり，自宅を飛び出し，飛び降りようとして場所を探し回り，線路に飛び込もうとして陸橋内に立ち入って電車を止め，警察官に保護された。第24条通報を経て，警察官数名と父母に伴われ，夜間の精神科救急外来を受診した。

生活歴に大量服薬，自傷行為，自殺企図，不適応などが認められる場合，診察前の情報による見立てに際しては精神病性の障害だけでなく，非精神病性の障害も念頭に置く。その場合，患者の性格，生活史，生活状況などを聴取し考慮に入れる。

〔診察所見〕診察机に座ると「スイッチが入ると自分を抑えられない」，「何かが憑いている」など延々ととりとめなく話し，通院中のクリニックの医師を殴り倒したなどと話し続ける。ここ数日の経過については，時系列がかなり混乱している。

非精神病性の障害であっても，とくに警察に保護された後に夜間に受診する精神科救急においては，診察場面において著しい興奮がみられることや，話の内容が十分にまとまらないことが少なくない。したがって，診察に際してはまとまらない言動を早急に精神病症状とみなさずに，患者の言い分に耳を傾け，患者の状態が性格や状況から了解しうるか否か検討するべきである。

> 上記の所見のように，患者は精神運動興奮のため言動が混乱していることから，診察医は急性精神病との診断を与え，入院の手続きを行った．

　救急現場では厳密には「精神病状態」でない，あるいは発症様式が不明の障害に対しても，特定のカテゴリー診断を与えうるだけの情報がまだ得られていない場合，このように暫定的に「急性精神病」との診断が与えられることがある．すなわち，この暫定診断には急性発症の精神病状態のほか，本症例のような急性の行動障害や，経過が不明の精神病状態も含まれる．

　本来，「急性精神病」とはあくまで明らかな精神病症状を有する状態のみ対して用いるべきである．だが，とくに（緊急）措置診察の場合など，パーソナリティ障害など非精神病性の障害と診断されると，ただちに医療不要，あるいは非自発的な入院が不要と判断されることがあるため，時に「急性精神病」診断が入院のために便宜的に用いられているのが現状である．だが症例24のように，幻覚・妄想・自我障害などの明確な精神病症状が認められていない例においては，急性精神病という診断は誤解を招くため，可能な限り避けるべきである．

3) 疾患の鑑別のための手順

　統合失調症の場合と同じように，診断手順は次の順である．第1に，外因性疾患すなわち症状性を含む器質性精神障害とアルコール・物質関連の精神障害を除外する．第2に，統合失調症などいわゆる内因性精神病が疑われる場合，心因性の精神障害も除外しておく．第3に，いわゆる内因性精神病の中での鑑別診断を行う．以下，これらの順に説明する．

① 外因性疾患の除外

　症状性を含む器質性精神障害の除外のために，また治療開始前の全身状態の把握と身体疾患のスクリーニングのために身体的検索が必要であり，以下の手順で行う．

1) 患者と家族から身体的既往歴，現病歴，アルコール・物質使用歴を聴取する．
2) 問診の中で意識，見当識，記憶の障害がないか評価する．
3) 一般的身体診察（体温，血圧，脈拍を含む），神経学的診察（脳神経，反射，不随意運動，筋緊張など）を可能な限り行う．
4) 血液検査（血算，生化学，感染症検査，甲状腺機能検査など），尿検査，頭部画像診断，胸腹部単純X線撮影，心電図検査を行う．さらに，脳炎が疑われる場合は腰椎穿刺を，てんかんや意識障害が疑われる場合は脳波検査を行う．

i. 器質性疾患

　症状性を含む器質性精神障害の急性症状は意識混濁が中心であり，緊張病状態に類似の症

も生じうる。原疾患には脳血管障害，脳の炎症性疾患（神経梅毒，脳炎など），中枢神経変性疾患，頭部外傷，脳腫瘍，てんかんのほか，全身感染症，内分泌疾患，代謝性疾患，電解質異常，膠原病，非精神作用物質による急性中毒などがある。ICD-10（DCR）[14]によれば，これらの基礎疾患の客観的証拠や病歴があり，その出現ないし増悪と精神症状との間に時間的関連があり，他の原因を示す十分な証拠が存在しない場合，精神症状は基礎疾患によるものと暫定診断され，さらに基礎疾患の改善に引き続いて精神症状が改善した場合，診断は確実なものとみなされる。

ii. 中毒性疾患

物質関連の精神病害のうち急性の精神病状態を呈しうるものに，急性中毒，離脱せん妄，精神病性障害がある。問診および家族ら関係者との面接により，物質使用歴を聴取する。アルコール，大麻，覚せい剤および合成麻薬 MDMA（3,4-methylenedioxymethamphetamine）などの類似物質，シンナーなど有機溶剤のほか，風邪薬や咳止め薬などの市販薬，睡眠薬や抗不安薬などの処方薬の使用について聴取する。患者は物質の使用／乱用を否認する，あるいは過小報告することが多いので，それが疑われる場合は1回の問診で済ませず，繰り返し問うことが必要である。受診前の状況や患者の状態（精神症状，身体症状）から物質使用が疑われる場合，尿中薬物検査を行う。結果が陽性の場合，それを患者に伝えた上，改めて物質使用歴について問診する。陰性の場合は検出可能な物質の最近の使用が否定されたにすぎず，検出されない物質や以前の物質使用による精神障害は否定されない。そのため，検出不能な物質／使用時期について患者が正確に答えない場合，物質関連障害の疑いが残り続けることがある。

症例 22 （p.205 の症例）

外来での緊急採血（血算，生化学検査）にて異常を認めなかった。外来では拒絶が著しく，詳細な身体的診察は不可能であった。入院後，一般的身体診察，神経学的診察を施行し，異常所見を認めなかった。入院時血液検査と尿検査では異常を認めなかった。頭部 CT 撮影，心電図検査，胸腹部単純 X 線撮影を行い，いずれの所見も正常範囲内であった。これらの所見から，症状性を含む器質性の精神障害は否定的であった。また，同居する夫からの情報から，最近は飲酒も喫煙もせず，他の精神作用物質の使用も疑われなかった。そのため，尿中薬物検査は施行されなかった。以上より，外因性疾患は除外され，内因性の精神疾患が考えられた。

---

② 心因性疾患の除外

初診時に急性精神病と診断される場合，特に精神運動興奮といった非特徴的な所見しか同定しえない場合，適応障害やパーソナリティ障害など非精神病性の障害も混入する。そのため，

これらを鑑別するためには，症状の形式・内容の確認だけでなく，発生的了解という視点を用いることが役立つ。

いかなる精神症状もその内容は患者のパーソナリティや体験から多少とも了解可能であり，とくに関連するストレスがある場合，精神病症状の内容は多少とも了解できることが多い。したがって，「ある程度了解可能」であるからといって疾患（精神病）は否定されず，そうした症状の出現が完全に了解可能な場合にはじめて，それは疾患（精神病）による症状ではなく，心因性の障害である可能性が浮上することになる。このように，問題となるのは「どの程度了解可能か」ではなく，「完全に了解可能か否か」である。心因性の障害では，ほとんどの場合，患者の病前性格，生活史，発症状況などから病像の発生と形式・内容が完全に了解可能である。一方，内因性精神病では了解不能な変化，すなわち「生活発展の意味連続性の中断」（Schneider）[12]が認められる。

パーソナリティの関与の程度は，患者によってさまざまであり，その比重が大きいと判断されればパーソナリティ障害と診断され，状況因の比重が大きいと判断されれば心因反応（ICD-10に従えば，適応障害あるいは急性ストレス反応）と診断される。

症例 24　（p.208 の症例）
〔入院後経過〕外来にて入院を告げると，著しい興奮を呈して抵抗したため，静注にて入眠させ，医療保護入院となった。身体拘束と持続点滴を開始した。尿中薬物検査は陰性であった。入院後，当初は奇声を上げるなど興奮を呈したが，速やかに落ち着きを得た。D-ダイマー高値のためヘパリン療法を行った後，第9日目に身体拘束を完全に終了した。以後，大部屋で問題行動なく過ごし，入院前の状態について「仕事がうまくいかなくなり自暴自棄になった」との認識を示した。父母の協力を得て新たな単身用アパートを契約した後，33日目に退院した。
〔退院時診断〕患者の行動は状況に対する患者の反応パターンの異常と考えられ，それは適応障害というよりも，生活歴・現病歴の中に伺われる患者の偏ったパーソナリティによるところが大きいと考えられたため，情緒不安定性パーソナリティ障害，境界型（ICD-10 F60.31）と診断された。

③ 統合失調症，気分障害の鑑別

狭義の急性精神病（ICD-10によれば急性一過性精神病性障害）は，急性発症と短期間での完全寛解を特徴とする。そのため，初診時に暫定的に精神病状態の急性発症という意味で「急性精神病」と診断しても，少なくともそのエピソードの経過を見なければ，狭義の急性精神病を統合失調症，気分障害，統合失調感情障害などから鑑別することはできない。この内因性精

神病の中での鑑別は，治療上必ずしも直ちに行う必要はなく，また治療開始前に行うことはしばしば不可能である。そのため，治療はもっぱら状態像に基づいて行われる。詳細は「II-3　急性期」の章を参照のこと。

4) 「急性精神病」治療の実際

ここでは症例 22, 症例 23 の初診後経過を示すことにより，急性精神病の治療について論じる。

症例 22　(p.205, 211 の症例)

夜間救急外来での診察後，入院に関する説明と告知を行った後に haloperidol 5mg/1mL, 2A, 次いで flunitrazepam 2mg/1mL, 2A + 生理食塩水 18mL の 5mL (1/4 量) を静注し入眠させ，午前 1 時に夫を保護者とする医療保護入院となった。入院後，直ちに身体拘束と持続点滴〔生理食塩水 500mL + haloperidol 5mg/1mL, 1A (6 時間毎)〕が開始された。入眠して経過し，同日の朝覚醒時は穏やかな表情で診察や処置に協力的であり，朝回診では以下のように問診が行われた。

（おはようございます）　おはようございます。縛られて腰が痛いです。

（入院前のことは覚えていますか？）　何かとても恐くなって，はっきりと何かというわけではないんですけど，襲われるというか，羽交い締めにあうというか……。

（警察のお世話になったことは覚えていますか？）　警察が来たこととか，暴れたことはあまり覚えてないです。

（その前に何かあったのですか？）　数日前に催眠CDというか，語りかけてくる怪しいCDを聞いてしまって，それ以来，怖くて調子を崩してしまって……。

（眠れていましたか？）　しばらく眠れませんでした。

こうした様子から興奮状態は消褪したと判断され，拘束と点滴を終了して大部屋に移動した。Olanzapine 20mg, lorazepam 3mg, quazepam 15mg/日の経口投与を開始した。同日，夫と面会したところ，異常な言動はなく，落ち着いて夫と話した。

第 2 病日，日中は穏やかな表情であり，異常な言動はなかったが，午後 9 時頃より「猫と犬が外に出てしまって……」と言って窓の外を見ていて，独語をしながら手を動かすなどし，「今おばあちゃんが『おむつを替えて』と言ったから行こうと思って……」と言って室内をうろうろするなど行動に落ち着きがなく，他患のベッドにもぐりこむなどし，看護師が話を聞こうとすると，閉眼したままピアノを弾く動作をした。スタッフが再三声をかけて今日の日付などを問うと，「今は 2 月 29 日，2 時 58 分です。ここは私の知っている限りでは新宿の医療専門学校だと思います」と話し，せん妄状態と判断して隔離を開始した。その後も保護

室内を走り回るなどしたが，追加の flunitrazepam 2mg を内服し，午前 0 時過ぎに入眠した。

第 3 病日，朝回診時は眠気が強く，昨夜のことを尋ねられると「覚えていません」と答え，日中はホールで過ごしたが，独語や空をつかむような動作があって自力で食事ができず，「家族とか親しい人がそこにいるような気がして……」などと語った。夜間は保護室を使用し，スムーズに入眠した。

第 4 病日，日中はホールで過ごし，独語や異常な言動はなく，穏やかな様子で「夫に連絡できますか。子どものことが心配で……」などと現実的な話題を語った。

第 5 病日，異常な言動は認められず，せん妄は消失したと判断し，夜間の隔離を終了し，大部屋に移動した。日中は夫の同伴で外出を行った。入院前について，「抱っこしている子どもが誰かに取られるような感じがして，必死にかばっていました。自分が残酷なシーンの中にいて，痛みを感じなくさせる麻酔薬を注射されて，指を 1 本ずつ切り落とされました。蛇のいっぱいいる池の中に落とされました。でもこの病院にいたら，その感覚はなくなっていきました」，「周りに怖いものがずっとあって，その恐怖心がずっと続いている感じがしました」と夢幻様の体験があったことを語った。以後，精神病症状も意識障害もみられず，笑顔で退院後の生活について医師と話し合った。夫は以前のエピソードのことを知らず，入院当初は戸惑っていたため，今回は精神病エピソードの再発であること，現在は回復しているが退院後は通院による再発予防が必要であることを説明した。第 10 病日から 2 泊の自宅外泊をしたが問題なく，患者，夫と退院後の生活について話し合いを行った。患者は冗談も交えて話し，また退院後は大学院に行きたいと言うなど活動的になりやすかったため，まず自宅内の日常生活に専念するよう助言した。第 15 病日，退院した。

〔退院時診断〕不眠などの前駆症状後に急性発症し，夢幻錯乱状態，せん妄状態を経て速やかに完全回復したことから，いわゆる急性錯乱に近いと考えられた。また，回復後は愛想がよく疎通良好であり，残遺症状は認められなかった。こうした経過から，ICD-10 によれば「F23.11 統合失調症状を伴う急性多形性精神病性障害，関連するストレスを伴うもの」と診断された。

症例 23 （p.207 の症例）

外来で入院に関する説明と告知を行った後，haloperidol 5mg/1mL, 2A, 次いで flunitrazepam 2mg/1mL, 2A ＋ 生理食塩水 18mL の全量を静注して入眠させ，夫を保護者とする医療保護入院となった。入院後，直ちに身体拘束と持続点滴〔（生理食塩水 2,000mL ＋ haloperidol 5mg/1mL, 2A)/日〕を開始し，また risperidone 9mg/日の経口投与を開始した。一般的身体診察，神経学的診察を施行し，異常所見は認められなかった。入院時血液検査，

尿検査を施行し，異常値はなかった。頭部 CT 撮影，心電図検査，胸腹部単純 X 線撮影を行い，いずれの所見も正常範囲内であった。したがって症状性を含む器質性の精神障害は否定的であった。尿中薬物検査を施行したが，陰性であった。

　第 2 病日の朝回診では，時に理由不明の笑みを浮かべながら，小声でぼそぼそと問診に応じた。

　（今回はどうしたのですか？）自分の気持ちが……伝えられなくなってしまって……。
　（今は伝えられますか？）今みたいに落ち着いていれば伝えられるのだけど……。
　（伝えたい内容は？）……（無言）
　（食事，内服はできますか？）食事はしたいけど，薬はいらないです。

　突然に笑みを浮かべたり，大声を出したりと，なお感情的変動が著しく，いわゆる多形性が認められた。鎮静のため lorazepam 6mg/日を付加した。「自分の中に自分じゃない人が入っているみたいに，私をまどわせることを言ってくる。私に言いたくないことを言わせる」，「私の素直な気持ちを表現するのを邪魔する人がいる」，「頭の中に強引に入ってくる，私じゃないことを話させようとする人がいる」との内界定位の幻声とさせられ体験を認めた。内服は促されると拒否なく行い，眠たげな様子で言葉少なく，声をかけるとうなずき，体験に関する発言は少なかった。第 6 病日，「頭の中は邪魔されない？」と問われると「うん，自分がしっかりしていれば大丈夫……」と答え，なお体験が完全に消失していないことが伺われた。D-ダイマー高値に対してヘパリン療法を行った後，第 8 病日に拘束を完全解除し，大部屋に移動した。以後，穏やかに過ごし，退院後の生活・夫との関係について調整した。第 40 病日頃，自ら「話を聴いてもらいたい」と申し出があり，入院前に「家の中の椅子や机にも命があって，それが感情を持っていて，それが世界中にあると思った。それで胸が苦しくなった。夫を見ると，だまされている感じになった。自分には他の人と違う，特別な力があると感じた。誰かに見られている感じがした。テレビの話も，自分のことを言われていると思った。今はそういうのはなく，むしろ楽に生きられている」などと語った。外泊を試みた後，第 63 病日に退院した。

〔退院時診断〕明らかな誘因なく不眠などの前駆症状を経て急速に幻覚妄想状態となり，幻聴やさせられ体験などの統合失調症状を含む精神病症状とともに感情状態の多形性が認められたが，短期間に症状改善後，疲弊した時期を経て完全回復した。したがって，ICD-10 によれば，「F23.10 統合失調症状を伴う急性多形精神病性障害，関連するストレスを伴わないもの」と診断された。

① 入院治療

　i. 目的

　緊急入院　急性の精神病状態は，昼夜を問わず，即時の入院を要する。即時である理由は，身体的および精神的な検索が必要であること，患者をそれまでの環境から分離し，患者と周囲の人の安全と安心を確保すること，そして自傷他害行為を防ぐことのためである。

　入院治療　入院後の目的は第一に自傷他害のリスクを軽減することであり，当初は危険性，不安，緊張，焦燥，不眠といった非特異的症状の軽減を治療目標とし，安全，安心，ゆとり，落ち着き，休息を保証することを患者に伝える。こうした初期治療が達成された後に，精神病症状の消褪，原因となる要因の軽減，患者と家族との治療関係の構築を目指す。

　ii. 薬物治療

　入院時　薬物治療はできる限りの身体的診察・検査を行った後に開始することが望ましいが，著しい興奮のために直ちに鎮静を要する場合は，最低限の診察・検査に続いて薬物治療が開始される。その場合，筆者は diazepam 10〜20mg の静注，それで不十分な場合は flunitrazepam 1〜4mg の静注を行うことが多い。再発の場合など精神病性障害の治療歴がある場合や，benzodiazepine 系薬剤のみでは十分な鎮静が得られないと考えられる場合，それらの前後に haloperidol 5〜10mg の静注を行うこともある。筆者の勤務する病院では，診察室での身体的診察にて器質的異常が強く疑われなければ，採血を行った後に初期鎮静を行い，続けて心電図検査，頭部 CT 撮影，胸腹部単純 X 線撮影を行っている。

　入院後　治療は状態像に基づいて行われ，精神病症状に対しては抗精神病薬の投与が基本である。経口投与は通常，非定型抗精神病薬（risperidone 3〜12mg/日，olanzapine 10〜20mg/日，aripiprazole 12〜30mg/日など）の単剤投与から開始する。緊張病症状を含む興奮や焦燥に対して速やかな鎮静を要する場合は，benzodiazepine 1.5〜6mg/日の付加的投与を行い，それでも不十分な場合は zotepine 150〜300mg/日など他の抗精神病薬を併用する。内服拒否や昏迷のために経口投与が不可能な場合や，経口投与だけでは十分に速やかな鎮静が得られない場合は，経静脈投与や筋肉内投与による非経口投与（haloperidol 5〜20mg/日や diazepam 10〜20mg/日など）が行われる。薬物治療によって緊急性が改善しない場合は電気けいれん療法を考慮する。気分症状が優勢である場合や，意識障害や多形性が著しい場合は，carbamazepine 300〜600mg/日などの気分安定薬が併用されることがある。

　精神病症状の改善と再発予防のために中長期に使用する主たる抗精神病薬（「戦略的薬剤」）と，興奮や不安などの非特異的症状に対して短期的に併用する薬物（「戦術的薬剤」）を区別する[11]。主たる抗精神病薬の投与量は，開始後に必要量まで漸増する。精神病状態の軽快後は，再発予防のために必要な維持量にまで漸減する。

　iii. 行動制限

　患者と周囲の人の安全を確保し，患者が安心できる環境を提供するために，入院当初は行動制限を要することがほとんどである。隔離のみでこうした目的が達成されない場合や，点滴に

よる身体管理が必要であるが患者が十分に協力できない場合は，必要最小限の部位と期間の身体拘束が行われる。

② 維持療法

　急性精神病／急性一過性精神病性障害は寛解するが再発することが特徴であり，再発予防のために中長期的な維持療法を行う必要がある。そのための抗精神病薬は少量で済むことが多いが，それでも完全寛解後に服薬を継続するよう説得することは時に困難であり，怠薬が生じやすい。そのため，薬物治療だけでなく，個別の患者にとって誘因となるストレスに焦点を当てた日常生活上の指導を行い，不眠など再発徴候が出現した時の対処方法について話し合っておく必要がある。

③ 患者と家族に対する説明と関わりかた

　i．入院時

　患者に対しては，入院の必要性と治療の目的について明確な言葉で伝え，入院形態と必要な行動制限に関する告知を行う。注射などの処置に協力できず，用手的拘束を要する場合，その必要性について声をかけながら行う。家族は患者の行動のため疲弊していることが多いので，患者の異常な行動が疾患によるものであること，そのため患者は治療と休息が必要なこと，また家族も休息が必要なことを説明する。初回エピソードの場合，初診時には「精神病状態」という状態像診断を用いて説明する。

　ii．入院後

　入院の必要性と治療の目的について患者に繰り返し説明し，非自発的入院による患者の不安を軽減する。家族には定期的な面会を依頼し，そのつど病状の説明を行う。精神病状態の軽減後は，病識の出現による抑うつ状態の出現に注意し，患者が退院後の生活について抱く不安と焦りを取り上げる。

　iii．退院時

　急性精神病という確定診断は，治療経過をふまえて行い，その際に患者と家族に対して改めて診断と今後の治療について説明する。退院後の生活にスムーズに移行できるよう，家族や関係職員・機関と共に生活環境の調整を行い，支援体制を整える。

5）症例の経過／診断の変化

　急性精神病／急性一過性精神病性障害と診断される患者では，その後の経過の中で再発する際，同様の病像が出現することもあれば，気分障害や統合失調症／統合失調感情障害に近い病像を呈することもある[10]。ここでは症例22，症例23の退院後経過について述べ，その診断について考察する。

① 気分障害化する経過

症例 22 （p.205, 211, 213 の症例）

　退院後，当院外来に通院し，olanzapine 20mg，lorazepam 1.5mg，quazepam 15mg/日を継続した。X 年 7 月（退院後 50 日頃），夜に「人がからみつくような感覚があった。入院の 1 日前と同じでまずいと思った」が，数分で消失した。以後，完全寛解が続き，olanzapine を 5 〜 10mg/日に漸減し継続した。自宅で家事・育児を主とする生活を続けた。

　X 年 11 月，ときに「すべてが嫌になる。生活するのも嫌になる」ため，職場の夫に電話したりしたが，lorazepam を追加で内服してやり過ごした。以後，こうした抑うつ気分は強まらず，lorazepam は内服しなくなった。

　X＋1 年（35 歳），6 月頃より「何をやっても楽しくない。昼間に 1 人でいる時，面倒くさくなり，逃避的に寝ている。何も手につかなくなり，不安になる。希望が持てなくなり，死にたくなる」といった抑うつ的な時期が出現しては数日から数週間程度で軽快するという気分変動があったが，日中は学校に通う予定を入れるなどして気を紛らわせ，日常生活をなんとか続けていた。同年末頃より「学校も負担で楽しくない。何を食べてもおいしくない。打つ手がなくなった感じ。何をやっても気が晴れず，日々の生活が辛い」と抑うつ気分が持続したため，paroxetine 10mg/日を付加した。X＋2 年（36 歳）4 月頃，気分は改善し，7 月，アルバイトを始めた。Paroxetine を中止し，olanzapine 5mg/日のみ継続したが，内服しなくなり，通院を中断した。

　X＋3 年（37 歳）2 月（数カ月間の内服中断後），インターネットに没頭し睡眠時間が減少した 2 週間後，知人のパーティに出席した後に「横になっても眠れない。食べられない」状態となり，「パーティに行ったら薬か何か入れられた。帰り際に『誘拐に気をつけろ』と言われた。自分の住所も子どもの名前も知られている。自分の会話を録音されていた。広められたらどうしよう。帰宅後，ブログで人が自分をつるしあげるようにほのめかしている」などと被害妄想が活発になり，自ら当院外来を受診した。多弁・促迫的で上記の被害妄想について語り，過去 2 回の入院についても「入院の前に何か入れられたのかもしれない」と語った。患者の希望で尿中薬物検査を施行したが，結果は陰性であった。外来で diazepam 10mg/2mL，2A を静注し，一眠りした後に帰宅した。Olanzapine 10mg，lorazepam 3mg/日を処方し，休職を勧めた。4 日後の外来では，「この数日のことをよく覚えていない。時間と日付もわからなくなる」と語ったが，改善しており，その数日後には自ら復職した。

　同年 7 月，怠薬し，「夫が作った音楽をプロデュースする」といって不眠不休で動き回り，受診時に身を乗り出して「疑心暗鬼になる」などと語り，また過去の男性との交際などの秘密を語り始めた。外来で diazepam 10mg/2mL，2A を静注し，夫の迎えにて帰宅した。Olanzapine 10mg，lorazepam 3mg/日を内服し，翌日には症状改善した。以後，怠薬して不

眠・過活動的になると，自ら内服にて対処し速やかに軽快し，X＋4年（38歳）現在，通院を継続中である。

　本症例は夢幻様体験を伴う緊張病性興奮からせん妄状態を経て完全寛解するという，意識障害を中心とした急性精神病状態にて入院・退院した後，軽度のうつ状態を反復した後，時に被害妄想を伴う躁状態が出現し，以後，怠薬すると活動性亢進と不眠が前駆して躁状態になりやすいという経過を示し，いずれのエピソードも外来での投薬によって入院することなく速やかに軽快した。このように，経過は急性精神病の反復というよりも，双極性障害に近いものであった。こうした双極性障害の枠内で考えれば，入院時のエピソードは躁状態の極期に緊張病症状・意識変容を生じたと理解することも可能である。治療上は，少量の抗精神病薬を継続している間は，寛解が維持された。

② 統合失調症化する経過

症例 23　（p.207, 214の症例）
　退院後，夫から離れ，実家で父母と生活した。夫とは結局，離婚が成立した。通院を続けながら，risperidoneを2mg/日にまで漸減した。病院デイケアの通所を経て，X＋1年（27歳）3月より公立施設で非常勤職員として勤務した。
　X＋2年（28歳）1月，再びA県に行き就労した。6月より怠薬，8月，不眠，高揚が数日続いた後，「不思議なことが次々と起こる。猫が『待っている人がいる』とメッセージを送ってくる」と感じ，その人に会えると思って終日歩き回り，「いろいろなものがつながり始めた。生まれたときの感情が分かった。世界で善と悪が戦っているのが見えた。死が近くにあるのを感じた」など，妄想知覚主導の妄想状態となり，友人らに伴われて他院精神科を受診し，「気分高揚，退行的，性的発言」（紹介状より）なども認められ，入院した。59日後に軽快退院した。再び実家に戻り，当院通院し，アルバイトなどをしていた。
　X＋3年（29歳）4月，「頭の天辺から滝に打たれるようにエネルギーみたいなものが入ってきた。何かが見に来ている，話しかけにくる。音楽が聞こえてきた。別の世界の人と話しをしているみたい。自分を呼びにくる何かがあるみたい」などと幻覚妄想体験が生じ，1時間ほど続いたが，一過性に終わった。同年10月，「急に普通の感覚でなくなり，額のチャクラが開いていろんな映像が見える」という1時間程度のエピソードが2回出現した。
　X＋5年（31歳）8月（2カ月間の内服中断後），全不眠が生じた後，「テレビで自分のことをやっている。すれ違う人とか全てが自分にとって意味があるような感じ，自分の気持ちが

皆に伝わっている感じ，地球に起こっていることが全部自分に関係している感じ」など妄想知覚，考想伝播が出現し，自ら「危ない」と思い，翌日に受診した。Risperidone 6mg/日内服により，症状は速やかに消失した。以後，同薬の内服と risperidone 持効性注射剤（25mg/2週）の併用により症状再燃することなく経過した。X+6年（32歳），再婚して転居し，以後，他院に通院中である。

　本症例は，初回エピソードは感情面や運動面の多形性が著しい一方，その背景には幻声やさせられ体験など活発な精神病症状が存在した。症状は完全寛解し社会機能も回復したが，その後の経過の中では，怠薬すると多形性を伴わない妄想知覚や考想伝播など典型的な統合失調症状が再燃するようになった。薬物治療によって短期に完全寛解するものの，典型的な統合失調症状が再燃しやすいという点からは，症例22とは異なり統合失調症に近縁の病態と考えられた。

　以上示したように，急性精神病／急性一過性精神病性障害というエピソード診断は，必ずしも後の経過の中で安定しているわけでないため，診断を固定的に考えるのではなく，患者の特徴と病状に十分な注意を払いながら治療と再発予防を続ける必要がある。

■文　献

1) American Psychiatric Association : Diagnostic and Statistical Manual of Mental Disorders. 4th ed Text Revision. APA, Washington D.C., 2000（高橋三郎，大野裕，染矢俊幸訳：DSM-IV-TR 精神障害の診断・統計マニュアル．医学書院，東京，2002）．

2) Garrabé, J., Cousin, F.R. : Acute and transient psychotic disorders. New Oxford Textbook of Psychiatry. 2nd Ed. Oxford University Press, Oxford, p.602-608, 2009.

3) 針間博彦：ディメンジョン診断からみた「急性精神病」の診断と治療．精神経誌，113；1235-1240, 2011.

4) 針間博彦，小池純子，白井有美：精神科救急における急性精神病診断の現状．精神経誌，112；377-384, 2010.

5) 針間博彦，高橋克昌，反町佳穂子ほか：精神科救急における急性精神病の診断と治療の現状．精神科治療学，25；1153-1160, 2010.

6) 林拓二：非定型精神病—内因性精神病の分類と診断を考える．新興医学出版社，東京，2008.

7) 古茶大樹，針間博彦：病の「種」と「類型」，「階層原則」—精神障害の分類の原則について．臨床精神病理，31；7-17, 2010.

8) Leonhard, K. : Classification of endogenous psychoses and their differentiated etiology, 2nd, rev. and enlarged ed., Springer, Wien, New York, 1999.

9) Magnan, V. : Leçons cliniques sur les maladies mentales. 2. Aufl. Battaille, Paris, 1893.

10) Marneros, M., Pillmann, F. : Acute and transient psychoses. Cambridge University Press, Cambridge, 2004.

11) 日本精神科救急学会：精神科救急医療ガイドライン 2009「薬物療法」．日本精神科救急学会, 2009.

12) Schneider, K. : Klinische Psychopathologie. 15.Aufl. mit einem aktualisierten und erweiterten Kommentar von Huber G und Gross G. Thieme, Stuttgart, 2007.（針間博彦訳，クルト・シュナイダー：新版 臨床精神病理学．文光堂，東京，2007）

13) Wimmer, A. : Psychogene sindssygdomsformer. In St. Hans Hospital, Jubilee Publication. Gad, Copenhagen, 1916

14) World Health Organization : The ICD-10 Classification of Mental and Behavioural Disorders; Diagnostic criteria for research. WHO, Geneva, 1993.（中根允文，岡崎祐士，藤原妙子ら訳：ICD-10 精神および行動の障害―DCR 研究用診断基準 新訂版．医学書院，東京，2008）

関連病態に対するベッドサイド・プラクティス 4

初老期・老年期の精神病

船山道隆

はじめに

ここでは，最初に初老期・老年期の患者を診る上での一般的な診察手順や技法を述べ，その後に初老期・老年期の特徴的な精神病の診察技法を解説する。

1) 初老期・老年期の患者に対する診察手順・技法

① 初老期・老年期の特徴

i. 初老期・老年期の心性

初老期には，人は思春期・青年期や成人期とは異なる心性を持つ。思春期・青年期や成人期には，学業成績や進学，就職，出世や収入の増加，結婚，家族の成長などと，目標を達成したり，相手と競争したりしながら，上昇志向的に生きることが一般的である。しかし，初老期には，徐々に身体的な衰えを感じ始め，新しい仕事に取り組むことや新しい環境になじむことは困難となり，自分の限界を認識させられる。多くの人が自分の限界を受け止めて，それまで生きてきた過程を振り返り，もう一度自分の人生の意味を問うことが迫られる。

老年期になると，さらに多くのことを喪失する。身体的には衰えが進み，身体疾患の持病も増え，死が現実化してくる。社会的な立場や役割も失われ，家庭でも中心的役割を譲る。また，配偶者，同胞，身近な友人を喪失する機会が多くなる。記銘力，注意力，処理速度などの認知機能は低下し，新規に行う仕事や複雑な仕事は困難となる。このように，様々な喪失を体験するが，若年者と違って柔軟性や創造性が乏しいため，喪失から新しい生産に結びつけることが困難である。

初老期・老年期は，自らの限界を感じ，様々な喪失に見舞われるが，一方で，自らの人生を振り返り，人生の集大成に取り組む時期でもある。経験の積み重ねからの判断や，知識や言語能力から問題を解決する能力は若年者よりも高いことが知られている。今までの人生で獲得してきた豊かな経験や英知から，考え方には深み，幅，厚みがあり，社会に大きく貢献をもたらす場合が多い。

ii. 治療上の注意点

われわれ精神科医は精神疾患を診ていく専門家であるが，精神疾患の患者であっても年配への尊敬の念を持って接することが大事である．また，初老期・老年期では，若年者と比較すると，過去の人生がかけがえのないものとなっているため，過去の生活史を把握することが重要となる．現在の家族関係や人間関係，生活支援体制などの把握も重要である．また，身体疾患が精神面に影響を与えていることが多く，その把握も重要である．

新しい環境になじむことが困難であるのは，入院治療においても同じである．自宅の慣れ親しんだ環境から病院という全く新しい環境に変わることで，せん妄を惹起する場合もある．中には，入院となったために，逆に自殺をしやすくなる場合もある．家族の面会時間を可能な限り多くしたり，温かい雰囲気にするなど，環境に配慮する必要がある．

初老期・老年期の妄想は，若年者でみられる「神，宇宙人と交信している」などといった特定できない他者が対象となることは少なく，隣人からいやがらせをされるなどと卑近な内容の妄想が多い．また，喪失を主題とした妄想も特徴的である．嫉妬妄想や認知症に伴う物盗られ妄想には，今まで構築した自分の世界が喪失されていくことへの抗議や権利の復権といった心性が含まれている．

初老期・老年期の治療に当たる際には，自殺に注意しなければならない．近年は成人期の男性の自殺に注目が集まっているが，実際は高齢者ほど自殺しやすい．うつ病に罹患した際の自殺の危険因子[11]には，不安・焦燥，身体疾患，アルコール依存症の併発，孤独感，絶望感などがあるが，これらは初老期・老年期にみられやすいものである．特に，退行期うつ病では自殺念慮が切迫していることが多く，注意が必要である．

② 認知症との鑑別

i. 認知症一般と初老期・老年期の精神病の鑑別

初老期・老年期の精神病を診る際には，認知症との鑑別が重要である．まずは認知症一般と初老期・老年期の精神病の鑑別の要点を挙げていく．認知症と初老期・老年期の精神病の鑑別には，見当識を聞くとよい．場所，日時，年齢を正しく言え，来院までの経緯を正しく話せて，現在の状況を判断する力があれば，おおむね認知症は否定できる．一方，せん妄や鮮明な幻視を呈する場合は，認知症や器質疾患を疑った方がよい．妄想の質も異なる．認知症に伴う妄想は浮動的であり，作話に近い場合が多いが，精神病に伴う妄想は感情が強くこめられていて，揺るぎなく，異を唱えても頑に主張する．認知症にみられるアパシーとうつ病を鑑別することは大事である．両者とも意欲の低下は認めるが，アパシーでは抑うつ気分，不安，イライラ感，焦燥，罪業念慮，希死念慮などを呈することはほとんどなく，表情には悲壮感や焦っている様子がなく，多幸的である．次に，アルツハイマー病，脳血管性認知症，前頭側頭型認知症，レビー小体型認知症といった代表的な認知症との鑑別の要点を個別に挙げていく．

ii. アルツハイマー病

アルツハイマー病の特徴は，記憶障害，道に迷うこと，見当識障害，構成障害（立方体の模写などができない）である。うつ病に仮性認知症を伴ったとしても，見当識障害は軽度であり，道に迷うことや，構成障害を伴うことは少ない。しかし，アルツハイマー病の初期に本格的なうつ病を合併することもあり，また，仮性認知症を呈したうつ病患者は，将来的に本格的な認知症に発展することがしばしば経験されるように，アルツハイマー病とうつ病の合併例もある。

III. 脳血管性認知症

脳血管性認知症は，以前の脳梗塞や脳出血の既往や，麻痺や構音障害などの神経学的所見を伴うことが多い。アパシーや注意障害が特徴的であるが，抑うつ気分を認めることは少ない。

iv. 前頭側頭型認知症

前頭側頭型認知症は，アパシー，考え不精，毎日同じ道を周回するなどといった常同行為，万引きや性的逸脱行為などの脱抑制，語義失語や非流暢性失語などの失語が特徴である。

v. レビー小体型認知症

レビー小体型認知症の主症状は，注意や覚醒レベルの急激な変動，パーキンソニズム，幻覚（特に幻視）である。

幻覚の質は，初老期・老年期の精神病の幻覚とは異なる。その特徴は，「部屋の布団の上に女の子がいて，遊んでいる」，「猫が廊下を走っている」など，人物や動物の鮮明な幻視であり，患者はこの体験を詳細に語ることができる。また，「揺れていないはずのカーテンが揺れて見える」，「人形が人に見える」などの錯視も特徴である。妄想は，幻視や誤認に基づく二次的なものが多く，体系化することは少ない。精神科医は，この幻覚や妄想の質を明確に把握することが大事である。

また，パーキンソニズムの有無を見分けることも重要である。パーキンソニズムでみられる固縮，無動，姿勢反射障害などの徴候を取ることが有用である。診察室に入室する際の歩行や姿勢だけでも判断できることが多く，歩行が小刻みでないか，姿勢が前屈となっていないか，手を振らないかなど観察するとよい。

その他，レビー小体型認知症の診断の一助となる所見は，REM睡眠行動異常，抗精神病薬に対する感受性の亢進，頻回の転倒，失神，SPECTやPETなどの脳機能画像での脳血流や糖代謝の低下が後頭葉に及ぶこと，心臓交感神経系の機能低下を示すMIBG心筋シンチグラフィーでの心臓／縦隔比の低下などがある。しかし，臨床症状での鑑別が最も大事である。

その他，進行性核上性麻痺，神経梅毒，辺縁系脳炎などの鑑別が必要となる場合があるが，まずは初老期・老年期の精神病の典型的な経過を理解した上で，それと異なる場合に疑っていく。

③ 身体疾患の合併と精神病の経過中に死亡する可能性

　筆者は，初老期・老年期の精神病の主治医を担当する際は，精神面だけではなく，身体管理医としての自覚を持つことが大事であると考えている。もちろん，身体疾患の専門医の知識があるわけではないが，医師としての基本的な知識と技能が必要である。筆者がこの点を強調する理由は2つあり，1つは初老期・老年期の患者は身体疾患の合併が多いこと，もう1つは精神病の経過中に死亡する可能性があることである。

i. 身体疾患の合併

　まず，1つ目の理由である身体疾患の合併である。精神病に罹患した際の身体疾患の管理は，一般科においても困難を極めることがある。例えば，糖尿病の治療中に出現する低血糖症状を適切に訴える精神病の患者は少なく，発見がしばしば遅れる。虫垂炎や肺炎も，重症になってから発見されることが多い。厳格な食事療法の管理をすると精神状態が悪化することもある。点滴，胃チューブ，尿道バルーンなどの標準的な治療を行おうとすると，勝手に抜いてしまうことが多い。透析やカテーテルを用いた検査や治療など，高度な治療が困難な場合も少なくない。個々の患者に合う治療法の選択，すなわち，可能であれば点滴の時間の短縮や早期の経口治療への切り替え，胃チューブや尿道バルーンなどの管を可能な限り減らすこと，場合によっては慢性疾患の厳格な身体管理をより柔軟に行うことなど，身体治療に対する様々な工夫を行う必要があることが多い。

　また，高齢の精神病患者の身体疾患の治療中には，比較的急速に残遺が進行する場合がある。しばしば，身体疾患は改善したものの，気力の低下が強く残存し，寝たきりとなってしまう場合がある。身体科のリハビリテーションのスタッフも，精神病の患者にどのようにかかわっていいか迷うことが多く，リハビリテーションが進まないことがある。筆者は身体疾患の治療中に寝たきりにならないように，可能な限り積極的に身体的および精神的なリハビリテーションを行うことにしている。

　薬物療法にも注意が必要である。身体疾患を合併した場合，抗精神病薬の投与は可能な限り少量にするべきである。身体疾患罹患中に，抗精神病薬の投与により誤嚥性肺炎や麻痺性イレウスなどを惹起することが少なくない。

ii. 精神病の経過中に死亡する可能性

　精神病自体の経過中に死亡する可能性もある。気をつけるべき精神状態や身体疾患[13]は，悪性緊張病[29]（緊張病症候群の際に発熱や，発汗，頻脈などの自律神経の異常を合併した場合をいう。薬剤による悪性症候群も含めた概念である），寝たきりでの誤嚥性肺炎，拒食，窒息，水中毒などである。また，ストレスが一因である胃・十二指腸潰瘍からの出血，脱水や横紋筋融解症による腎不全，肺塞栓症，麻痺性イレウスなどにも注意が必要である。また，身体拘束中には身体面に十分注意を払うべきである。

a. 悪性緊張病

　悪性緊張病の最中に死亡例があることは，若年者に限らず，初老期・老年期でも同じであ

る。では，悪性緊張病にはどのような身体疾患が出現するのであろうか。筆者の経験上，悪性緊張病の際に出現しやすい身体疾患は，頻脈性不整脈，脱水，横紋筋融解症，腎不全，嚥下性肺炎，痰詰まり，窒息，尿路感染症，敗血症，播種性血管内凝固症候群（DIC），麻痺性イレウス，尿閉などである。悪性緊張病の際に死亡した自験例の直接死因は，頻脈性不整脈2例，播種性血管内凝固症候群（DIC）1例，窒息1例，不明2例である。また，筆者自身は経験していないが，悪性緊張病は肺塞栓症の1つの危険因子である[28]。悪性緊張病と薬剤による悪性症候群は，実際の臨床現場では区別が困難であることが少なくないが，悪性症候群の直接死因[1,2,32]は，肺炎，肺梗塞，敗血症，腎不全，播種性血管内凝固症候群（DIC），心不全，不整脈と言われている。悪性緊張病の際には，抗精神病薬を中止し，脱水や横紋筋融解症を伴うことが多いため補液を行い，上記に挙げた疾患に注意しながら，身体管理を行うことが必須である。

b．誤嚥性肺炎

寝たきりでの誤嚥性肺炎には十分注意を払うべきである。初老期・老年期の精神病では，麻痺や骨折がなくても，残遺状態などから寝たきりとなる場合がある。寝たきりとなると嚥下性肺炎が出現しやすく，しばしば慢性化し，抗生剤の効果が乏しいことが多い。寝たきりにさせないように，理学療法や作業療法などのリハビリテーションや，早期の退院計画を積極的に行うこと必要がある。

c．拒食

拒食にも十分注意すべきである。若年者が罹患する拒食症に限らず，緊張病症候群などの際に出現する拒食が一定期間続くと，生命の危険が出てくる。拒食症の急変の原因[25,35]は，感染症の急激な悪化，心不全，心室細動などの不整脈，低血糖，refeeding syndrome（低栄養状態から急激に栄養を入れた際に主に低リン血症に伴う心不全などの症状）などであるので，退行期うつ病や遅発緊張病においても同様の病態に注意をすべきである。

d．窒息

窒息にも注意が必要である。窒息による死亡は精神病患者に非常に多い[36]。特に高齢者は歯が少ないこと，抗精神病薬の副作用が出やすいことなどから，窒息が多い。食事をやわらかくしたり，刻み食にしたりするなどの工夫が必要である。

e．身体拘束

身体拘束にも細心の注意を払う必要がある。身体拘束は，精神面および身体面に多大な影響を与えることがある。身体拘束直後に逆に不穏が増したり，緊張病症候群が出現したり，長期に行うと残遺状態が急速に進行する場合がある。身体拘束中の身体面では，肺塞栓症，嚥下性肺炎，窒息，痰詰まり，褥創，腹部実質臓器損傷などに注意する必要がある。近年の裁判例には，精神科病院に入院中の53歳のうつ病の女性が身体拘束中に肺塞栓症から死亡した例[23]がある。まずは身体拘束を少なくすることが大事であるが，必要な場合は身体拘束部位を少なくする工夫が大事である。筆者の施設では，10年以上足に身体拘束をしていないが，問題は生

じていない。さらに，両手を拘束せずに，片手で済む場合も少なくない。以前，両手を拘束中に食残渣を嘔吐して窒息して死亡するといった事件が報道されたことがあったが，片手の拘束であれば防げたかもしれない。体幹拘束も注意が必要である。ときには，ベッドの脇に体が宙吊りとなり，腹部実質臓器損傷で死亡する場合もある。

④ 薬物療法の注意点

初老期・老年期の薬物動態は，肝臓や腎臓の機能低下のために若年者とは異なり，様々な副作用が出やすい。また，他科において様々な薬剤がすでに処方されていることが多い。したがって，向精神薬の薬物療法は，薬剤の種類や処方量を可能な限り少なくすることが重要である。向精神薬は85歳以上には使用しないのが原則という立場[27]もある。向精神薬内服中の運転も注意が必要であり，時には非常に危険となる。高齢者に抗精神病薬を用いるときは，非定型抗精神病薬であっても慎重に用いるべきである。Rayら[31]は，非定型抗精神病薬も定型抗精神病薬と同等の用量依存的な心臓突然死の危険性があると報告している。筆者は処方開始当初は，副作用の出現をみるためにも，数日以内あるいは1週間以内の外来通院を指示している。薬物療法に効果が乏しい場合，特に退行期うつ病や遅発緊張病では，修正型電気けいれん療法が選択され，その効果も高い。

2) 遅発パラフレニー late paraphrenia

① 遅発パラフレニーとは

遅発パラフレニーとは，イギリスのRoth, M.[30]が最初に記載した，60歳以降に発症する，人格と情意がよく保たれた中で体系化した妄想を持つ患者群のことをいう。脳器質疾患は除外される。妄想は被害妄想が最も多く，続いて心気妄想，さらに恋愛や嫉妬などの性的な妄想を呈することがある。

i. 遅発パラフレニーの特徴

パラフレニーという用語は，Kraepelin, E. が早発性痴呆（今の統合失調症）から分離する際に用いたものであり，妄想が著しいわりにその他の感情や意志などの障害が少ない精神病を指す。その病態が60歳以降に出現したものを遅発パラフレニーという。Roth[30]は遅発パラフレニーを60歳以降としたが，臨床現場では50歳代でも同様の病態は認められる。慢性妄想型と幻覚を伴う幻覚妄想型があり，Rothの定義ではパラノイアも含まれる。遅発パラフレニーは妄想型統合失調症の近縁にあり，統合失調症の一部であるという見解が多い。

しかし，遅発パラフレニーは以下のような特徴を持ち，臨床上非常に有用な概念である。①女性に多い。②情意は保たれ，人格の鈍化が少なく，予後が比較的良好である。③遺伝要因の関与は統合失調症よりは少ない。④未婚，独居，生きている親族が少ないなど孤独という状況や，難聴などの感覚障害が関与する。⑤病前性格特徴が統合失調症よりも著明であり，妄想型

統合失調症あるいは統合失調型パーソナリティ障害が少なくない。⑥若年の統合失調症でみられる典型的な症状，すなわち，主体から無差別な拡散や漏洩といった自我漏洩症状，対象が特定できない妄想，させられ体験などは出現しにくい。⑦その一方で，隣人や親しい間柄など具体的で特定化された他者から迫害されているという卑近な内容の妄想が多い。また，自分だけではなく，家族や自宅が被害に遭うといった妄想が多い。

遅発パラフレニーの患者は，自発的には精神科に受診しない場合が多く，家族に連れてこられる場合や，近隣や家族とのトラブルが発生して連れてこられることも少なくない。卑近な内容の被害妄想は，近隣住民との裁判や調停に発展する場合もある。

遅発パラフレニーの妄想は孤独との関連があり，孤独状況の解消で妄想が軽減する場合もある。次に述べる症例でも試みたが，孤立状況をいかに支えるかが治療の鍵の一つとなる。抗精神病薬は高齢者では副作用が出現しやすく，少量で投与する。被害妄想は，自分のつらい状況を他人のせいにするという，本人なりの対処方法でもある。抗精神病薬によって妄想を軽減させることは，本人なりの世界解釈が崩れることでもあり，薬物療法中の心理的な支えが大事である。

ii. 遅発パラフレニーの近縁

遅発パラフレニーの近縁にある精神病には，Janzarik, W. の接触欠損パラノイド[17]，Kraepelin が記載した難聴者による迫害妄想[22]，原田のいう共同体被害妄想[14] がある。

a. Janzarik, W. の接触欠損パラノイド[17]

Janzarik の接触欠損パラノイド[17] は，離婚，配偶者の死別など対人的孤立状況に置かれた高齢女性に発症する幻覚・妄想を主症状とする精神病である。近隣や親密な間柄である特定の人物が自宅に侵入したり，盗みをしたり，何かを撒くなどといった具体的で卑近な内容の妄想が多い。Janzarik は妄想の出現を女性の孤立的な状況という背景因子から解釈をしている。

b. Kraepelin, E. の難聴者による迫害妄想[22]

1915 年に Kraepelin が記載した難聴者による迫害妄想[22] は，難聴あるいは聴覚喪失といった障害を持つ人にみられる迫害妄想であり，通常初老期に出現する。聴覚障害による外界の遮断，それによる思考や関心の狭窄化，孤独，寂寥感などによって妄想が生じ慢性的に経過するが，知能は一般によいとされる。Janzarik の接触欠損パラノイドと同様に，妄想の出現を背景因子からみている。

c. 原田の共同体被害妄想[14]

原田のいう共同体被害妄想[14] は，「自分の金や品物が盗まれる」，「自分の家族が迫害される」など，自分を中心に形成される共同社会の最小の単位である家族，それに自分の大事な持ち物をも加えたひとつの小さな社会を共同体として，自分一人ではなくて，自分の属する共同体が被害を受ける，迫害されるという形態の妄想を指す。彼はこれを作話傾向と並んで老年期の妄想の特徴とした。わが国の家族中心的な文化風土の背景と関連すると思われるが，Roth の遅発パラフレニーの記載でも，Janzarik の記載でも，自宅をめぐる妄想は多い。

② 診察技法

> **症例 25**　発症時 68 歳，女性
>
> 〔受診への流れ〕自殺目的に近医クリニックで処方されていた triazolam（0.125mg）を 20 錠ほど過量服薬したため，当院の救急救命センターから救急救命病棟に入院となり，その翌日に精神神経科に診察依頼となった。本人の病室を訪問すると，点滴治療は行っているものの，意識はすでに改善し，会話も普通にできる状態であった。小柄で痩せ型，身なりは整っていた。明らかな悲壮感や焦燥感は感じられなかったが，表情は硬く，社交性は感じられなかった。自ら話し出すことはなかったが，疎通性や礼節は保たれ，質問に対して淡々と返答していた。
>
> 〔診察記録〕
> 　（体調はいかがですか？）調子はいいです。
> 　（気分はどうですか？）いいです。
> 　（今回入院されたのは？）眠り薬をたくさん飲みました。
> 　（死にたかったのですか？）はい。
> 　（つらかったことがあったのでしょうか？）……。
> 　（何かありましたか？）家にね。
> 　（ご自宅が？）なんていうか，3, 4人がライトをつけてくるのです。
> 　（ライトを？）そうです。ワゴン車が止まっていて。
> 　（お知り合い？）暴力団に囲まれているのです。
> 　（何かトラブルが？）特に思い当たらないのですが。
> 　（いつ頃から？）数カ月前くらいでしょうか。
> 　（何かされる？）庭がいたずらされます。土をまかれたり。いつもと庭が少し違うのです。
> 　（何か目的があるのでしょうか？）よくわからないのです。
> 　（お一人で悩んでいた？）はい。一人暮らしですから。
> 　（そうですか，つらかったでしょうね。今は死にたい気持ちは？）ありません。
> 　（気分が落ち込むことは？）ありません。
> 　（すみません，診察に必要なことでお尋ねしますが，ここの場所を教えていただけます？）
> 　　○○［注：当院の通称］。
> 　（今日の日付は？）えーと，○月12日です。
> 　（曜日は？）金曜日です。
> 　（年は？）200○年です。〈見当識はすべて正答〉
> 　（ありがとうございます。では，これから一緒に色々と考えていきましょう。今よりつらい気持ちは減ると思います）……そうですか……。

態度に不自然さはなく，思考のまとまりはあり，情意鈍麻は感じられず，人格の水準は保たれていた。見当識は保たれ，病院に搬送される前の状況や意識が回復してからの経過なども語れた。明らかな抑うつ気分，焦燥，イライラ感，気力の低下などは認めなかった。希死念慮も筆者の診察時には認めなかった。本人の訴える暴力団の件は，本人の了承を得た上で，入院の際に世話をしてくれた民生委員にも聞いたが，本人の妄想であるとのことであった。妄想は体系化されていて，訂正は不可能であった。明らかな幻覚は認めず，被害妄想以外の異常体験は認めなかった。

本症例は，人格や情意は保たれているが，被害妄想が体系化していることで，遅発パラフレニーや妄想型統合失調症が疑われた。見当識や状況の判断ができ，認知症は否定的であった。そこで，生活歴と現病歴を詳細に聞くことにした。本人の了承を得た上で，民生委員にも話を聞いた。

〔生活歴および現病歴〕既往歴に特記すべきことはない。東京生まれ。養女であったが，母の死亡直後（本人が61歳時）まで，本人は知らなかった。戦時中に疎開してきてからこの地域に住み，当初は映画館で，その後は学校給食調理の職に就き60歳まで働いた。神経質であり，人付き合いは苦手であり，生涯独身であった。父は本人が48歳の時に亡くなり，母と二人暮らしであった。61歳時に母が亡くなった直後，自分が養女であることが初めてわかり，しばらく不眠が続いた。母の死亡後は一人暮らしを続けていた。数カ月前の母の7回忌（68歳）の頃から，上記の被害妄想が体系化し，今回の自殺未遂につながった。

60歳代以降に妄想が出現していることから，遅発パラフレニーと診断した。生活歴で特徴的であることは，孤独といった状況である。養女であり，人付き合いは苦手，その後も未婚であり，退職して母が亡くなった後は人との関わりが極端に少なくなっている。このような背景は，遅発パラフレニーの状況因となる。孤独という状況を改善することで，妄想が軽減する可能性を考慮して，民生委員と今後の支援について相談を始めた。また，少量の抗精神病薬での薬物療法を検討した。

〔治療〕処方としては risperidone 1mg/日を投与した。頭部CTに異常所見はなく，改訂版

> 長谷川式簡易知能評価スケールは26/30と正常範囲内であった。本人は当院の精神神経科に転科して入院をすることは希望せず，今回の自殺未遂以後は希死念慮を認めていなかったため，医療保護入院とすることも適当ではなかった。そこで，本人と民生委員と筆者で相談した上で，孤独といった状況にならないように，退院後は高齢者ケアハウスに入所する方向とした。
> 　入所後に被害妄想は軽減し，1カ月後にはrisperidoneを0.5mg/日に減量した。ところが，ケアハウスでの生活が合わなくなり，4カ月後に自宅に戻ることになった。以後，元の自宅で独居を続けた。民生委員はその後も時々本人宅に訪問したが，それ以外の人との交流はなくなった。

今まで孤立状況に慣れていたため，慣れない環境での生活は困難であったと思われた。しかし，民生委員がその後も訪問を続けたことは重要であった。

> 〔卑近な内容の妄想や幻覚〕疎通性や情意は保たれていたが，2年後から幻覚や妄想が強く出現した。「家の中で，ピシーン，バターン，バタンコトバタンコトという音がする。ボーンという大きい音やミンミンという音もする。犬も寝たきりにされてしまい，変な姿勢になっている」といった訴えが続いた。
> 　Risperidoneを1mg/日から2mg/日に増量したが，2年3カ月後には，「庭や家の中で，いたずらをされる。植木を植えるとすぐに盗まれてしまう。雨戸の鍵も下から持ち上がって，空いてしまう。足の先や頭が年中痛んでいる。自分の足の先や頭に釘が刺されたようだ。自分の上に何かが乗っている感じもある。恐いので警察に訴えたが，あまり聞いてくれなかった。家の中に虫がいて這ったりしている。自分の背中や足にも虫が這ってきた。犬が玄関のところで上や下を見たりしていて，敏感になっている。犬もひきつけを起こす。犬の足も太くなってしまう。変だと思って人を呼ぶと治ってしまう」などという。
> 　足や頭の痛みに対して，身体所見や神経学的所見を取り，血液検査を行うも，異常所見はなかった。Risperidoneを3mg/日まで増量したが効果はなく，olanzapine 10mg/日に変更した。

ここで特徴的であるのは，自宅や犬といった卑近な対象に対する被害妄想や幻覚が出現することである。また，足の先や頭に疼痛が出現し，自室や皮膚に寄生虫がいるという妄想が認められた。遅発パラフレニーでは，身体的違和感，疼痛，体感幻覚などに対して妄想的に解釈す

る場合も少なくない。

> 〔長期経過〕その後も,「車をバタンコンバタンコンされている。電話が年中リンリンなるが, 私が出ると切れてしまう。家の門にたばこの吸い殻が捨ててあり, 夕べも真っ赤に火を燃やしていた。雨戸に油がついていた。手すりに白い粉をまかれたから, 粉みたいなものが手に張り付く。白い粉は靴にもついた。泥の足跡がついていた。板がトントン言っている。テレビからガーガーと音がするようになった。ドンドンと花火をやっているように地響きがする。電気屋を呼んだが, そんなことはないと言われた。外人の若い男と女がアパートの2階に住んでいて, 砂糖を貸してくれと言ってきた。貸してやったら, 翌朝, 玄関の鍵が開いていた。玄関をきちんと止めていたテープもなくなった。ちゃんと閉めたはずだが, 何かが気持ち悪いので, 警察に話した。
> 犬の黒目が普通と違う。犬の体が大きくなったり小さくなったりする。犬が固くなったりふるえたり, 泡を吹いたりする。パンが庭に落ちていて, 犬が食べたら死にそうになった」などとの訴えが続いた。
> 8年後, 外来通院が6カ月間途絶えた際に, 脱水症にて他院に民生委員を通じて入院となった。退院するも, 入浴を拒否し, 偏食が続き, カーテンを閉めて閉じこっていたため, 民生委員と障害者支援センターの職員が当院に本人を連れてきて, 入院治療となった。入院時に食事を喉に詰まらせたため, 入院中は抗精神病薬を投与せずに経過観察したが, 妄想や幻覚は軽減して目立たなくなった。退院後も抗精神病薬を投与せずに, 民生委員や障害者支援センターの職員の訪問を続けている。偏食に対しては, 介護サービスにて弁当を届けている。独居であるが, これらのサービスも使い, 発症10年後の78歳となっても自宅で日常生活が送れている。

孤独といった状況下で被害妄想が出現した経緯は, 上記のJanzalikの接触欠損パラノノイド[17]と類似する。また, 自宅や犬といった卑近な対象に被害妄想が集中することは, 原田の共同体被害妄想[14]と類似する。治療的には, 孤立状況をいかに支えるかが重要である。今までの生活に慣れているために支える際も難しい距離のとり方があるものの, 孤立状況の改善とともに, 被害妄想が軽減する場合がある。

3) 遅発緊張病 late catatonia

① 遅発緊張病とは

遅発緊張病は, 1910年にSommer, M.[33], 1930年にJacobi, E.[16]が報告し, 本邦では古茶[18]

が1998年にまとめた精神病である。人生後半期に主として女性に出現し，心気・抑うつ状態から不安・焦燥を伴う突発性の精神運動興奮を反復し，昏迷を中心とする緊張病症候群を呈し，最後に種々の程度の残遺状態に至る。国際的には取り上げられることはないが，わが国ではある程度浸透しつつある。特徴は，診断に臨床の経過が重要であること，緊張病症候群の管理が重要であること，電気けいれん療法の効果を認めることである。また，予後を楽観視することができない精神病，つまり精神科領域で生命予後が問題となる数少ない病態の一つである。

i. 遅発緊張病の臨床経過

遅発緊張病は，中高年期に主として女性に発症し，病像は以下のように展開する。初期抑うつでは，しばしば心因を契機として，不眠や易疲労，抑うつ，心気など非特異的な抑うつ状態を呈する。次の不安・焦燥期では，急速に現実適応能力を失い，自閉や無為に加えて不安・焦燥が出現する。この時期に入院治療が必要となることが多い。この不安・焦燥期と連続して，幻覚・妄想状態を呈することがある。心気妄想や被害関係妄想が主題であることが多いが，妄想が体系化することは比較的稀である。次は緊張病症候群であるが，幻覚・妄想状態を経ずに不安・焦燥期から直接進展することもある。緊張病性興奮，拒絶症，昏迷を呈するが，遅発緊張病では後2者が特に強い。昏迷状態に入ると，しばしば発熱や，発汗，血圧の変動，頻脈などといった自律神経系の異常を呈し（悪性緊張病），放置しておくと生命の危険が出現する。残遺期では，意欲や集中力の低下があるものの日常生活は送れるタイプから，無為・自閉・感情鈍麻が認められ，場合によっては重度の精神荒廃に至るものまで多彩な残遺状態がみられる。後述する退行期うつ病（退行期メランコリー）とは移行例があり，コタール症候群[3-5,37]を呈する症例もある。また，退行期うつ病だけではなく，遅発緊張病でもしばしば自殺企図があらわれることがあるため，注意が必要である。

遅発緊張病の病態は，その時々の横断面を観察しているだけでは診断をつけるのが難しい。横断面からは，典型的でないうつ病，あるいは高齢発症のヒステリーと診断され，状態像からは診断名が次々と変わり，よくわからないままに極期を過ぎると，原因不明の認知症に落ち着いてしまうことがある。診断上のポイントは，初期抑うつ，不安・焦燥，幻覚・妄想，緊張病症候群，残遺期と，経時的に状態像が展開していくことである。極期まで病像が展開すれば早急な対応が必要となる。生命予後の点からも，重い残遺状態への移行を防ぐためにも，電気けいれん療法を視野に入れた治療計画を考えなければならない。

治療面では，電気けいれん療法が有効である。遅発緊張病で緊張病症候群まで至った場合は，抗精神病薬の投与は症状の改善につながらないばかりか，むしろ病状を悪化させるため，電気けいれん療法を早期に行うことが勧められる。薬物療法では，リチウムの効果が報告されている[18]。しかし，実際の臨床現場では，リチウムの副作用である腎性尿崩症による脱水から，容易にリチウム中毒に至るので注意が必要である。Benzodiazepineの投与は緊張病症候群を改善することがある。今後，非定型抗精神病薬の効果や副作用についての議論が必要であ

るが，遅発緊張病の緊張病症候群の際の投与は，かなり慎重に行うべきである。

ii. 遅発緊張病の経過中に死亡する可能性

遅発緊張病は，経過中に死亡に至ることがありうる精神病である。Jacobi[16]は，遅発緊張病は急速に死の転帰をとると報告し，古茶[18]も遅発緊張病の悪性緊張病にて死亡した1例について言及するなど，遅発緊張病の死亡例は稀ではない。われわれ[12]は，遅発緊張病の経過中に死亡した3例を報告した。1例は遅発緊張病の緊張病症候群に対して電気けいれん療法を合計10回行ったものの症状が改善せず，発汗や頻脈などの自律神経系の異常を伴った悪性緊張病が出現してから10日ほどして突然死に至った症例である。この症例では，自律神経系の異常の出現後も，積極的に電気けいれん療法を施行すべきであったと思われる。

遅発緊張病の極期（悪性緊張病）での死亡は，Stauder, K. H.[34]により，抗精神病薬の登場以前に報告されていた致死性緊張病に類似する。年齢の違いといった指摘もあるだろうが，若年者の報告から始まった致死性緊張病の死亡例は，実際は若年者には限らない。Mann, S. C. ら[24]の報告では，1960年以降報告された致死性緊張病279例中34%は40歳以上であったと述べている。この報告からは，緊張病の初発が40歳以降であったか否かは判断できないが，その中にはわれわれの報告した遅発緊張病の死亡例と考えられる症例が存在する可能性が十分にある。

われわれが報告した遅発緊張病の経過中に死亡した3例のうち他の2例[12]は，極期を経過した後に急速に残遺に至り，精神荒廃と身体の衰弱から，最終的に感染症にて死亡した。若年の統合失調症とは違い，精神荒廃に至った場合には身体的に余力が少ないことが死亡につながった一因かもしれない。

遅発緊張病の疾病分類としては，躁うつ病圏に分類する立場，統合失調症圏に分類する立場，その特色ゆえに独立した疾患単位とする立場があり，結論は出ていない。筆者は，症状の変遷，治療の特殊性，現今の精神医学においても経過中に死亡に至る可能性があることからは，臨床上非常に有用な概念であると考えている。

② 診察技法

> **症例 26**　　52歳，女性
>
> 〔受診までの流れ〕4カ月前から抑うつ気分，意欲の低下，不安，不眠が認められ，3カ月前に近所の内科の診療所に受診した。うつ病の診断で，fluvoxamine 100mg/日とbrotizolam 0.25mg（就寝前）が処方されていたが，症状は改善しなかった。数週間前から，不安と焦燥が強くなったため，重度のうつ病の診断で当院精神神経科に紹介され，夫と娘の同伴で初診となった。初診時，待合室の廊下では落ち着かずにジタバタと動いていた。自記式の問診表

は自分では書けなかった。診察室に入ってからも落ち着かず，椅子に座るのに時間がかかった。長身で痩せていて，服装は整っていたが，髪は乱れていた。表情は険しく，質問に対して拒絶的であった。

〔診察記録〕
（調子はいかがですか？）……。〈筆者に視線を合わせず〉
（体調で悪いところはありませんか？）……。
（食事は取れていますか？）……。
（睡眠は取れていますか？）……。〈立ち上がって，ジタバタと動き出す〉

この時点で，うつ病とは異なる症状を呈していると考えた。退行期うつ病，遅発緊張病，統合失調症を鑑別診断に挙げて診察を進めた。本人から話を十分に聞くことが困難であるため，本人に家族から話を聞くことを伝えた上で，同伴の夫と娘から今までの経過を聞いた。

〔生活歴および現病歴〕会社員の父のもと出生し，一人っ子であった。短大卒業後，4年間の会社勤めを経て，25歳で結婚し，2人の子供をもうけた。結婚後は仕事をしていなかった。性格は几帳面で寂しがりやであったという。夫は転勤が多く，しばしば転居を繰り返した。既往歴に特記すべきことはない。

4カ月前（52歳時），夫が会社を辞めさせられる可能性を本人に伝えた頃から，不眠，不安，抑うつ気分が出現した。3カ月前から近医の内科での薬物療法を続けるも，徐々に焦燥が強くなり，ジタバタと歩き回ることが多くなった。1週間前になると，夜中じゅう家の中を歩き回り，素足で自宅を飛び出すほどになっていた。焦燥の強いときには物を投げ，壁を蹴ることがあった。さらに，「ディズニーグッズを盗まれた」，「不動産屋に家を取られる」，「夫に愛人ができ，子どももいて，新居も持っている」などという妄想や，「3匹のうち2匹の犬は飼わないほうがよかった」，「ディズニーグッズをこんなに買わなければよかった」，「長女の結婚が破談になる」などという幻聴が認められた。しかし，これらの幻覚や妄想は断片的であり，体系化されることはなかった。

退行期うつ病に典型的な微小妄想はなく，52歳以前には精神病の既往はないため，遅発緊張病ないしは遅発性の統合失調症と考えた。不安・焦燥，興奮が強く，拒絶も認めるため，外来治療では困難であると判断し，医療保護入院とした。家族には，今後緊張病症候群が起こりうること，またその際の治療には電気けいれん療法が必要となる可能性が高いことを伝えた。

〔入院治療〕身体所見および神経学的所見では異常所見を認めなかった。血液検査は甲状腺機能を含めて異常所見はなく，入院中に行った頭部CTでも異常所見を認めなかった。元々48kgあった体重は発症から4カ月で43kgにまで減少していた。入院後，lorazepam 3mg/日，clonazepam 1.5mg/日，就寝前にbrotizolam 0.25mgとnitrazepam 10mgを投与した。何とか食事や排泄は自立していたが，不眠や焦燥は改善せず，しばしば廊下を歩き回っていた。症状を問うも，質問に答えることはほとんどなかった。表情は依然として険しく，入院数日後からは食事に対しても拒絶的になり，食事量も少なくなった。食事は介助で行ったものの3割ほどの摂取に留まったため，点滴を適宜1日1,500mLほど行った。

しかし，入院4日後には，ベッドの上で体をくねらせたまま横になり，ほとんど反応しなくなり，一点を見つめ続けるようになった。体の動きは極端に少なくなり，ごく軽度ではあったが体の硬さを伴ってきた。点滴量を1日2,000mL以上に増やした。家族には精神状態が最も悪い時に出現する緊張病症候群というものであり，肺炎，肺塞栓症，窒息，不整脈，横紋筋融解症，腎不全，播種性血管内凝固症候群（DIC）など，身体的に急変する可能性も伝えた。また，治療としては，lorazepamで改善がないため，明日から修正型電気けいれん療法を行うことを伝えた。修正型電気けいれん療法に対しては，家族に説明書をわたし，施行に際する同意書に署名を求めた。

　拒絶症と昏迷，および今までの経過から，この時点で遅発緊張病と診断した。遅発緊張病の緊張病症候群では抗精神病薬は症状を悪化させるため，投与することは危険である。投与を続けると，しばしば悪性緊張病に移行しやすくなる。緊張病症候群は，日ごとに，あるいは1日の中でも状態が変化するため，毎日，ときには1日何度も観察が必要である。特に，発熱や，発汗，頻脈などの自律神経系の異常を伴っていないか，身体合併症が出現していないか確認する必要がある。
　緊張病症候群の際に家族に詳細な説明をすることは大事である。精神的にも重篤であり，身体的にも急変があることを伝えるとともに，治療法も詳細に伝えることが必要である。電気けいれん療法は家族の受け入れが困難であることが少なくない。家族との信頼関係と治療者としての誠実な態度が大事である。
　本症例では，緊張病症候群が典型的な遅発緊張病の経過から出現しているため脳器質疾患は疑わなかったが，緊張病症候群は脳炎などの脳器質疾患や症状精神病にも出現することに注意すべきである。鑑別には臨床経過が非常に役に立つ。臨床経過が典型的な遅発緊張病と異なる場合は，脳器質疾患や症状精神病を鑑別に入れる。
　身体拘束は可能な限りしないほうがいい。身体拘束直後に緊張病症候群が出現したり，悪化したりすることはしばしば経験される。ただ，自殺が切迫している場合や，緊張病性興奮が強

いために身の危険や他の患者への危険がある場合は，身体的拘束を行う場合もある。その場合も足は拘束せず，可能であれば片手の拘束など工夫が必要である。

> 昏迷となった日の午後には，37度台前半の発熱が認められ，尿閉が出現したため導尿を行った。また，突然無目的に「ウオー」などと叫びながらドアや壁を叩く緊張病性興奮も出現したかと思うと，今度は体が硬く緊張したままで動きが停止する緊張病性昏迷が出現した。採血を行ったところ，血清CK値が426 IU/Lと上昇していた。次第に緊張病性興奮は少なくなり，昏迷が中心となった。昏迷で動かないことから，肺塞栓予防のために弾性ストッキングを着用させた。痰がからむ場合はしばしば吸引を行った。
> 翌朝には38度の発熱，脈拍130台／分の頻脈，発汗が出現した。発熱に対して感染症も疑い，身体所見，胸部X線撮影，各種培養の提出を行ったが，いずれも問題なく，感染症を疑わす所見に乏しかった。このような自律神経系の異常を伴う緊張病症候群は，身体的に急変することがあるため，頻回のバイタルの確認，身体所見，モニターでの管理を行った。

緊張病症候群の際には，尿閉や便秘が出現しやすい。尿閉に対して尿道バルーンを留置させる方法もあるが，しばしば患者は尿道バルーンを抜去するため，身体拘束の必要が出てきてしまう。尿閉に対しては，一定の時間で排尿を促したり，それでも出なければ導尿を繰り返すなどの方法もあり，筆者は可能な限りその方法を取っている。

緊張病症候群に発熱や発汗，頻脈などの自律神経系の異常を伴った場合，すなわち悪性緊張病では急変の可能性がある。脱水，横紋筋融解症，腎不全，不整脈，肺炎（特に嚥下性肺炎），痰詰まり，窒息，尿路感染症，敗血症，播種性血管内凝固症候群（DIC），麻痺性イレウス，肺塞栓症，尿閉などに注意を払う。悪性緊張病の際の頻脈など上記の自律神経系の異常，尿閉，便秘などは，交感神経の過緊張が背景にあると筆者は考えている。また，悪性症候群は，筋強直に注目するのではなく，自律神経系の異常と捉えるべきであると考えている。そもそも悪性症候群を最初に記載したDelay, J.ら[6]は，筋強直よりも，むしろ体温上昇や発汗といった自律神経症状を中心に報告し，抗精神病薬による悪性症候群を自律神経症状の最重症型（dérèglements végétatifs）として記載している。

> この日から週3回，合計5回の修正型電気けいれん療法を行った。1回目の電気けいれん療法を行うと脈拍は70台／分に落ち着き，発汗も軽減し，緊張病性興奮は完全に消失した。その後，脈拍は時々130台／分となるも，3回目の電気けいれん療法以後は脈拍が上昇すること

はなくなり，緊張病性昏迷も大きく改善した。痰の喀出も自らできるようになり，介助で歩行や食事もできるようになった。4回目の電気けいれん療法後は発熱も消失し，不安・焦燥もなく，自力で歩行できるようになり，一人で食事も取れるようになった。このように，本症例では5回の修正型電気けいれん療法にて，病状は大きく改善した。

遅発緊張病の緊張病症候群の際は，lorazepamなどのbenzodiazepineで数日様子をみても効果がなければ電気けいれん療法を行う。10回まで電気けいれん療法を行えば，多くの症例で効果を認める。特に悪性緊張病では電気けいれん療法が最適である。

〔その後の経過〕緊張病症候群が改善した数日後，「追っ手が来る」などの妄想や，「もっと歩け」，「こんなんじゃ退院できない」といった幻聴が出現したが，断片的であり，数日で消失した。薬物は，lorazepam 3mg/日，clonazepam 1mg/日，就寝前にbrotizolam 0.25mgの投与を続けた。緊張病症候群が改善した1カ月後に退院となった。意欲や集中力の若干の低下がみられるなど残遺症状をごく軽度認めるものの，家事はおおむねできている。

4) 退行期うつ病（退行期メランコリー）

① 退行期うつ病とは

　退行期に出現するうつ病の中には，若年者と同様の症状を呈するうつ病と，激越性あるいは不安焦燥が著しく，精神運動制止が少なく，罪業，心気，貧困などといった微小妄想を呈する独特な退行期うつ病がある。激越性うつ病あるいは退行期メランコリーとして呼ぶ立場もある。

　退行期うつ病の特徴は，激越性あるいは不安焦燥が著しく，微小妄想を呈し，自殺が切迫していること，薬物療法と並んで電気けいれん療法が効果を認めることである。治療的観点からも，退行期うつ病の概念は臨床上非常に有用である。

　退行期うつ病の概念の基本となっているのは，Kraepelinの退行期メランコリーである。Kraepelinの教科書第5版[19,21)]では，退行期メランコリーは躁うつ病の範囲を逸脱し，質的に異なる精神病とされている。しかし，Kraepelinの弟子Dreyfus, G. L.らの予後研究[20)]では，退行期メランコリーの予後が比較的良好であったため，Kraepelinも最終的に躁うつ病の中に分類した。しかし，その疾病分類学的な位置づけをめぐる問題は今日まで続き，うつ病と捉える立場と独立した疾患として捉える立場がある。

　しかし，臨床上，一般的なうつ病と質が異なる退行期うつ病の病態を把握しておくことは非

常に重要である。不安で心気的な前駆症状に始まるが，不安の質については，「生きる意味がわからない」，「人間としての価値がない」など自己の存在に関わる深刻な表現をする。強い焦燥を伴い，精神運動制止が少ない。罪業，心気，貧困などの微小妄想が比較的急激に出現し，2種類以上の妄想の重複もしばしば経験される。微小妄想は日常卑近なレベルを超えて拡散し，「自分の犯した失敗が家族や周囲へも広がる」，「日本中に迷惑をかけている」などと「負の誇大性」を持つ。しばしば否定妄想や巨大妄想を伴うコタール症候群（p.243参照）に発展することもある。夢と現実の区別が困難になり，失見当識や意識変容などを伴うこともある。唐突な自殺の背景には，不安・焦燥，罪業妄想などの微小妄想，自己価値感の極端な低下などがある。症状が改善すれば，予後は比較的良好である。前述の遅発緊張病との移行例もある。

　薬物療法では，抗精神病薬とamitriptylineなどの鎮静作用の強い抗うつ薬を組み合わせて治療する。睡眠薬や抗うつ薬での催眠は効果的である。筆者は催眠を促す目的で，benzodiazepineに加えてmirtazapineやmianserinをしばしば併用している。今後はolanzapineやquetiapineなどの抗うつ効果がある抗精神病薬の有効性が議論されるであろう。電気けいれん療法の効果は大きく，薬物療法で効果を認めない場合や自殺が切迫している場合には有効な手段となる。

② 診察技法

症例27　発症時52歳，女性

〔受診までの流れと初診時〕近医の内科の診療所からの紹介で当院精神神経科に初診となった。初診の1カ月前から不安や焦燥が強く，alprazolam1.2mg/日と就寝前にbrotizolam0.25mgを処方されるも改善がなく，うつ病として紹介された。夫に連れてこられる形で来院した。焦燥が強いため，自記式の問診表は書けなかった。診察室に入室する際は，落ち着かず，常にそわそわして，じっとしていられない様子であった。標準的な体型であり，身なりは整っていた。疎通性や礼節を保つよう，問診に対してきちんと答えようと努力していたが，落ち着かず，しばしばのたうち回っていた。

〔診察記録〕
　（落ち着かないようですが，どうしましたか？）もうだめなのです。〈ハーハーと息を荒らげながら，やや大きな声で〉
　（どういうわけで？）だめなんです。
　（どう？）自分のせいで家族みんながだめになる。
　（と，いいますと？）取り返しのつかないことをやってしまった。だめなんです。
　（眠れています？）眠れません。もうだめなんです。
　（食欲は？）だめだめ。

> （気分が落ち込んでいる感じはありますか？）もう無理なんです。おしっこが赤いんです。だめだめ。全然だめ。家族が全滅してしまう。火事で全部うちが燃えてしまう。もう終わり。私はどうしようもない。馬鹿になっちゃった。みんなに迷惑をかける。破滅しちゃう。だめだめ。とりかえしがつかない。
> （とても自分を責めているようですが）私のせいで日本が破滅するのです。自分に何も残っていない。記憶の回路がなくなった。私がいるとみんな破滅する。
> （つらいようですが，もう死にたいと思うようなことは？）だめだめ。もうだめ。死にたい。
> （今より必ずよくなりますから，十分な休養と薬の治療をしましょう。自殺だけはしないように約束してください）だめだめ，だめなんです。

　不安・焦燥が強く，精神運動制止がなく，微小妄想や極端な自己価値観の低下から，退行期うつ病と診断した。生活歴と現病歴を聞こうとしたが，焦燥が強いため，これ以上本人から話を聞くことは困難であると判断した。本人の了承を得てから，家族から生活歴と現病歴を聞いた。

> 〔生活歴〕既往歴や家族歴に特記すべきことはない。会社員の娘として生まれ，同胞はいなかった。高校卒業後，メーカーに事務職として就職し，仕事をしながら夜学で短期大学を卒業した。25歳で結婚し，娘2人を育て，30歳からパートで仕事をしていた。夫と実母と次女と4人暮らしである。性格はかなり几帳面で，完璧主義であり，常に責任感を感じて気負ってしまう傾向があった。49歳時に月経が止まり，以後，カーッと体が熱くなるなどの更年期障害が続いていた。
> 〔現病歴〕51歳時に実母が大腸がんを発病，さらに52歳時に孫が産まれて，自分が母や孫の面倒をみなくてはならないという不安がつのった。近医での薬物療法で改善せず，1カ月後に当院精神神経科に初診となった。自宅では不眠や不安・焦燥が著しく，常にそわそわし，じっとしていられない状態であった。また，買い物へ行っても何を買うのか決められないなど，自分で物事を判断できない状態が続いた。次第に方向感覚もわからなくなったという。家族にも「自分に自信がない。自分で何もできない。不安でしょうがない。わけがわからない」，「自分が悪いから家族みんながだめになる」，「自分がいると日本が破滅する」などと言っていたという。

退行期うつ病に出現する罪業妄想は，自分のせいで周りの皆がだめになるなどと，加害性や拡散性の要素を認めることが特徴である。負の誇大性といった表現で表されることもある。しばしば患者はこの妄想を隠蔽するため，自殺企図などをきっかけとしてようやく気づかれることもある。したがって，治療者は退行期うつ病を疑った際には微小妄想を聞きだすことが重要である。この加害性や拡散性を伴う罪業妄想は，典型的なうつ病患者にみられる「上司や部下に迷惑をかけて申し訳ない」といった罪業念慮とは異なる。

不安・焦燥が強く，希死念慮も伴っていることから入院治療とした。本人に説明したところ，同意が得られ，任意入院となった。

〔入院治療〕薬物療法では，amitriptyline を 50mg から 100mg/日に，levomepromazine を 50mg から 100mg/日に漸増して，さらに睡眠薬として brotizolam 0.25mg と nitrazepam 10mg を就寝前早めに投与した。三環系抗うつ薬と抗精神病薬を使用するため，不整脈など心疾患の既往，心電図の QTc 延長，電解質異常の有無などを確認した上で使用した。本人には繰り返し，今の状態よりも必ずよくなるので十分に頭を休めるよう説得した。また，自殺だけはしてはならないことを力説した。家族には，上記の薬物療法で改善しない場合の治療法の選択肢として修正型電気けいれん療法があることを伝えた。入院が精神状態の悪化につながらないように配慮するためにも，家族には面会はいつでも可能であることを伝えた。

退行期うつ病の治療には抗うつ薬と抗精神病薬の併用が有効である。この症例では，抗うつ薬の中では鎮静作用の強い amitriptyline を使用した。退行期うつ病には SSRI など activation syndrome が出現しやすい薬剤は不向きである。また，自殺に注意を払うことが必要である。うつ病の自殺の危険因子には不安・焦燥，不眠，重度の自責感などがあり，薬物療法ではこれらの危険因子をどれだけ改善させるかが一つの目標となる。自殺を防ぐ入院治療の戦略は，まずよく睡眠を取らせることである。看護の人数が少なくなる，あるいは人目が目立たない時間帯に自殺は多い。したがって，早目に睡眠薬や催眠作用あるいは鎮静作用の強い抗うつ薬を投与するのも一法である。修正型電気けいれん療法は，薬物療法の効果がない場合や自殺が切迫している場合には有用な選択肢となる。

自殺を防ぐには，治療者から患者への病気の説明が重要である。うつ病は必ずよくなることを力説し，自殺だけは絶対にしないよう説得する。信頼関係を作り，患者と共に治療を一緒に考えていく姿勢が重要となる。誠意ある態度で接し，支持的で共感に満ちた精神療法が重要である。

入院治療といった特殊環境に配慮することも必要である。常識的に考えて，精神状態が悪いときに精神科の病棟に入院させられると，精神状態が逆に悪くなってもおかしくない。特に初

老期・老年期の患者であれば，慣れ親しんだ自宅から離れるだけで反応を起こすことは容易に想像できる。したがって，家族関係の問題が症状発現の大きな要因でなければ，家族の面会を可能な限り増やすことが大事である。家族が十分に自宅でみていることができれば，外来治療の方が安全である場合もある。自殺をしにくくするような環境への配慮も大事である。タオルや紐やベルトなど，縊首に利用されやすいものは避ける。当院ではタオルは丈の短いハンドタオルを用い，ひっかけやすいドアノブは可能な限りなくし，ドアは引き戸にしている。外来治療で三環系抗うつ薬を処方する場合は，過量服薬の際でも致死量に至らない量とするために頻回に通院させ，薬剤を家族に管理させるなどの工夫が必要である。

〔その後の経過〕入院後1カ月で不安・焦燥や罪業妄想は改善し，退院となった。しかし，その後も1年に一度ほど，同様の症状が再燃したため入退院を繰り返した。毎回 sodium valproate 800mg/日，amitriptyline 100mg/日，levomepromazine 100mg/日の投与で精神状態は改善した。3回目の入院前には，2人目の孫ができたため再燃し，「家族もない。家が破滅。破産。物もなくなった。裸になってしまう。死んじゃっている。分かんない。爆発しちゃう」などと言い，コードを首に巻いて自殺未遂を図った。入院のたびに修正型電気けいれん療法を考慮したが，家族の反対があり，薬物療法を続けた。症状の寛解期は自宅での生活は問題なく，病前とほぼ同じ程度の家事はできている。薬物療法は，lithium carbonate や clonazepam を試すも効果なく，ここ2年間は mirtazapine 15mg/日を投与している。自宅での家事は十分にできている。

本症例も経過中に本格的な自殺未遂をしているように，退行期うつ病では自殺の危険性が高い。本症例では抗うつ薬や抗精神病薬の効果を認め，情意減弱や人格水準の低下は認めていない。

コタール症候群

Cotard, J.[1-3] が記載した[3-5]，退行期うつ病（Cotard は不安メランコリーと記載）に伴って出現する，否定妄想を中心とする症候群をいう[4]。否定妄想とは「自分には内臓も胃も腸もない」，「自分には魂はなく，神は存在せず，悪魔もまた存在しない」といった，種々の臓器の機能やその存在の否定，あるいは身体全体，自分自身，人物，魂，神などの特性やその存在の否定のことをいう。その他，メランコリー性不安，劫罰あるいは憑依の妄想観念，自殺および自傷の傾向，痛覚脱失（もしくは痛覚過敏），巨大妄想，不死妄想などが特徴である。巨大妄想とは「自分が世界中に存在するすべての悪の原因である。地獄の力を持っている」などというものであり，不死妄想とは，「自分の体は通常の状態ではなく，もし死ぬことができたなら，ずっと以前に死ん

でいたであろう。死ぬこともできない」というものである。また，すべてを否定し反対する反対症や拒食を認めることがある。

文　献

1) Cotard, J. : Du délire hypochondriaque dans une forme grave de la mélancolie anxieuse. Ann. Méd. Psychol., 38 ; 168-174, 1880.
2) Cotard, J. : Du délire des negations. Arch. de. Neurol., 4 ; 152-170, 282-296, 1882.
3) Cotard, J. : Du délire d'énormité. Ann. Méd. Psychol., 46 ; 465-469, 1888.
4) 山科満：Cotard症候群．中安信夫編：稀で特異な精神症候群ないし状態像．星和書店，東京，p.18-25, 2004.

5) その他

① 嫉妬妄想

　嫉妬妄想とは，自分の配偶者や愛人が他人と性的関係や愛情関係をもつと固く信じて，訂正ができないことである。初老期・老年期が好発年齢であり，妄想性障害，アルコール依存症，統合失調症，脳器質疾患などに出現する。

　嫉妬妄想は，嫉妬という主題の特異性から古今東西様々な文学作品にも取り上げられている。シェイクスピアの戯曲に登場するオセロは妻デスデモーナが浮気しているという嫉妬妄想を抱き，彼女を絞め殺し自らも命を絶った。こうした自傷他害の事件にまで発展する嫉妬妄想はオセロ症候群 Othello syndrome と呼ばれている。しばしば患者はストーカーや危険人物となる。嫉妬妄想にはいくつかの特徴がある。まず，もともとプライドの高い人に出現しやすい。嫉妬妄想の背景には性のコンプレックスが存在することがある。インポテンツなど性機能が減弱しているにもかかわらず，逆に性衝動が亢進する場合もある。また，皮膚寄生虫妄想など他の主題の妄想と比較すると，人との関係という意味合いが強く，喪失しかけている他者を自分のものにしておきたいという強い感情を伴うことが特徴である。したがって，嫉妬妄想の治療ではしばしば配偶者や他者との人間関係の再構築が求められる。

　妄想は，内面に何かしら脱落を生じた主体が低いレベルで自己の安定を得ようとする努力の表現といえる。嫉妬妄想をはじめとする妄想性障害では，心の奥に低い自己評価をかかえている患者が少なくない。治療者にはこうした妄想を持たざるをえなかった患者の生きていきにくさ，辛さに共感し，妄想を持つことによって病者が何を訴えようとしているかを考え，これを支える基本姿勢が必要である。嫉妬妄想を老年期の性の特徴や喪失体験，自己存在価値の低下と復権の構造，物とられ妄想との共通点など，ライフサイクルの視点から捉えることが治療に役立つ場合もある。薬物療法では少量の抗精神病薬が用いられる。薬物療法で妄想自体を消失させることは難しいが，切迫感を改善させることが少なくない。

　一方で，嫉妬妄想の対象となった配偶者にも配慮が必要である。彼らは，自身に向けられた

性的な内容の妄想という特異性からかなり動揺していることが少なくない。特に高齢者の場合は妄想内容の特異性から社会的に口に出すことに抵抗があり，援助を求めずにひとりで耐えている場合も少なくない。暴力的な事件が発現してから初めて医療機関につながるケースも多い。治療者は配偶者にも配慮や共感を示す必要がある。

症例28　発症時53歳，女性（妄想性障害に伴う嫉妬妄想[9]）

〔生活歴〕家族歴に特記すべきものはなく，既往症として55歳時に帯状疱疹がある。性格は真面目であるが，高慢でプライドが高く，頑固で勝気であった。同胞5名中の第3子として生まれ，厳格な両親に育てられた。13歳時に父を亡くした後は妹たちに頼られる存在であった。高校卒業後は自動車関係の事務職で仕事をし，18歳時に会社で現夫と知り合い，24歳時に結婚し，2児をもうけた。夫以外とはつきあったことはないという。夫は地元の名家出身であり，自動車販売の会社を経営していた。自営業の手伝いと家事の両立で忙しい生活を送っていた。40歳代後半には，子供たちは東京の大学に行くようになり，自宅からは巣立った。50歳時に閉経となり，55歳時に帯下が多くなり婦人科に受診したが，異常所見を認めなかった。

〔現病歴〕53歳時から夫が浮気しているのではないかと疑い，見張ったり覗いたりと何度も夫の行動を確認するようになった。56歳時には「夜間夫が家を出て行き，何人もの女性と浮気している」という嫉妬妄想が体系化した。夫や子供たちは浮気を否定するが，本人の妄想は全く訂正されなかった。さらに「浮気をするために，餃子の中にも水の中にも睡眠薬を50錠くらい入れられた。下剤や殺虫剤を入れられた」などと夫を責め立て，夫を殴り，噛み，包丁を突きつけたため，医療保護入院となった。

〔入院治療とその後の外来での治療〕身なりはこぎれいであった。夫以外に対しては比較的礼節を保っていたが，表情は硬く，治療者には不信感を抱いていた。改訂版長谷川式簡易知能評価スケールは30/30と正常であり，頭部CTや血液検査では異常所見を認めなかった。妄想に基づいた興奮が夫に対して強かったため，haloperidolを3mg/日から徐々に増量して最大12mg/日投与するものの，嫉妬妄想は改善しなかった。

本人に夫が浮気をしているとする根拠を問うと，「夫が夜に飲み屋に外出するときに行き先を言わなかった。靴の位置が置いたところから少しずれていた。ブラインドが少し開いていた。トイレの窓が開いていて，ほこりが取れていた。夫が靴下を1日何回も取り替えている。冬なのに車の上に霜が降りていない。これらが浮気をするために出て行った痕跡だ」などという。また，夫がお手洗いにいくと，「トイレの窓から外に行ってきたのだろう」という。

当初患者は妄想以外の話を避けていたが，共感しながらゆっくり話を聞いていった。入院1カ月後にはようやく，今までよき妻であるよう子供や夫につくしてきて頑張ってきたこと，

子供が巣立ったときに夫の精神的な支えがなかったこと，更年期で女性としての自信を失っていたことなどを筆者に語った。

妄想は改善しなかったが，徐々に切迫感が軽減したため，入院2カ月後に退院となった。外来では haloperidol 1.5mg/日の投与を続けた。筆者には女性としての不安を毎回訴えていた。その後も夫への嫉妬妄想は変わらなかったが，夫との生活は何とか保つことができた。全経過の中で，幻覚や，嫉妬以外の妄想は認めず，思考や意志や行為の秩序と明晰さは保たれていた。

〔まとめ〕本症例はプライドが高い性格を背景として，女性としての自信を失っていた頃，嫉妬妄想が体系化した。嫉妬妄想は訂正不能であったが，薬物療法等にて若干切迫感が改善した。妄想を持つことによって病者が何を訴えようとしているかを考え，妄想を持たざるをえなかった患者の生きていきにくさに共感する基本姿勢が必要であった。

② 口腔内セネストパチー

口腔内セネストパチーとは，口腔内に限定する体感幻覚のことをいう。初老期や老年期に出現しやすく，「歯のあたりからドロドロしたものが出てくる」などと，奇妙でグロテスクな表現で動きを伴って語られることが特徴であり，慢性的に経過しやすい。

ところで，セネストパチーとは体感に限局する精神病のことである。体感とは，他にも全感覚，内臓感覚，一般感覚などと言われ，外部から刺激を受ける五感，すなわち視覚，聴覚，触覚，味覚，嗅覚とは違い，身体内部からの感覚であり，通常は意識されず，異常が問題となってからはじめてその存在が意識されるという性質をもつ[26]。症状が体感幻覚に限局するセネストパチーだけではなく，統合失調症やうつ病などに伴う場合がある。Huber, G.[15] は体感異常性統合失調症を提唱し，破瓜型，緊張型，妄想型に加えて統合失調症の第4番目の亜型とした。予後は割合良好であり，典型的な統合失調症の欠陥状態に至ることは少ないとされている。

セネストパチーは口腔内に限らず，「脳が溶けてドロドロしている」，「腸がグルグルとねじれていく」などと様々な身体部位に出現する。奇妙でグロテスクな表現で語られることが心気症と異なる。また，心気症のように身体の病気について検査を執拗に求めてくることは少なく，むしろ症状の改善を求めてくる。セネストパチーの周辺疾患には舌痛症や疼痛性障害，寄生虫妄想などがある。

症状が劇的に改善することはまれである。薬物療法としては抗精神病薬や抗うつ薬などを中心に試すことで，少しでも症状が和らぐことがある。患者なりの対処方法[26] はしばしば有効である。ガムを噛む，歯科治療用のマウスピースを入れる，以下に掲げる症例のようにタバコを吸うなどの工夫で改善することがある。

口腔外科医ないしは歯科医は対処に困ることが多く，治療関係が悪化している場合が多い。

口腔外科あるいは歯科医を転々とするが歯科的処置では軽快せず，異なる治療を求め続ける。精神科医も対処に困ることがあるが，患者とつきあい，共に考えていく支持的な姿勢が大事である。

症例 29　発症時 67 歳，男性

〔生活歴〕姉が精神科病院に入院歴があるが詳細は不明である。性格は責任感が強く，また神経質であり，自分のやり方が強い方であった。高校卒業後，鉄道員として 55 歳まで働いていた。45 歳時に早期の胃癌に対して手術を行い，以後再発を認めていない。64 歳時に脳梗塞が出現したが，残存した症状は右半身のしびれだけであった。抗血小板薬や降圧薬の内服を継続していた。

〔現病歴〕67 歳時，特に誘因なく，以下のような口腔内に限局する体感幻覚が出現した。「歯が磁石で動かされている。歯が溶けるようである。歯と歯がぶつかっている。歯にゴムが入っていて巻きついている。口からねばねばしたもの，納豆とか山芋を食べた感じのものが出てくる」。最初に口腔外科に受診したが，口腔内に異常所見を認めなかった。その後，口腔外科医からの再三にわたる説明にもかかわらず，患者は「歯が磁石で動かされている」などと違和感を確信していた。患者は自らの対処方法として，毎日頻回にうがいや歯磨きをしていた。患者によると，タバコを吸うと症状が若干改善するという。また，歯ぎしりをする対処方法が続いた結果，歯ぎしりがくせになってしまった。口腔外科医が抗不安薬を投与したが，症状は改善せずに当方に診察依頼となった。

〔治療経過〕家族と同伴で受診した。長身で痩せ型，身だしなみは清潔に保たれていたが，表情は硬く，感情表出は乏しかった。家庭内での日常生活は介助を必要とはせず，物忘れをうかがわせる所見もなかった。抑うつ気分はなく，被害妄想や微小妄想は認めなかった。

診察中もくせになってしまった歯ぎしりを続けていた。患者は自ら内面を語ることはなく，質問に対しては淡々とした返答であるが，「起きると歯がぶつかっている。ねばねばしたものが出てくる」などと口腔内の異常を訴え続け，口腔内セネストパチーに対する治療を強く求めてきた。一方で，口腔内以外の身体の訴えや検査の要求はなかった。

Sulpiride 100mg/日を投与すると，症状が若干改善し，本人の苦痛は軽減した。以後，支持的なかかわりを続けている。人格の変化や認知機能の低下は認めず，改訂版長谷川式簡易知能評価スケールは 28/30 である。

〔まとめ〕口腔内に限局するセネストパチーが慢性的に持続している症例である。口腔外科では異常所見を認めないが，症状に対して強く改善を求めてくる。抗精神病薬の投与と支持的なかかわりが症状の軽減に若干寄与している。

③ 皮膚寄生虫妄想

　皮膚寄生虫妄想とは，初老期・老年期の女性に多く出現する，皮膚に寄生虫がいるという妄想である。他の精神症状を伴わない場合は，発症は緩徐であり，人格や情意の変化は少ない。

　皮膚寄生虫妄想を詳細に記載したのはスウェーデンの Ekbom, K. A.[7,8] である。彼は，皮膚の中あるいは皮下に小さな虫がいると確信し，これを駆除するために全力を傾け，他の精神症状を伴わずに慢性に経過する 50 歳から 60 歳に至る 7 例の女性を報告し，初老期皮膚寄生虫妄想 Der praesenile Dermatozoenwahn の名で発表した。皮膚寄生虫妄想は人生後半期の女性に多く，女性が男性の 2 倍程度，発症は緩徐で，著しい人格変化や痴呆状態は示さない。患者はかゆみや感覚異常を訴え，それらが虫によってもたらされたと頑に信じている。患者は皮膚科に受診することが多く，精神科に最初から受診することは少ない。皮膚寄生虫妄想は他の精神症状を伴わない純粋型だけではなく，統合失調症や遅発パラフレニーなどにも出現する。

　かゆみや「皮下で動く感じ」，「ムズムズ感」，「チリチリする」，「チクチクする」などという，皮膚の異常知覚に基づいて寄生虫の存在を確信することが多い。皮膚だけではなく，眼球や胃や腸内の寄生虫妄想を訴えることもある。妄想の対象となる虫の種類はダニ，シラミ，疥癬，昆虫など様々である。虫を退治するために家に殺虫剤を撒いたり，毎日布団を干したり，衣服を煮たり熱湯をかけたり，室内の掃除を一日中続けていたりと，虫退治に一日を費やしてしまうことも稀でない。疏通性は比較的良好であるが，虫以外の話や身体の変容の話に持っていこうとすると，患者はその話を避け，身体の変容感も強く否定し，虫の話に固執しがちである。高齢者に同様に出現する嫉妬妄想と比較すると，皮膚寄生虫妄想は性格要因や対人関係における復権という意味合いは少なく，むしろ前述の口腔内セネストパチーや体感異常性統合失調症と類似する点が多い。皮膚寄生虫妄想を，若年齢のような主体からの無差別な拡散や漏洩といった自我漏洩症状やさせられ体験ではなく，自己身体や日常的で具体的な形としての「虫」に凝集された妄想と考える立場もある。皮膚寄生虫妄想では虫が自宅の部屋など生活空間にも存在すると訴える場合もあり，この点では遅発パラフレニーや共同体被害妄想と類似する。

　抗精神病薬を中心とした向精神薬はある程度効果を認め，しばしば妄想は軽減する。しかし，妄想が軽減した場合も虫への確信は消えない。皮膚寄生虫妄想という妄想を作り上げ，安定を得ようとする自助努力，一種のコーピングあるいは生活の復権を示しているとも思える。治療者は，よく話を聞いて信頼関係を築き，妄想を持たざるをえなかった患者の生きていきにくさ，つらさに共感し，これを支える基本姿勢が必要である。

症例 30　　発症時 71 歳，女性（文献 10 に提示した症例）

〔生活歴〕家族歴に特記すべきものはなく，既往歴には高血圧と胆石がある。同胞 5 名中の第 1 子として生まれ，高校卒業後は農家である実家の手伝いをしていた。23 歳で夫と結婚

し，2児をもうけた。子供はすでに結婚して独立し，現在は夫と二人暮らしである。性格は社交的である一方，几帳面で頑固な面も持ち合わせ，独善的にものごとを判断することが多かったという。54歳時に数カ月間不眠症が出現し，睡眠薬を服用したことがあった。

〔現病歴〕71歳時に外陰部の痛みや違和感を訴えて婦人科を受診したが異常所見を認めなかった。次第に患者は虫が這っているのではないかと考え出し，72歳になると「虫が股間の中を始終走り回り，外陰部を吸ったり血を吸ったりしている」という妄想が出現したため，婦人科から精神神経科に診察依頼となった。

〔治療経過〕身なりは整っていて，疎通性は良好であり，質問に対しては協力的に答えていた。しかし，筆者が虫以外の話や身体の変容の話に持っていこうとすると，本人はその話を避け，身体の変容感も強く否定し，虫の話に固執していた。そのため，可能な限り患者の話を忠実に聞いた。血液検査では末梢血や生化学検査で異常値を認めなかった。明らかな記憶障害や知能の低下はなく，行動は整い，日常生活に大きな障害はなかった。改訂版長谷川式簡易知能評価スケールは26/30であった。

不眠も伴っていたため，pimozide 2mg/日とtrazodone 50mg/日を処方したが妄想は改善しなかった。数カ月後には「たくさんの虫がお尻に集まり這っている。時には虫は踊りを踊っているようだ。夜になると虫の攻撃がひどく，チクッと刺す。股間から上がってきて子宮や背中にも入るようになった。背中を這っていると呼吸が苦しくなる。脇腹の周囲をぐるぐる一周することもある。虫に攻撃されると体がしっかりせず，立つことも困難になる。頭も焼かれた感じがする」などと症状の悪化を認めた。虫が出ないように夫に数時間も体をさするよう強要したり，汗を出せば虫がいなくなるという話を信じ，夏でも厚着をしていた。妄想の悪化に加えて抗精神病薬による尿閉が出現したため，入院治療となった。

入院中も「虫がムズムズと這っている。虫がたくさんいるとかゆくなる。お風呂に入ると虫が腰から動き，上の方にも下の方にも移動する」などと妄想が続いた。患者の話をゆっくり聞き，sulpiride 150mg/日，milnacipran 30mg/日，clonazepam 1mg/日を投与すると3カ月後には妄想の切迫感が改善したため，退院とした。退院後も情意減弱や人格水準の低下は認めていない。虫に関する妄想が持続しているが，通院が途絶えることはなく，患者は「病院に来ると安心する」という。

〔まとめ〕本症例は，皮膚の異常知覚が出現し，次第に虫のせいであるという妄想が出現した。抗精神病薬や抗うつ薬の効果を若干認め，支持的に治療を継続していくことが大事であった。

シャルル・ボネ症候群

　明瞭な幻視であるが，幻視以外の幻覚や妄想を伴わず，幻視に対する病識を持つ症候群をいう。18世紀のスイスの哲学者 Charles Bonnet が，白内障の手術を受けた自分の祖父および視力を失った自分自身に出現した明瞭な幻視体験を記載したことに端を発する。視力障害に伴う高齢者に多く，視力障害者では 10% ほどに出現するとされている[1]。光などの要素的で単純な幻視から人などの複雑な形の幻視まで出現する。末梢性だけではなく，中枢性の視覚障害でも出現する。脳血管障害などによる同名半盲では半盲視野内に明瞭な幻視が出現することがあるが，これもシャルル・ボネ症候群に当てはまる。視力障害を伴わないシャルル・ボネ症候群は，レビー小体型認知症の可能性がある[2]。発生機序の仮説には，感覚入力の低下による皮質の解放現象説などがある。

文　献

1) 高木俊介：Charles Bonne 症候群．中安信夫編：稀で特異な精神症候群ないし状態像．星和書店，東京，p.145-152, 2004.
2) Terao, T., Collison, S.：Charles Bonnet syndrome and dementia. The Lancet, 355；2168, 2000.

■文　献

1) Addonizio, G., Susman, V.L., Roth, S.D.：Neuroleptic malignant syndrome：review and analysis of 115 cases. Biol. Psychiatry, 22；1004-1020, 1987.

2) Caroff, S.N., Mann, S.C.：Neuroleptic malignant syndrome. Contemp. Clin. Neurol., 77；185-202, 1993.

3) Cotard, J.：Du délire hypochondriaque dans une forme grave de la mélancolie anxieuse. Ann. Méd. Psychol., 38；168-174, 1880.

4) Cotard, J.：Du délire des negations. Arch. de. Neurol., 4；152-170, 282-296, 1882.

5) Cotard, J.：Du délire d'énormité. Ann. Méd. Psychol., 46；465-469, 1888.

6) Delay, J., Pichot, P., Lempérière, J., et al.：Un neuroleptique majeur non phénothiazinique et non réserpinique, l'halopéridol, dans le traitement des psychoses. Ann. Méd. Psycholog., 118；145-152, 1960.

7) Ekbom, K.A.：Der Präsenile Dermatozoenwahn. Acta. Psychiatr. Neurol. Scand., 13；227-259, 1938.

8) Ekbom, K.A., Yorston, G., Miesch, M., et al.：The pre-senile delusion of infestation. Hist. Psychiatry, 14；229-256, 2003.

9) 船山道隆：高齢者の嫉妬妄想．老年精神医学雑誌，17；1062-1066, 2006.

10) 船山道隆：皮膚寄生虫妄想．濱田秀伯，古茶大樹編著：メランコリー．弘文堂，東京，p.154-162, 2008.

11) 船山道隆, 白波瀬丈一郎：うつ病と自殺. 鹿島晴雄, 宮岡等編：よくわかるうつ病のすべて 改訂第2版. 永井書店, 東京, p324-332, 2009.

12) 船山道隆, 古茶大樹：遅発緊張病の経過中に死亡した3例. 臨床精神病理, 30；11-17, 2009.

13) 船山道隆：総合病院精神科病棟の死亡例. Medical Tribune, 43（46）；33, 2010.

14) 原田憲一：老人の妄想について―その2つの特徴　作話傾向および「共同体被害妄想」. 精神医学, 21；117-125, 1972.

15) Huber, G. : Die coenesthetische Schizophrenie. Neurologie, 33；491-520, 1957.

16) Jacobi, E. : Dic Psychosen im Klimakterium und in der Involution. Arch. Psychiat. Nervenkr., 90；595-705, 1930.

17) Janzarik, W. : Über das Kontaktmangelparanoid des höheren Alters und den Syndromcharakter schizophrenen Krankseins. Nervenarzt, 44；515-526, 1973.

18) 古茶大樹：遅発緊張病について. 精神経誌, 100；24-50, 1998.

19) 古茶大樹：メランコリー　E. クレペリン. 濱田秀伯, 古茶大樹編著：メランコリー. 弘文堂, 東京, p.13-44, 2008.

20) 古茶大樹：メランコリー ―躁うつ病の一状態像― G.L. ドレイフス. 濱田秀伯, 古茶大樹編著：メランコリー. 弘文堂, 東京, p.45-106, 2008.

21) Kraepelin, E. : Psychiatrie. 5 Aufl., Barth, Leipzig, 1896.

22) Kraepelin, E. : Psychiatrie. 8 Aufl., Barth, Leipzig, 1915.

23) 桑原博道, 墨岡亮, 本田ゆみえ他：医療訴訟事例から学ぶ―身体拘束時に発症した肺血栓塞栓症が原因で死亡した事例―. 日本外科学会雑誌, 111；176-177, 2010.

24) Mann, S.C., Caroff, S.N., Bleier, H.R., et al. : Lethal catatonia. Am. J. Psychiatry, 143；1374-1381, 1986.

25) 松林直：救急搬送時診察のポイント. 切池信夫編：摂食障害救急患者治療マニュアル第2版. p.15, 2010.

26) 宮岡等：口腔内セネストパチー. 精神科治療学, 12；347-355, 1997.

27) 中嶋義文：高齢者への向精神薬使用上の留意点. 上島国利監修：精神科臨床ニューアプローチ 6 老年期精神障害. Medical View, 東京, p.143-148, 2005.

28) 中村満：静脈血栓塞栓症予防指針 日本総合病院精神医学治療指針2. 星和書店, 東京, 2006.

29) Philbrick, K.L., Rummans, T.A. : Malignant Catatonia. J. Neuropsychiatry, 6；1-13, 1994.

30) Roth, M. : The natural history of mental disorder in old age. J. Ment. Sci., 101；281-301, 1955.

31) Ray, W.A., Chung, C.P., Murray, K.T., et al. : Atypical antipsychotic drugs and the risk of sudden cardiac death. N. Engl. J. Med., 360；225-235, 2009.

32) Shalev, A., Hermesh, H., Munitz, H. : Mortality from neuroleptic malignant syndrome. J. Clin. Psychiatry, 50；18-25, 1989.

33) Sommer, M. : Zur Kenntnis der Spätkatatonie. Zeitschr. F.D.G. Neurol. Psychiat., 1；523-555,

1910.
34) Stauder, K.H. : Die tödliche Katatonie. Arch. Psychiatr. Nervenkr., 102 ; 614-634, 1934.
35) 鈴木眞理：摂食障害. 日本医事新報社, 東京, 2008.
36) Wick, R., Gilbert, J.D., Byard, R.W. : Caf coronary syndrome-fatal choking on food : an autopsy approach. J. Clin. Forensic. Med., 13 ; 135-138, 2006.
37) 山科満：Cotard 症候群. 中安信夫編：稀で特異な精神症候群ないし状態像. 星和書店, 東京, p.18-25, 2004.

第IV部

抗精神病薬の副作用に対するベッドサイド・プラクティス

抗精神病薬の副作用に対するベッドサイド・プラクティス

堀　孝文

はじめに

　統合失調症の治療において，薬物療法を安全に効果的に行うことは極めて重要である。しかし，薬物療法には避けがたい問題として副作用がある。薬剤副作用は，患者の健康を損なって日常生活に支障をきたすのみならず，薬物療法の継続を妨げ長期的な予後を不良にすることにつながるため，これを回避し最小にとどめる必要がある。そのためには薬物療法の十分な知識と経験を持つことが求められる。さらに，薬剤副作用の出現は個人差が極めて大きいため，患者一人一人について注意深く表情や姿勢，動作，精神症状の変化を観察し，検査所見を正確に評価しなければならない。このように丁寧に診療を行うことは，薬剤副作用に対応するために必要なだけでなく，治療的にも重要である。

　本邦に非定型抗精神病薬（非定型薬）が導入されてから，それまでの定型抗精神病薬（定型薬）による治療の時代とは薬剤副作用に対する注意や意識も変わってきている。定型薬は錐体外路系の副作用の頻度が高かったのに対し，非定型薬は代謝系の副作用が多い[43,52]。現時点では定型薬と非定型薬の両方が用いられており，双方の副作用を熟知していなければならない。

　ここではまず，薬物療法を行うにあたり知っておかなければならない薬剤副作用について「抗精神病薬による副作用」として実践的に解説し，その中で特に「精神症状との鑑別が問題となる副作用」を別に論じた。アカシジアと悪性症候群は後者で述べた。さらに臨床で常に問題となる「妊娠，出産，授乳と薬物療法」と「抗精神病薬と他の薬剤の併用の注意」についても別に概説した。また向精神薬は原語で，それ以外の一般薬はカタカナ（商品名®）で表記した。

1）抗精神病薬による副作用

① 錐体外路症状

　i．パーキンソン症状（振戦，筋強剛，無動，歩行障害）

　すべての抗精神病薬は，ドーパミン dopamine（DA）D_2 受容体を遮断することから，錐体外路症状 extrapyramidal symptoms（EPS）の出現を常に念頭におかなければならない。

パーキンソン症状は急性のEPSであり，投与初期（数週間）や薬剤の増量時に出現することが多い[22]。定型薬は非定型薬よりこの副作用が出現しやすく，その中ではhaloperidolなどのブチロフェノン系がchlorpromazineなどのフェノチアジン系より出現しやすい[46]。非定型薬の中ではrisperidoneなどのserotonin-dopamine antagonist（SDA）の方がolanzapine，clozapineなどのmulti-acting receptor targeted antipsychotics（MARTA）やaripiprazoleより出現しやすい。ただしrisperidoneやolanzapineは非定型薬の中でも用量依存性にEPSが出現しやすいことも念頭におく[28]。EPSは高齢者と女性に出現しやすいといわれる[22]。

　薬剤性の振戦は姿勢時や動作時に目立ち，粗大なことが多く左右差がない点が本態性のパーキンソン病と異なる[56]。特殊なものとして，口唇部に約5Hzで上下に動くRabbit症候群がある[33]。本症候群は，通常のパーキンソン症状に比して出現時期は遅く，投与後数カ月以降が多い。口部ジスキネジアと異なり律動的で舌には見られない。また，通常のパーキンソン症状に比して難治性である[33]。

　筋強剛は患者自身が自覚することは少ない。これが強い場合，悪性症候群の前駆症状の可能性があり，注意が必要である[20,46]。

　無動は自発運動の減少と緩慢が特徴である[54]。薬剤性パーキンソン症状では振戦よりも筋トーヌス亢進による動作緩慢が目立つ[20]。これについては，精神症状との鑑別が問題となるため後述する。

　歩行障害は前3者に比して頻度は少ないが，小刻み方向や突進歩行がみられる場合，転倒の危険性が高く，特に高齢者では早期の対応が必要である。

　対応　薬剤性パーキンソン症状のほとんどは，原因薬剤の減量や中止により軽減させることができる。処方と症状発現の時間的な関係を検討し，原因薬剤を同定する。多剤併用では，このような同定が困難となるため単剤治療が推奨される。次に精神症状を評価し，原因薬剤が減量可能かどうかを検討する。ほとんどの場合，抗精神病薬は中止できないため薬剤の変更を検討する。定型薬を非定型薬に，SDAをMARTAに変更することなどが考えられる。また減量できない場合や症状が強い場合は，抗パーキンソン薬を併用する。その際は抗コリン剤を第一選択とする。Biperidenの方がtrihexyphenidylよりムスカリン（M_1）受容体への選択性が高い[56]。これら抗コリン剤の副作用で口渇や便秘が悪化することも忘れてはならない。薬剤性パーキンソン症状は数カ月で改善されることが多く，抗コリン剤は漫然と併用せず，減量や中止をこころがける[46]。

ii. ジストニア（眼球上転，頸部ジストニア）

　ジストニアは持続性の筋収縮で，眼球上転や斜頸，舌の突出など頭頸部に多い[32]。よくみられるのは急性ジストニアで，投与開始後数時間から数日で出現する[22]。若年，男性に多く，しばしば午後に発症するが[32]，被暗示性もあり心理的ストレスで増悪する特徴もある[22]。高力値の定型薬の投与によるものが多いが，非定型薬でもみられる[32]。

　遅発性ジストニアは，抗精神病薬の慢性投与によって数カ月から数年で生じる。斜頸や体幹

の側彎で，非常に苦しく難治である[22]。

　対応　急性ジストニアは患者にとって非常につらい副作用であり，biperiden 5mg の筋注が第一選択である[32]。通常は著効するが無効な場合，diazepam 5〜10mg の静注ないし筋注が有効である[22]。抗精神病薬の種類や量を検討し，減量や変更を行う。症状が繰り返される場合は内服で抗コリン剤を併用する。

　遅発性ジストニアの治療は極めて困難で，抗コリン剤の大量投与や抗精神病薬の減量や変更にもほとんど反応しない。A 型ボツリヌス毒素の局所注射で一時的に軽減することもあるが[22]，持続的な効果は期待できない。

iii. Meige 症候群（眼瞼けいれん）

　Meige 症候群は，両側の眼瞼けいれん blepharospasm による開眼困難に，口や下顎など顔面下部の不随意運動 oromandibular dystonia を伴うものである。もとは特発性のものをさしていたが，近年は薬剤性など続発性のものも含めている[48]。薬剤性の Meige 症候群は，遅発性の副作用である。しかし，緊張やストレス，歩行により悪化することがある。開眼困難なため，歩行時に物にぶつかるなど危険なこともある。

　対応　原因と考えられる抗精神病薬の減量もしくは変更と，抗コリン剤の併用で軽快することもあるが，一部は難治である。A 型ボツリヌス毒素の局所注射が有効であるが[48]，持続的な効果が得られるかは不明である。

iv. Pisa 症候群

　Pisa 症候群は，薬剤誘発性のジストニア様の不随意運動である[49]。傍脊柱筋の持続的な収縮により，体幹が後方に軽度回旋しつつ収縮側を凹として側屈（側方反張 pleurothotonus）する[44]。本症は抗精神病薬の内服数年後に生ずることの多い遅発性の副作用で，緩徐に発症するが，抗精神病薬を増量後に出現することもある[44]。中高年の女性に多くみられる傾向がある[49]。

　対応　原因薬剤の減量や中止が有効である[44]。これらが精神症状のために困難な場合，抗コリン剤を併用ないし増量するが，trihexyphenidyl 12mg/日，分3 など比較的大量を用いる[44]。

v. 遅発性ジスキネジア tardive dyskinesia（TD）

　TD は，抗精神病薬の長期投与によって惹起される慢性の不随意運動である[45]。舌，口唇，下顎にみられることが多く，不規則でゆっくりとした捻転様の動きや舌打ちがみられる。四肢や体幹に舞踏病様，アテトーゼ様の運動を呈することがまれにある[39]。

　TD は遅発性の副作用の中では頻度が高い。高力値の定型薬の投与によるものが多いが，非定型薬でも報告があり，他に抗コリン剤，抗うつ薬，抗不安薬，抗ヒスタミン薬，抗てんかん薬，降圧薬，胃腸薬などでも生ずるという[45]。通常はこれらの薬剤を投与して数カ月から数年後の使用中に発症するが，抗精神病薬を減量や中止した際にも出現する。TD は極めて難治で非可逆的な例も多いが，若年者では回復の可能性がある[45]。高齢者，女性，脳器質性疾患，

糖尿病などが TD 発症のリスクファクターとされている。また，アカシジアを含む急性期の EPS も TD のリスクファクターと考えられており，注意が必要である[45]。

対応 TD に対する有効な治療法はまだ確立されていないため，発症を予防することが重要である。力価の高い定型薬を漫然と使用せず，非定型薬を中心に薬剤選択を検討する。

抗パーキンソン薬は TD が悪化するため原則として用いない[45]。また抗コリン剤がすでに投与されている場合は減量する。その理由は，抗精神病薬による DA 受容体の長期遮断によって DA 受容体の過感受性が形成され，DA 系の活動が亢進して TD が惹起されると考えられており，抗コリン剤で相対的に DA 系の活動亢進が助長されるからである。このメカニズムから抗精神病薬の再投与により症状が軽快しうることが説明されるが，効果は一時的であり，原因となる DA 受容体の遮断を強める結果になるため，長期的には逆効果と考えられる[45]。したがって，基本的には抗精神病薬の漸減や，非定型薬への変更を検討する。また，欧米の多くのガイドラインでは clozapine への切り替えを推奨しているため[16,39]，今後本邦でもその有効性が検証されていくものと考えられる。

② 代謝内分泌系

i. 高血糖

本邦では，世界で初めて olanzapine と quetiapine が糖尿病またはその既往がある患者に禁忌となった[9]。これは，本邦で両剤による死亡例も含む高血糖の報告が相次いだためである。また，clozapine は上記の患者には原則禁忌（投与しないことを原則とするが，特に必要な場合には慎重に投与）であり，他の非定型薬は，糖尿病またはその既往がある患者，あるいは家族歴など糖尿病の危険因子を有する患者には慎重投与となっている。

抗精神病薬の導入以前から，統合失調症では糖尿病の発生が一般人口に比べて多いといわれていた[6,19]。ただし，近年は抗精神病薬による要因も大きく，ことに clozapine と olanzapine に糖尿病の報告が集中している。非定型薬の糖尿病のリスクは，clozapine と olanzapine が最も高く，次いで quetiapine と risperidone である[1]。これらの薬剤はインスリン抵抗性を増大させると考えられているが，詳細は不明である。新たな高血糖の出現の多くは投与開始後 6 カ月以内で，特に最初の 1 カ月に集中している[6]。このような急激な発症は，通常の 2 型糖尿病ではみられない。また，非定型薬による糖尿病では，発症年齢が若いこと，肥満や体重増加が必ずしもみられないこと，半数近くに家族歴がないこと，女性の発症率も高いことなどが典型的な 2 型糖尿病と異なる[6]。

対応 抗精神病薬の投与開始前に，既往歴や家族歴を確認するとともに身体測定と空腹時血糖，HbA_{1c} の測定を忘れてはならない[1]。投与開始数カ月は特に注意が必要で，1 カ月ごとの採血が望ましい[1]。糖尿病や糖尿病性ケトアシドーシス発症の引き金になるものとして，ソフトドリンクの大量飲用や過食が指摘されている[9]。これらを具体的に患者や家族に説明する必要がある。

高血糖がみられた場合，原因薬剤を変更し内科医へコンサルトし，連携していくことが重要である．なお，日本糖尿病学会による診断基準（2010）では[31]，血糖値（①空腹時血糖値126mg/dL以上，②75g糖負荷試験で2時間値200mg/dL以上，③随時血糖値200mg/dL以上のうちいずれか）と HbA$_{1c}$ 6.1％以上の両方が満たされた場合，1回の測定でも糖尿病と診断される．

ii. 脂質異常症[注)]

非定型薬は中性脂肪の著明な増加と，総コレステロール（TC）の増加が指摘され，メタボリックシンドロームのリスクとなっている[19]．脂質異常症は長期的に患者のQOLに重大な影響を及ぼすが，糖尿病に比して症状に乏しく，切迫した危険を意識しにくい．しかし，これを放置すれば糖尿病，心血管障害，脳血管障害のリスクを高めるため，長期的な健康を見据えて対応していく必要がある．血中トリグリセリド（TG）値の増加は clozapine と olanzapine に多いが[43]，それ以外の抗精神病薬でも可能性があり注意が必要である．

対応 抗精神病薬の開始時に，TC，TG，HDLコレステロール，LDLコレステロールの測定を行い，3〜6カ月間隔でこれらを評価する[1]．開始前にすでに脂質異常症が認められる場合は，clozapine や olanzapine の使用が避けられるか検討し，経過中に上記の検査値が上がってきた場合は薬剤の変更も検討する．いずれの場合も内科医との連携が必要である．脂質異常症の治療に HMG-CoA 還元酵素阻害剤（スタチン系）が使用される場合は，横紋筋融解症に注意しCKもチェックしていく必要がある．

日本動脈硬化学会による脂質異常症の診断基準（2007）は，①高LDL血症（LDL≧140mg/dL），②低HDL血症（HDL＜40 mg/dL），③高TG血症（TG≧150mg/dL）のいずれかを満たすものである[29]．

注）2007年に改訂された『動脈硬化性疾患予防ガイドライン』（日本動脈硬化学会）において「高脂血症」は諸外国の dyslipidemia に合わせて「脂質異常症」に名称変更された[29]．

iii. 体重増加（メタボリックシンドローム，睡眠時無呼吸症候群）

抗精神病薬は，ヒスタミン H$_1$ 受容体やセロトニン 5-HT$_{2C}$ 受容体阻害作用を有し，食欲の亢進と鎮静により消費カロリーが低下して肥満をきたすといわれている[19]．抗精神病薬による体重の増加は clozapine が最も顕著で，ついで olanzapine, chlorpromazine, quetiapine, risperidone の順であり，非定型薬に多い[6]．これらは投与後短期間でも体重増加をきたしうる．体重増加は前項の高血糖，脂質異常症と連動しており，これらは同時に評価していく必要がある．

メタボリックシンドロームは，肥満，耐糖能異常，脂質異常症，高血圧症など動脈硬化性疾患の危険因子が重複するもので，統合失調症の患者では一般成人より頻度が高く，また発症する年齢も若い[19]．統合失調症の患者では，脂質摂取過多，身体活動の低下，インスリン抵抗性を亢進させる喫煙の比率の高さなどの生活習慣がメタボリックシンドロームの背景にある[19]．

関連するものとして，睡眠時無呼吸症候群 sleep apnea syndrome（SAS）がある．SAS は

睡眠中に無呼吸を繰り返す病態で，成人の数％に生ずるといわれる[37]。SASにはさまざまなサブタイプがあるが，そのほとんどが上気道の閉塞に伴う閉塞型睡眠時無呼吸低呼吸症候群 obstructive sleep apnea-hypopnea syndrome（OSAHS）である[37]。肥満では軟部組織が増加するため，OSAHSは悪化する。統合失調症においても今後注意していく必要がある。

対応 定期的な体重測定が必要で，生活習慣や食事について十分に説明し予防に努める。抗精神病薬の選択は，身体的な評価と薬剤の体重への影響を考慮して行う。

本邦におけるメタボリックシンドロームの診断基準は[27]，ウエスト周囲径が男性で85cm，女性で90cm以上を「要注意」とし，その中で①血清脂質異常（高TG血症または低HDL血症），②血圧高値（最高血圧130mmHg以上，または最低血圧85mmHg以上），③高血糖（空腹時血糖値110mg/dL）のうち2つ以上を有する場合である。

iv. 高プロラクチン血症（無月経，乳汁分泌，性欲減退）

高プロラクチン血症はD_2受容体の遮断によって生じ，女性では無月経をきたし，男女とも乳汁分泌や性機能障害の原因となるため[43]，患者のQOLへの影響が大きい。また，これにより長期的には骨密度の低下による骨粗鬆症や乳がんのリスクが上がる[17]。プロラクチン値の上昇は，sulpiride，risperidone，haloperidolで強く，olanzapineでは軽度で，clozapineやquetiapineはほとんどみられない[28,43]。

対応 高プロラクチン血症について患者に説明し，月経異常や乳汁分泌などの徴候を早期に把握し，血中プロラクチン値を測定する。正常値は男女でも施設によっても異なるが，概ね15～25ng/mL以下である[17]。精神症状と高プロラクチン血症による症状，検査結果を検討して薬剤の減量や変更を行う。治療薬としてD_2受容体作動薬のbromocriptineも考慮されるが，精神症状を悪化させる可能性もあり第一選択ではない。

③ 循環器系

i. QT延長

QT延長は先天性のものと薬剤などによる二次性のものがあり，抗精神病薬や抗うつ薬は二次性のQT延長をきたす[41]。QTの延長は突然死につながるTorsade de Pointes（TdP）型心室頻拍を惹起するため注意を要する[21,41]。QT延長自体は無症候であるが，TdPは突然生じ，その際に血圧低下，めまい，動悸，時に意識喪失を認める。通常自然に洞調律に復するが，時に心室細動へ移行し致死的となる。精神科領域における突然死の背景に，QT延長やTdPがあると推測されている[21]。定型薬も非定型薬もQT延長の可能性がある。また，chlorpromazine換算で1,000mg/日を超えるとQT延長のリスクが高まる[21]。抗精神病薬ではpimozideのみ先天性QT延長症候群とQT延長を起こしやすい患者（QT延長を起こす薬剤投与中，低カリウム・低マグネシウム血症，著明な徐脈）に禁忌となっている。二次性QT延長の危険因子として基礎心疾患や肝障害，低カリウム血症，高齢，女性などが知られている[21,41]。したがって，急性期の栄養不良，利尿薬・漢方薬の併用や下痢による低カリウム血症では特に注意が必要

で，急速に大量の抗精神病薬を投与する際には心電図を必ずチェックする。

対応 QT延長の早期発見のためには，心電図検査が必要である。入院時にはルーチンに検査するが，抗精神病薬を増量していく間にも施行して入院時と比較する必要がある。QT間隔は心拍数で補正したQTcで評価し，男性430ms未満，女性450ms未満を正常とすることが多い。500ms以上ではTdPが発生するリスクが高いとされる[41]。QT延長が認められた場合，以前の心電図との比較や血液検査を行い，内服薬の量や種類を検討する。また，循環器内科医へもコンサルトし，指示を仰ぐ。

ii. 起立性低血圧

抗精神病薬と三環系抗うつ薬では，起立性低血圧や頻脈，めまいを呈することがある。これは $α_1$ 受容体阻害作用によるもので，定型薬ではフェノチアジン系が，非定型薬では quetiapine と clozapine が慎重投与となっている。特に高齢者では転倒の危険があるために注意が必要である。

Sulpiride を除く全ての抗精神病薬はアドレナリン投与中の患者に対し禁忌となっている。アドレナリンは $α$ および $β$ 受容体刺激作用を有し，$α_1$ 刺激により血管収縮，$β_1$ 刺激により心拍数増加と心筋収縮力増大，$β_2$ 刺激により血管拡張が生ずるが，抗精神病薬の $α_1$ 受容体阻害作用により $β_2$ 刺激作用が優位となり血圧降下 epinephrine reversal の危険があるためである[36]。Sulpiride は $α$ 受容体阻害作用がほとんどないため使用できる。ただし，sulpiride は褐色細胞腫の患者では急激な昇圧作用を起こすおそれがあり，禁忌である。

対応 投与初期や高齢者，降圧剤を使用している患者，摂食不良の患者には十分に注意する。立ちくらみや転倒を認めた患者では血圧を測定し，臥位から座位または立位になった時に収縮期20mmHg以上，拡張期10mmHg以上低下した場合は起立性低血圧として内服薬を見直す。治療薬として，選択的 $α_1$ 受容体刺激作用のあるミドドリン（メトリジン®）の4～8mg/日，分2（夜間の臥位高血圧を回避するため朝，昼の投与）が推奨される[36]。弾性ストッキングの着用も有効である。

iii. 心筋炎と心筋症

今までほとんど問題にされることはなかったが，本邦でも clozapine が導入され今後は注意が必要な副作用である。心筋炎は心筋における炎症性の疾患である。多くはウイルス性で，感冒様症状が先行した後に胸痛，心不全，不整脈がみられる[24]。薬剤性心筋炎ではフェノチアジン系や三環系抗うつ薬でも報告はあるが，最も多いのは clozapine によるものである[23]。この場合，感冒様症状を伴わないこともある。投与開始後，ほとんどは1カ月以内に発症し，男性に多い[23]。この時期に息切れ，呼吸困難，疲労感，浮腫などの心不全症状と胸痛，不整脈などが出現した場合は本症を疑う。重篤で急激な経過をたどり，予後不良のことも少なくないため，直ちに心電図や採血を行い，循環器内科医にコンサルトする。

心筋症も clozapine によるものが多い。心筋炎と比べ，clozapine の投与開始後数カ月から数年と発現が遅い[23]。息ぎれ，呼吸困難，失神，めまい，動悸，不整脈，胸痛などが初期に現

れることがある。心筋症は国内の臨床試験において報告はないが，今後 clozapine を長期に使用する例が増えてくれば発生する可能性もある[23,24]。

対応 どちらも専門的な治療を要するため，精神科医にできることは疑ったらすぐに検査をし，専門医にコンサルトすることである。心電図で特異的な所見はなく，様々な非特異的異常がみられるという。採血では CK-MB や心筋トロポニン T などの心筋構成蛋白の上昇が知られている[24]。入院時の心電図と比較し，胸部 X 線写真で心拡大の有無をチェックし，速やかに内科医に連絡することが重要である。

④ 血液系

i. 顆粒球減少症

向精神薬による血液障害はまれではあるが，重篤な状態になるため注意が必要である。なかでも顆粒球減少症（末梢血の好中球数 1,500/mm^3 未満）や無顆粒球症（同 500/mm^3 未満）が比較的多い[12]。最も頻度が高いのが非定型薬の clozapine である[12]。また，定型薬の chlorpromazine や抗てんかん薬の carbamazepine でも報告が多い[12]。機序としては，免疫学的（アレルギー性）なものと中毒性のものが考えられている[21]。投与後数週から数カ月以内に発生することが多い。顆粒球減少時に特別な症状はみられないが，無顆粒球症で感染症が合併すると咽頭痛，悪寒，高熱などを呈し敗血症となる。

Clozapine は欧米から約 20 年遅れて本邦でも 2009 年に上市された。本邦における clozapine の国内臨床試験では，無顆粒球症の発症が 2.6％ あり，欧米の約 0.5％ に比して高かった[12]。同症はアジア人に多いといわれており注意を要する。顆粒球減少症および無顆粒球症は，clozapine の投与開始 18 週までに発症することが多い。他の薬剤と同様，年齢とともにリスクが上昇し，女性の方が男性よりも高い。クロザリル患者モニタリングサービス Clozaril Patient Monitoring Service（CPMS）が本剤の無顆粒球症の早期発見のために組織され，医療機関，保険薬局，医療従事者および患者を登録し，本剤使用にあたって講習会が義務づけられている[23]。本剤の投与開始基準は白血球数 4,000/mm^3 以上かつ好中球 2,000/mm^3 以上で，投与開始から 26 週間は毎週血液検査を実施することになっている。

対応 本症を念頭に置き，血液検査を施行して早期に発見し，疑わしい薬剤を即時中止する。血液内科医にコンサルトし，同時に血液培養や抗生剤投与など感染症の対策を行う。Clozapine については，CPMS の方針に従って対処する。

⑤ 自律神経系

i. 抗コリン作用（口渇，便秘，イレウス，排尿障害，眼圧上昇など）

抗コリン作用は，抗精神病薬の薬理作用によるものと，抗精神病薬の副作用である EPS の治療薬として併用する抗パーキンソン剤の薬理作用によるものがある。前者では定型薬のフェノチアジン系，非定型薬の clozapine が強く，olanzapine も比較的強い[28]。後者では前述の抗

コリン剤がある。

　主な症状は末梢性の副作用として口渇，鼻閉，便秘，麻痺性イレウス，排尿困難，尿閉，羞明，眼圧上昇などがあり，中枢性の副作用として記憶障害やせん妄がある。Olanzapine は尿閉，麻痺性イレウス，閉塞隅角緑内障では慎重投与，clozapine は前立腺肥大，閉塞隅角緑内障に慎重投与となっている。抗コリン作用は，通常薬剤の使用開始後や増量後まもなく出現する。ただし，抗コリン剤は TD のリスクファクターであり[45]，この場合は長期に使用した遅発性の副作用と考えられる。

　対応　これらの症状が強い場合には原因となっている薬物を漸減ないし変更することが必要である。口渇には対症的で適応外ではあるが，人工唾液（サリベートエアゾル®）の噴霧や去痰剤の L-エチルシステイン（チスタニン®）300mg/日，分3が用いられることもある[58]。

　便秘は日常的に頻度が高く，重篤になると麻痺性イレウスとなるため重要である。診察の際に体調について問診し，その際に排便の状況も確認する。入院患者の場合は，温度板などでバイタルサインと排泄の記録をチェックする習慣を身につける。便秘が疑われた場合，触診と聴診を行う。便秘に対してはまず生活指導（規則正しい生活，水分や食物繊維の摂取，運動）が基本である。その上で塩類下剤の酸化マグネシウム，大腸刺激性下剤のセンノシド（プルゼニド®），センナ（アローゼン®），ピコスルファートナトリウム（ラキソベロン®），消化管運動調整薬のクエン酸モサプリド（ガスモチン®），副交感神経刺激薬のパンテチン（パントシン®），漢方薬の大建中湯などから選択する。刺激性下剤は長期に漫然と使用せず，頓服とすることが望ましい。

　便秘や排尿障害に対してコリン作動薬を用いることがあるが，ベタネコール（ベサコリン®）はパーキンソニズムには禁忌であり，ジスチグミン（ウブレチド®）は慎重投与となっている。抗精神病薬の副作用でパーキンソニズムが生じ，それに対して抗コリン剤を用い，その副作用にコリン作動薬を用いてパーキンソニズムが悪化する，という副作用と多剤併用の連鎖に陥らないようにする。また，ジスチグミンについては，最近 cholinergic crisis の注意が喚起されている[13,42]。

Cholinergic crisis と cholinergic rebound

　コリン作動性クリーゼ cholinergic crisis とは，ジスチグミン（ウブレチド®）などのコリンエステラーゼ阻害薬による治療中に起こる，意識障害を伴うアセチルコリン過剰状態の急激な悪化をいう。死亡例が報告されたことから警告と使用上の注意が改定され，1日量の上限が 5mg に下げられた[1]。症状は，悪心・嘔吐，腹痛，下痢，唾液分泌過多，気道分泌過多，発汗，徐脈，縮瞳，呼吸困難等があり，検査で血清コリンエステラーゼの低下がみられる。

　Cholinergic rebound とは，抗コリン作用の強い向精神薬の急激な中止により遮断されていたアセチルコリンの作用が強く生じて上記のクリーゼのような状態となることをいう。Clozapine の中断によるものが有名である[2]。Clozapine は現在本邦で導入が進められてきているが，顆粒

球減少症など重篤な副作用のため，使用を中止することも予想される。現在本邦においては本症の報告はないが，今後出現する可能性があるため，注意が必要である。

文　献

1) 医薬品医療機器総合機構：ジスチグミン臭化物. 医薬品安全対策情報, 188, 2010. http://www.info.pmda.go.jp/dsu/DSU188.pdf
2) Shiovitz, T.M., Welke, T.L., Tigel, P.D. : Cholinergic rebound and rapid onset psychosis following abrupt clozapine withdrawal. Schizophr. Bull., 22 ; 591-595, 1996.

⑥ その他

i. 肝障害

　薬剤性肝障害は，機序として中毒性とアレルギー性があり，病態としてはトランスアミナーゼが優位な上昇を示す肝細胞障害型とアルカリフォスファターゼやビリルビンの上昇が顕著な胆汁うっ滞型，およびそれらの混合型がある[57]。肝細胞障害型では，発熱，全身倦怠感，食欲不振，悪心などを認め，胆汁うっ滞型では皮膚搔痒，黄疸などを呈する。薬物を投与して通常1～4週後に出現するが，それを超えて出現するものも4割ある[14]。肝障害はアルコール，肝炎，悪性腫瘍などでも生ずるため，これらの疾患も鑑別しつつ向精神薬の処方歴を検討する必要がある。定型薬では chlorpromazine が多く，haloperidol でも報告はある。非定型薬では clozapine が最も多く，その他はほぼ同等であるが，olanzapine がやや多い[57]。抗てんかん薬も頻度が高く，phenytoin, carbamazepine, sodium valproate では注意を要する。特に sodium valproate は高アンモニア血症を呈することが多い[57]。

　対応　薬剤投与により一過性にトランスアミナーゼが上昇し自然と低下することもあり，直ちに薬剤を中止する必要がない場合も多い。しかし，全身状態と検査所見を注意深く観察していくことが重要である。中等度以上の肝障害（ALT 300 IU/L 以上）では薬剤を中止し[14]，入院治療を行い，内科医にコンサルトする。肝細胞障害型ではグリチルリチン製剤（強力ネオミノファーゲン C®）を1～3A（20～60mL）/日静注する[21]。また，胆汁うっ滞型の治療で用いるウルソデオキシコール酸（ウルソ® 300～600mg/日，分3）は肝細胞膜保護作用を有するため併用することが多い[21]。混合型でも両者を併用する。

ii. けいれん

　抗精神病薬をはじめ多くの向精神薬で脳波異常やけいれん閾値の低下がみられる。薬剤副作用によるけいれんは強直間代性で，通常は1分以内である[18]。けいれんの発生は薬剤の用量依存性があり，大量・過量投与で生じやすい。鑑別として，水中毒に伴う低ナトリウム血症，アルコール離脱，低血糖，心因性などがある。抗精神病薬では zotepine, chlorpromazine, clozapine に多く，次いで olanzapine や quetiapine で報告が多い[18]。

　対応　精神科医がけいれんの発作中に遭遇することは極めてまれである。しかし，もし遭遇

した場合は冷静に対処する．けいれんしている患者の周囲の物を除き，外傷を負わないように注意し，発作の持続時間を測定する．けいれんが終息した際には直ちに口舌などからの出血の有無やその程度を評価し，バイタルサインをチェックする．けいれんが数分続くようであればdiazepam 10mg/2mL, 1A を静注する．呼吸抑制に注意して，1mL/分ほどで静注する[18]．通常は呼び出しを受けてかけつけた時には，すでに通常は発作が治まっている．その際はバイタルサインをチェックし，重積を予防するために phenobarbital 100mg/1mL, 1A を筋注する．重積の場合は，phenytoin 250mg/5mL, 1A を 1mL/分以下でゆっくりと静注する．急速静注では心停止，呼吸停止，血圧低下の危険がある．Phenytoin は，筋注や皮下注，動注はできない．

iii. 皮膚症状（薬疹，光線過敏症）

向精神薬による薬疹は軽症のものから重症のものまでさまざまであるが，最初はそれらを見分けることが困難なことも多いため，十分に注意する．薬疹は通常急性に発症し，薬剤投与開始から発症までの期間は5日〜2週間前後のことが多い[10]．しかし，以前に同様の薬剤で感作されている場合は数日以内でも発症する．一方，抗てんかん薬では数週〜数カ月後のことが多い．全ての原因薬剤の中で，carbamazepine の報告が最も多い[10]．また向精神薬ではphenobarbital の報告も多いことから，Vegetamin® にも注意が必要である．

光線過敏症は，通常量の日光により露光部位に生ずる皮膚炎で，内服薬によるものが最も多く，これを薬剤性光線過敏症または光線過敏型薬疹という[10]．症状は日焼け様の発疹や浮腫性の紅斑，色素沈着である．向精神薬の中では chlorpromazine が最も報告が多く，ついで carbamazepine が多い[10]．

薬疹の中で最も注意が必要なものは，重症薬疹である．これは，皮膚障害が重度・広範囲・遷延性で，粘膜疹を高頻度に併発するのが特徴である[10]．したがって，口唇や眼結膜などにも皮疹がみられた場合は，以下のような重症薬疹を念頭において速やかに対処する．

皮膚粘膜眼症候群 Stevens-Johnson syndrome（SJS）は，発熱（38℃以上）を伴う皮膚粘膜移行部（口唇，眼結膜，外陰部など）における粘膜疹および皮膚の紅斑で，しばしば水疱，表皮剥離などの壊死性障害を認める重症の薬疹である[10,21]．特に carbamazepine の報告が多く，「重大な副作用」としてあげられている．原因薬剤の投与開始後，ほとんどは3カ月以内に発症し，特に2週間以内で発症することが多い．中毒性表皮壊死症 toxic epidermal necrolysis（TEN, Lyell 症候群）は広範囲な紅斑と，全身の10％を超える表皮の壊死性障害で，SJS からの移行もある[10,21]．SJS の病変は体表の10％未満とされており，TEN は SJS の重症型とも考えられる[10,21]．致死率は SJS で約5％，TEN で約30％と高い[10]．

薬剤性過敏症症候群 drug-induced hypersensitivity syndrome（DIHS）は，医薬品を服用後，2週間以上経過してから発熱を伴って全身に紅斑丘疹や多形紅斑がみられるもので，進行すると紅皮症となる[10,21]．通常粘膜疹は伴わないか軽度で，全身のリンパ節腫脹，肝機能障害，末梢血異常（白血球増多，好酸球増多，異型リンパ球出現）がみられる．これは，ヒトへ

ルペスウイルス6型の再活性化が関与するもので、医薬品の中止後も症状は遷延する[10,21]。

対応 これら薬疹の治療の原則は、原因薬剤の同定と中止である。そのために発症時期と処方歴を照らし合わせる必要があるが、多剤併用はその作業を困難にするため日頃から単剤治療を心がけ、少なくとも同時に多剤を開始しないように注意する。薬剤添加リンパ球刺激試験 drug-induced lymphocyte stimulation test（DLST）で原因薬剤が特定できる可能性もあり[10]、同定が困難な場合にこの採血を試みる価値はある。

光線過敏症はその部位を冷やし、日光を避け、皮膚科を受診して外用薬を塗布する。SJS, TEN, DIHS などは重篤であり、早期に発見して原因薬剤を直ちに中止する。全身管理やステロイドの投与などが必要であり、入院治療にて皮膚科医と連携する必要がある。

2）精神症状との鑑別が問題となる副作用

① アカシジア

アカシジアは静座不能症ともいわれ、「じっと座っていられない」状態を呈する主に抗精神病薬による EPS 系の副作用である[40]。アカシジアは EPS の中では特殊で、体の動きは目立つが典型的な神経症状には乏しく、一方で主観的な不穏や不快が強い。中核症状は運動症状（足踏み、粗大な振戦、歩き回る、姿勢や体位の頻回な転換など）、感覚症状（下肢のムズムズ、ジリジリ、蟻走感など）、精神症状（不眠、不安・焦燥感、思考促迫など）である。患者の自覚症状は、強い不安・内的不穏と体を動かしたいという、駆り立てられるような衝動である。そのため、精神症状と誤診され、適切な処置がなされないと悪化し自傷行為や自殺につながることもある[40]。

アカシジアの出現率は定型薬では 20〜40％で、非定型薬ではそれより低いとされるがまれならずみられる[40]。非定型薬の中では aripiprazole や risperidone の頻度が高く[40]、その他の向精神薬では抗うつ薬や抗認知症薬の donepezil など、それ以外の薬では消化性潰瘍用薬のラニチジン（ザンタック®）、ファモチジン（ガスター®）など、抗アレルギー剤のオキサトミド（セルテクト®）、血圧降下薬のマニジピン（カルスロット®）、ジルチアゼム（ヘルベッサー®）などでもまれに報告がある[21]。向精神薬以外の薬剤投与後にアカシジアが出現すると、これが副作用であると認識されず精神症状と誤認されやすいため注意が必要である。さらに鉄欠乏症や糖尿病がリスクファクターともいわれ[40]、原因は複合的なものと考えられる。

急性アカシジアは、原因薬剤の投与開始か増量後、または抗コリン剤の減量や中止後 6 週間以内に発現するものである[21]。遅発性アカシジアは、原因薬剤の投与開始後 3 カ月以上経過して発現するもので、客観的症状は急性アカシジアとほぼ同様であるが、主観的症状はそれほど強くない[21]。また遅発性アカシジアは TD を合併しやすく、TD と同様に抗コリン剤が反応しないなど、TD と類似している。離脱性アカシジアは、3 カ月以上原因薬剤が投与され、その中断後 6 週間以内に発現するものである[21]。慢性アカシジアは、症状が 3 カ月以上続いた

もので，急性発症と遅発性発症がある。

アカシジアは精神症状と間違われやすいが，以下の特徴が鑑別のポイントである。まずアカシジアは患者にとって自我異質的であるため，苦痛を訴えて処置を求めることが多いことである[53]。また，アカシジアでは歩行や運動によって辛さが一時的に軽減するが，精神症状ではあまり変化しない[21]。さらに抗コリン剤が併用されていない場合は，その投与によって軽減することが多い。ただし，抗コリン剤は他のEPSへの有効性が80～90％であるのに比してアカシジアでは50％と低く[21]，このことはアカシジアにDA系以外の要因も関与していることを示唆している。その一つに精神的な要因も考えられる。

治療に抗うつ薬を併用している場合，近年SSRIで問題になっているactivation syndromeとの鑑別が問題となる。これは抗うつ薬による刺激性の行動毒性で，不安や焦燥，不眠，易刺激性などを呈するものである。この概念はいまだ確立しておらず，症候はアカシジアとも重なって鑑別困難であり，アカシジアを広義のactivation syndromeと考える立場もある[21]。またアカシジアは，神経疾患であるrestless leg syndromeとも極めて類似している。前者は日中にも多くみられるが，後者は夕方から夜間に多いという相違がある[21]。また前者は運動への強い衝動が一次症状で，後者は下肢の異常感覚が一次症状である。ただし，実際には鑑別困難で，合併していることもある。

対応 急性アカシジアの場合，抗コリン剤biperiden 5mgの筋注で治まることが多い[40]。ただし，原因薬剤の減量や変更などが同時に行われない限りすぐに再発する。また，amantadine 100～150mg/日，分2～3など他の抗パーキンソン薬やdiazepam 2～10mg/日，分1～2，clonazepam 0.5～3mg/日，分1～3，lorazepam 0.5～3mg/日，分1～3などのベンゾジアゼピン系薬剤の経口投与も有効である[21]。これらの薬剤は漫然と投与しない。Promethazineも有効であるが，restless leg syndromeでは症状を悪化させるため注意が必要である[53]。欧米ではアカシジアにpropranorolなどのβ遮断薬が第一選択となっている[40]。

遅発性アカシジアはTDのように治療が困難である。可能であれば原因薬剤を減量するか，定型薬であれば非定型薬に変更する。抗コリン剤は無効で，すでに併用されている場合には中止することで改善される場合がある[21]。ベンゾジアゼピン系薬が選択されることが多い。

症例31　26歳，男性

既往歴は特記すべきことなく，精神神経疾患の遺伝負因もない。内気，真面目な性格で中学までは成績優秀であったが高校で下位となり，1浪して大学に入学した。4年間ほとんど誰とも付き合わず，「周りに嫌がらせをされている」と感じていたが受診はせずに卒業し，事務職に就いた。入社数カ月後より周囲の物音に敏感になり，次第に「うるさい」という悪口が聞こえるようになった。仕事が手につかず，自宅療養となった。しかし自宅でも「会社の人

がつけてきている」,「自分をけなす声が聞こえる」と訴え,精神科を受診した。

　初診時,緊張し表情は硬かったが礼節は保たれていた。不眠,食欲低下,聴覚過敏,「周囲の物音は自分に対する嫌がらせ」という被害・関係妄想を認めた。また,患者の悪口を言う複数の声の幻聴を認めた。一方で「自分が悪いからだ」と自責的,抑うつ的であった。統合失調症と診断し,aripiprazole 6mg/日を分2で開始した。最初の1カ月は週に1回の外来通院で,6mgずつ漸増していった。2回目の外来時,幻覚や妄想は変わらず,不安も強く,そわそわと落着きがなかったためlorazepam 1mg/日を追加した。3回目以降は徐々に落ち着き,病的体験も軽減していった。Aripiprazole 27mg/日に増量後から足がじっとしていられない感じが始まり,次の外来では本人からまずそのことが訴えられた。その時は,診察中も何度か座り直して落ち着かなかった。アカシジアと考えlorazepamをclonazepamに変更し,一旦軽減したが,再び同様の状態となったため,aripiprazoleを24mg/日に減量したところ落ち着き,この量で維持した。初診の2カ月後より病的体験はほぼなくなり散歩に出るようになり,半年後には電車やバスに乗って外出できるようになった。

　本例では2回目の外来の落ち着かない状態は精神症状で,aripiprazole 27mg/日に増量後は急性アカシジアと考えられた。前者はまだ病的体験が目立ち,不安はそれらとともにあり,身体的な苦痛を訴えてはいなかった。それに対して後者は運動症状が強く,病的体験は軽減しており,薬剤増量後であったことなどからアカシジアと考えられた。Aripiprazoleの減量により消退したこともそれを支持している。

② 知覚変容発作

　知覚変容発作は,統合失調症でみられる視覚領域を中心とする発作性の知覚の変容体験である[55]。その内容は外界の対象が「はっきり見えてくる」,「迫ってくる」というもので,通常は気にならない周辺的で些細な部分の突出として体験される。「音が響く」という聴覚領域の体験や,奇妙な身体感覚,時間感覚の異常もあるが,これらよりも統合失調症では頻度の低い視覚領域の体験の方が多いことが特徴である[55]。発作中に不安や寂寥感など種々の情動体験を伴い,これもまた苦痛である。症状の出現は予期できず突然で,持続は数分から数時間である。睡眠をとると覚醒後に持ち越すことはなく,患者もそれを自覚し寝て対処することもある[55]。症状は,夕方に起こることが多く,人ごみや一人の時,緊張した時などにも好発し,そのような状況を回避する。患者はその対象からの転導が困難で,自ら抜け出すことができない。この体験は自己違和的なものであり,患者は他の病的体験とは区別し自ら訴えて治療を求めることが特徴である[55]。この体験は統合失調症の発症前も含めて緊張病状態を除く全経過で出現する可能性があるが,急性期を過ぎて寛解過程が停滞している段階において最も出現しやすい[55]。

知覚変容発作の成因については大きく2つの説がある。この体験を最初に報告した山口は，当初統合失調症に特異的な症状と考えた[55]。それは，この現象が起きやすい慢性期が統合失調症の進行過程と回復過程のせめぎあう不安定なバランスの時期であり，その微妙なバランスの崩れたときに発作現象が生ずると考えられることからである。また，薬剤性とは考えられない根拠として，服薬の中断では軽快しないことや抗精神病薬の投与前からこの症状を認めた報告があることがあげられている。その後，この現象は眼球上転など急性のEPSを伴うことや，抗精神病薬の減量により軽快したとの報告が相次ぎ，抗精神病薬の副作用という捉え方が増えている[51]。抗精神病薬ではhaloperidolのみ添付文書で副作用として「知覚変容発作」の記載がある。この発作は非定型薬の登場で減少しているが報告は散見されている。現時点では，知覚変容発作は統合失調症に特異的ではないが統合失調症過程に通底する症状で，薬剤も発作が出現する要因の一つであると考えられる[55]。

　対応　最も大切なことは，この発作を見逃さず，これが患者にとって非常に苦痛であり，日常生活が制限されることをよく認識することである。この発作には抗不安薬が有効で，cloxazolam 2mg頓用か6mg/日，分3やclonazepam 1.5～3mg/日，分3がよく用いられる[55]。EPSを伴うなど薬剤性が示唆される場合はbiperidenの投与や増量を行う。また，定型薬を非定型薬に，非定型薬でもこの発作の発現が報告されていないquetiapineやaripiprazoleへの変更を検討する[51]。

③ アキネジア・過鎮静・うつ

　アキネジアは自発運動の減少と緩徐化が特徴であり，EPSの一つとして発現する[54]。抗精神病薬服薬直後に出現することも，数週から数カ月後にみられることもある。アキネジアは，活動性が低下し動きも少なく，ぼんやりして反応も鈍い。顔面の表情や発語が乏しくなる。患者からの訴えはほとんどなく，精神症状の悪化とみなされることが多い。これらの鑑別のためには，抗精神病薬の減量や抗パーキンソン薬の投与が有効である[8]。

　Haloperidolの内服やfluphenazineデポ剤の筋注など高力価の抗精神病薬による抑うつ状態や自殺の報告があるが，これが真に薬剤性のものか否かについては，いまだ結論をみていない。その臨床像は，典型的なうつ病と異なり，抑うつ気分や悲哀感よりも気力・活力の低下が目立つとされている[8]。抗精神病薬による抑うつについて，①抗精神病薬投与後に生じた抑うつ症候群で，活動性減退，精神運動抑制，不活発などが目立ち，悲哀，抑うつ感情を示す例とは多少異なる，②抗精神病薬投与後あまり早期でなく，少なくとも4週間程度経過して出現する，③精神病後抑うつ，アキネジアが否定できる，④力価が高い薬物（haloperidol内服やデポ剤筋注）や，大量長期投与が関係する，などの場合には控えめにdrug-induced depressionといえるという[15]。しかし，実際には統合失調症にみられる抑うつ状態やpostpsychotic depression，慢性期の活動性の低下との鑑別は容易ではない[8]。

　非定型薬が選択されるようになり，過鎮静の程度は軽く頻度も少なくなってきている。ま

た，非定型薬の中には抗うつ作用が期待できるものもある。しかし，非定型薬であっても用量依存性にEPSが出現することから，アキネジアの可能性は念頭におくべきである。

対応 慎重に症状や状態を評価し，薬剤性の可能性を検討する。抗精神病薬の種類，量，内服の回数や時間を見直す。薬剤の種類は，力値の高いものやα_1，H_1，M_1受容体遮断作用の強いものほど可能性が高い[22]。日中の投与回数を減らし，就寝前にまとめることも有効である。

症例32　28歳，男性

既往歴に特記すべきことなく，遺伝負因もない。同胞2名の第2子で，もともと神経質，内気な性格で，小学校ではいじめられることもあった。高校入学後，家の鍵を何度も確認し，時計の秒針の音を気にするようになった。1年浪人して大学に入学したが，すぐに人目を気にして休みがちとなった。人込みで人が話していると自分のことを言っているように思え，一人で部屋にいると，死についてや卑猥な言葉が次々に浮かんできた。この状態で1年自宅に閉居した後，家族に連れられて精神科を受診した。

初診時，表情は硬く小さな声で抑揚なく応答した。眼差しは猜疑的で警戒している様子がうかがわれた。不眠，食欲の低下，聴覚過敏，自生思考を認めた。幻聴は認めなかったが，人が数人いて話しているのを見ると自分のことを話していると感じ，被害・関係念慮を認めた。初期統合失調症よりも一段進んだものと考え，risperidone 1mg/日から投与を開始した。夜は眠れるようになったが，時に何か聞こえるような感じと，「頭の中がぐちゃぐちゃした感じ」で混乱していたため，risperidoneを漸増しlorazepam 1mg/日も追加した。Risperidone 3mg/日で関係念慮は消退し，頭の中も落ち着いたというが，気持ちが沈み，おっくうで何もやる気がしない状態であった。外来では休学中の大学のことを気にして自己嫌悪や自信喪失，将来の不安を訴えた。家では正午すぎまで12時間以上眠っており，それ以外の時間も臥床していた。その後約半年は同様の状態が続いた。このためrisperidoneを漸減・中止し，olanzapineを2.5mgずつ漸増していった。それとともに体重が1カ月に2～3kgずつ増加し，開始前より数カ月で8kg増加した。その頃は気分が沈むというより何も感じない状態で，診察室へ入る動作も緩慢であった。Olanzapineを10mg/日まで漸増したところで急に眼球上転が出現し，救急外来でbiperidenを筋注することもあった。このためolanzapineを漸減し，aripiprazoleを開始した。Olanzapine 2.5mg/日，aripiprazole 24mg/日となったところで眼球上転はなくなり，体重増加も止まった。日中も起きていられるようになり，2年ぶりに友人とも会うことができた。しかし，大学は退学し，以後は自宅で特に何もせず過ごしている。

本例は，risperidoneで治療して不眠や過敏，関係念慮が改善した後，過眠を伴う不活発な状態が長く続いた。疲弊した状態で，大学のことや将来のことを考えて抑うつ的になるのは現実的で了解可能であり，postpsychotic depressionと考えられた。しかし，olanzapineに変

更した後の状態は，急性ジストニアが出現し動作も緩慢で，薬剤によるEPSと過鎮静と考えられた。これらはaripiprazoleを主剤として改善したが，その後数年にわたって自閉的な生活に変化はなく，これは統合失調症の陰性症状と考えられる。

④ 悪性症候群

悪性症候群 neuroleptic malignant syndrome（NMS）は，主に抗精神病薬による発熱，意識障害，EPS，自律神経症状を主徴とする重篤な死に至る可能性もある副作用である[21]。頻度は，向精神薬投与患者の約0.2%である[3]。発症機序としてはDA受容体遮断が主なものである。したがって定型薬のhaloperidolやchlorpromazineで報告が多く，特に筋肉注射や多剤併用，大量投与でリスクが高い[25]。非定型薬では頻度が少ないが，本邦で使用できる全てのもので報告はある。向精神薬以外にもDA受容体遮断作用のあるメトクロプラミド（プリンペラン®）でも報告されている[21]。また，lithiumと抗精神病薬の併用で発症することが知られている。まれではあるが，抗精神病薬や抗パーキンソン薬の急激な中断によっても生ずることが報告されており[25]，予防のために漸減が重要である。患者側のリスクとしては，脱水，低栄養，疲弊，感染，脳器質性疾患の併存がある。

NMSの診断は表IV-1のような診断基準をもとに行う[3,21]。診断基準はLevenson, J. L.らによるものが最も広く，Caroff, S. N.らのものが最も狭く厳密である[11]。基準を完全に満たさない場合でも，全身状態や経過から治療を開始することは重要な臨床判断である。発熱はほぼ全症例に認められる[11]。40℃以上の高熱を呈することが多い。筋強剛も90%以上に認められる[11]。著明な発汗や頻脈，血圧の変動などの自律神経症状も多く，これらの症状が発熱に先行して認められることが多い。検査所見ではCKの上昇が90%以上に認められる[11]。しばしば1,000以上，時に数万まで上昇する。白血球の増多も70%の症例で認められる。これらの所見は血液検査を行わない限り得られない。全身の状態をよく観察し，NMSを疑った場合は血液検査を緊急に行う。ただし，clozapineによるNMSの報告では，頻脈，発汗，意識障害の頻度が高く，発熱，筋強剛，CK上昇の頻度は定型薬によるものに比して低く典型的でないという[16]。重症化すると横紋筋融解症を併発し，ミオグロビンが増加し急性腎不全となり致命的になる[21]。

鑑別診断は，脳炎，敗血症，甲状腺機能亢進症（クリーゼ），アルコール離脱，熱中症などがあげられる。最近統合失調症の治療にSSRIなどの抗うつ薬を併用する場合もあり，セロトニン症候群との鑑別も注意を要する。セロトニン症候群も発熱や発汗など自律神経症状が目立ち，NMSとよく似た状態を呈する[21,25]。ただし，筋強剛などのEPSはNMSで頻度が高く，ミオクローヌスと腱反射亢進はセロトニン症候群に特徴的でNMSにはまれであることが鑑別点である[25]。極めて鑑別が困難なものに致死性緊張病がある。これは，急性に発症し，高熱

表Ⅳ-1 Caroff らの悪性症候群診断基準 [3]

以下のうち3項目を満たせば確定診断

1. 発症の7日以内に抗精神病投与を受けていること（デポ剤の場合2〜4週間以内）
2. 38.0℃以上の発熱
3. 筋強剛
4. 次の中から5徴候
    1) 精神状態の変化
    2) 頻脈
    3) 高血圧あるいは低血圧
    4) 頻呼吸あるいは低酸素症
    5) 発汗あるいは流涎
    6) 振戦
    7) 尿失禁
    8) CK上昇あるいはミオグロブリン尿
    9) 白血球増多
    10) 代謝性アシドーシス
5. 他の薬剤の影響，他の全身性疾患や神経精神疾患を除外できる

と頻脈，血圧上昇，筋緊張が著明な緊張病である。抗精神病薬の導入前には75%以上と高い死亡率であった[35]。血液検査では区別がつかないといわれる。現代において致死性の緊張病はまれと考えられるが，緊張病状態が重篤な場合は常にNMSとの鑑別が問題となる。向精神薬の投与と症状発現の時間的関係や，筋強剛はNMSの方が強いということを参考にする[35]。NMSの場合直ちに原因薬物を中止しなければならないが，致死性緊張病では抗精神病薬を続けなければならない。その場合は電気けいれん療法の導入も検討する。

対応 NMSの治療は，原因薬剤を中止し全身管理を行うことが原則である。発熱に対しては全身のクーリングを行い，十分な輸液と電解質の補正に努める[25]。内科医や麻酔科医との連携が望ましい。

筋強剛や意識障害が強い場合，発熱が40℃以上の場合などでは末梢性筋弛緩薬のdantroleneの点滴を行う。Dantroleneは1バイアル20mgであり，必ず注射用水（蒸留水）60mLで溶解する（温めると溶けやすい）[30]。生理食塩水では凝固するため使用しないこと，また混注はできないため単独のルートを確保すること，溶解液はpH 9以上であり血管外への漏出で壊死を起こすため太い静脈を確保すること，などが注意点である[30]。初回量2バイアル（40mg）を30分以上かけて投与する[30]。速すぎると血圧低下をきたす。症状に応じて20mgずつ増量し，1日最大200mgまでとし，通常7日間以内の投与とする。継続投与が必要で経口摂取が可能な場合1回25mgまたは50mgを1日3回，2〜3週間投与する[25]。

Dantroleneが無効もしくは効果不十分な時，bromocriptine 7.5〜15mg/日，分3を経口か経鼻チューブで投与する[25]。

3) 妊娠，出産，授乳と薬物療法

　統合失調症の患者の妊娠を知らされるのは，多くの場合突然である。主治医も心の準備ができていないことが多い。しかし，落ち着いてまず患者が妊娠の継続を希望しているか確認し，次にパートナーや家族など患者のサポート体制について把握する。その上で妊娠週数や出産予定日，精神状態，内服薬剤などを総合して今後の薬物療法について検討する。

　向精神薬の催奇性については，確実に判断できるデータはない。従来の報告から抗精神病薬の催奇性のリスクは高くはないが，周産期の児への影響があり，ベンゾジアゼピン系はやや催奇性の頻度は高く，抗てんかん薬と炭酸リチウムはさらにリスクが高いといえる[34]。しかし，抗精神病薬を急激に減薬や中止した時の再発のリスクははるかに高く，その方が妊娠の継続には危険で，出産後の育児にも深刻な影響を及ぼす[34]。したがって抗精神病薬は，種類と量を調節することはあっても原則として継続する。

　催奇性については，妊娠の時期によってリスクが異なることを念頭におく。受精から2週間まで，すなわち妊娠2週0日から妊娠3週6日まで（妊娠週数は，最終月経の開始日を0週0日とし28日型を基準とするため，受精日がすでに妊娠2週目となる）は all or none の原則が働き，薬剤の胎児への影響を考慮しなくてよい[38]。これは，影響があれば着床できず流産し，回復すれば後遺症を残さないという意味である。薬物の催奇性が問題になるのは，受精2週間後から妊娠4カ月の終わり（妊娠4週0日から妊娠15週6日）までである。統合失調症でよく用いられる向精神薬の妊娠，授乳に関する添付文書情報と，FDAのカテゴリーに準拠して調査したBriggs, G. G.らの分類[2]，従来の報告[7,34,47]を表にまとめた（表Ⅳ-2）。

　抗精神病薬では，フェノチアジン系の催奇性については現在ほぼ否定されている[34]。ブチロフェノン系の四肢奇形は有名であるが，これも否定されつつある[34]。非定型薬はまだ安全性を確認できるほどのデータは集積されていないが，現在までのところ催奇性は報告されていない。気分安定薬はいずれもリスクが高い。Briggsらの分類では triazolam と quazepam は禁忌となっている[2]。

　定型薬と非定型薬で催奇性のリスクにはほとんど差がない。定型薬の方がEPSは強く，鎮静も強いため，一般には非定型が選択されている。しかし，非定型薬で母体の肥満や代謝異常，高体重児の出産などが報告されており，定型薬を用いるべきという見解もある[5]。

　妊娠5カ月を過ぎると奇形のリスクはなくなるが，羊水減少症や発育不全など胎児毒性のリスクは続く[26]。抗精神病薬では新生児にEPSや呼吸抑制を，ベンゾジアゼピン系は低緊張や離脱症候群を惹起する可能性があり[26]，この時期に状態が安定していれば慎重に減量を試みる。妊娠中期から後期の精神症状の悪化に対しては，胎児への影響と薬剤の増量が新生児に与える影響を考慮して，修正型電気けいれん療法も検討する。

　多くの場合自然分娩が可能である。精神症状が非常に悪い場合は帝王切開となる。これらは

表IV-2 統合失調症の治療によく使われる向精神薬と妊娠・授乳

向精神薬	妊娠 添付文書	Briggs ら*	報告	授乳 添付文書	Briggs ら*
定型抗精神病薬					
chlorpromazine	投与しないことが望ましい	C_M	奇形なしが多い 新生児に呼吸抑制，EPS	投与しないことが望ましい	4
levomepromazine	投与しないことが望ましい			授乳を避けさせること	
haloperidol	禁忌	C_M	四肢奇形(否定されつつある)	授乳を中止させる	4
bromperidol	禁忌			授乳を中止させる	
非定型抗精神病薬					
risperidone	有益性投与	C_M	催奇形性なし	授乳を中止させる	4
perospirone	有益性投与		催奇形性なし	授乳を中止させる	
blonanserin	有益性投与			授乳を中止させる	
aripiprazole	有益性投与	C_M	催奇形性なし	授乳を中止させる	4
olanzapine	有益性投与	C_M	催奇形性なし	授乳を中止させる	4
quetiapine	有益性投与	C_M	催奇形性なし	授乳を中止させる	4
clozapine	有益性投与	B_M	催奇形性なし	授乳を避けさせること	4
その他					
sulpiride	有益性投与		催奇形性なし	授乳を避けさせること	
Vegetamin	投与しないことが望ましい			授乳を避けさせること	
気分安定薬					
lithium	禁忌	D	Ebstein 奇形 新生児の不整脈，低緊張	授乳を中止させる	4
carbamazepine	有益性投与	D_M	奇形のリスク数倍上がる 二分脊椎，心血管系，顔面	有益性投与	1
sodium valproate	有益性投与	D_M	奇形のリスク数倍上がる 二分脊椎，心血管系，顔面	授乳を避けさせること	4
ベンゾジアゼピン系					
diazepam	有益性投与	D	口唇・口蓋裂（一致せず） 新生児に低緊張，離脱	授乳を避けさせること	4
etizolam	有益性投与			授乳を避けさせること	
lorazepam	有益性投与	D_M		授乳を避けさせること	4
flunitrazepam	投与しないことが望ましい			授乳を避けさせること	4
triazolam	有益性投与	X_M		授乳を避けさせること	4
quazepam	有益性投与	X_M		授乳を避けさせること	4
clonazepam	有益性投与	D_M		授乳を避けさせること	4
抗パーキンソン薬					
biperiden	投与しないことが望ましい	C_M		投与しないことが望ましい	3
trihexyphenidyl	投与しないことが望ましい	C		授乳を避けさせること	3
promethazine	投与しないことが望ましい	C		投与しないことが望ましい	3

有益性投与：治療上有益性があれば投与可能。* Briggs et al. : Drugs in Pregnancy and Lactation 8th, 2008.
A：ヒト比較対照試験で危険性が証明されない，B：ヒト比較対照試験が実施されていない（証拠がない），C：危険性を否定できない，D：危険性の証拠あり，有益性投与，X：妊婦中は禁忌，M：製薬会社による評価
1：問題となる母乳の移行なし，2：母乳へ移行するが治療を優先し，薬剤が代謝されるまでまで待つ，3：ヒトのデータはないが、おそらく重大なリスクはない，4：ヒトのデータはないが、重大なリスクの可能性あり，授乳を推奨できない，5：ヒトのデータはないが，母親に重大なリスクの可能性あり，授乳を推奨できない，6：児に重大な毒性を及ぼす可能性あり，授乳は禁忌

産科医，家族とも十分に相談して決める。産後の精神状態が良好で家族のサポートも期待できればそのまま退院できるが，どちらかに問題があれば保健師による訪問や訪問看護の導入を準備する。患者と家族に機能的な問題が大きければ，乳児院を探す必要もある。

ほとんどの薬剤は母乳に移行する[47]。それが直ちに児への有害事象へとつながるものではないが，本邦の向精神薬の添付文書では，ほぼすべてが授乳を中止ないし避けさせると記載してある。表IV-2のBriggsらの分類でもほとんどの向精神薬は授乳を推奨できないとしている。特にlithiumは，治療濃度の1/3～1/2が母乳に移行し，注意が必要である[47]。唯一carbamazepineが可能となっているのは，母乳への移行が極めて少ないからである[2]。以上から，現時点では出産後は産科医と相談し，bromocriptine 5～7.5mg/日，分2～3を投与して乳汁分泌を抑制し，人工栄養にすることが一般的である。

症例33　42歳，女性（出産時29歳）

既往歴，遺伝負因に特記すべきことなし。同胞2名の第2子。大人しいが友達付き合いはよかった。高校卒業後，事務職につき，24歳時に職場で知り合った男性と結婚し，家庭に入った。26歳頃から独り言をいうようになり，家事が滞っていった。夜眠らず，急に泣き出したり，にやにや笑ったりするようになったため，27歳時に家族に連れられて受診した。

初診時，礼節は保たれていたが表面的で深みがなかった。頭の中でいろいろな人の声が聞こえる，隣の部屋の人が自分のことを言っている，と幻聴が目立っていた。途中でわずかに口を動かして独語し，何かに没入して一人別の世界にいるようなこともあった。統合失調症と診断し，chlorpromazine 75mg, haloperidol 2.25mg, trihexyphenidyl 6mg/日で治療を開始した。数カ月は病的体験が著しく，抗精神病薬を増量していった。半年ほどして幻聴はほぼなくなり家事も少しできるようになったが，相変わらず深刻味はなかった。その後chlorpromazine 150mg, haloperidol 6mg, trihexyphenidyl 6mg/日で維持した。

28歳時に妊娠が判明した。本人，家族とも喜び出産することはすぐに決まった。妊娠10週であったが，内服を維持しないと再発する可能性が高いこと，催奇性はないとは言えないが特別高くないことを説明し，内服の継続に了承された。しかし，まだ妊娠初期であり精神症状も落ち着いていたため，内服量を少し減らすことにした。妊娠32週時に高血圧と高血糖のため，産科病棟に入院した。その時chlorpromazine 75mg, haloperidol 3mg, trihexyphenidyl 4mg/日であったが，入院後独語がみられ，感情も不安定となった。このため，chlorpromazine 150mg, haloperidol 6mg/日に戻して落ち着き，2週間の入院で退院した。妊娠39週6日で破水して入院し，自然分娩で無事出産となった。若干羊水の混濁があったが，Apgarスコアは1分後9点，5分後10点で母子ともに健康であった。内服量が多いことから授乳は人工栄養を勧め，本人，家族も了承し，産科医よりbromocriptine 5mg/日が処

> 方された。退院後しばらくは実家で母親が育児を手伝うこととなった。産褥期は比較的落ち着いて経過した。
>
> 　非定型薬が本邦に導入される少し前の時代で，定型薬を最初から2種類併用する，当時よくみられた処方である。可能な限り減量しようと考えたが，結局それが再燃につながった。維持量に戻して落ち着き，出産も無事にでき，子どもも正常であった。

4) 抗精神病薬と他の薬剤の併用の注意

　薬物療法は，原則として単剤で行うべきである。最近は，初発の統合失調症に抗精神病薬を単剤で用いることはかなり一般化してきている。しかし慢性期にある患者や難治例では，多剤併用にならざるを得ない。また，身体疾患の治療薬を併用することも少なからずある。これらの場合，薬剤間の相互作用を考慮して処方する必要がある。しかし，膨大な数の薬剤の代謝酵素やその相互の関係を頭に入れることは不可能に近い。抗精神病薬以外の薬剤を投与する際は，その都度添付文書や成書[50]を参照して相互作用を確認する姿勢が重要である。

　抗精神病薬の大半は，肝臓で代謝酵素のチトクローム P450（CYP）によって代謝される。さらに抗精神病薬のほとんどは，CPYの分子種のうち 1A2，2D6，3A4 のいずれかで代謝される（表IV-3）[50]。別表にそれぞれの CYP を誘導する薬剤や阻害する薬剤を，添付文書などをもとにまとめた（表IV-4）。他の薬剤によって CYP が誘導されると，抗精神病薬の代謝は促進されてその作用が減弱する。たとえば，olanzapine を内服中の患者が入院中は禁煙し退院後に喫煙を再開した場合，喫煙によって CYP1A2 が誘導されて olanzapine の代謝が促進される。その結果，olanzapine の薬理作用は減弱し，精神症状が再燃する可能性がある[4]。

　まったく異なる領域の治療薬であっても，薬理学的に同様の作用機序を有していれば，相加的に働き作用が増強する。たとえば，消化管運動改善剤のドンペリドン（ナウゼリン®）は，抗 DA 作用を有するため，定型薬との併用で EPS が悪化することがある（表IV-5）。内科の治療薬であっても作用機序をその都度確認するようにする。

① 気分安定薬

　統合失調症の治療で，抗てんかん薬などの気分安定薬を併用することが少なからずある。衝動性の強い症例や脳波異常やけいれん発作を認めた症例などである。Lithium は，機序は不明であるが定型薬や clozapine との併用で心電図変化，重症の EPS，NMS，非可逆性の脳障害が現れることがある。Carbamazepine は，CYP1A2 や 3A4 を誘導するため，多くの抗精神病薬の作用を減弱させる（表IV-4）。Sodium valproate は，clozapine との併用でてんかん発作やせん妄を生ずるというが，この機序は不明である。しかし，今後 clozapine による治療が増加す

表IV-3　主な抗精神病薬の代謝酵素

	主な代謝酵素		
	CYP1A2	CYP2D6	CYP3A4
chlorpromazine		○	
levomepromazine		○	
haloperidol	△	△	○
bromperidol		○	
pimozide		△	○
risperidone		○	△
perospirone			○
blonanserin			○
aripiprazole		○	○
olanzapine	○	△	
quetiapine			○
clozapine	○		○

○：主たる代謝酵素，△：従たる代謝酵素

表IV-4　主な抗精神病薬と相互作用のある薬剤

	誘　導 代謝を促進し抗精神病薬の作用減弱	阻　害 代謝を阻害し抗精神病薬の作用増強
1A2	carbamazepine オメプラゾール（オメプラゾン®） リファンピシン（リファジン®） 喫煙 ⇩ olanzapine ↓, clozapine ↓	fluvoxamine シプロフロキサシン（シプロキサン®） ⇩ olanzapine ↑, clozapine ↑
2D6	なし	promethazine chlorpromazin paroxetine キニジン ⇩ haloperidol ↑, risperidone ↑, aripiprazole ↑
3A4	carbamazepine phenytoin phenobarbital リファンピシン（リファジン®） ⇩ haloperidol ↓, risperidone ↓, blonanserin ↓ aripiprazole ↓, quetiapine ↓, clozapine ↓	イトラコナゾール（イトリゾール®） フルコナゾール（ジフルカン®） クラリスロマイシン（クラリシッド®） エリスロマイシン（エリスロシン®） リトナビル（ノービア®） ⇩ **pimozide ↑, blonanserin ↑** haloperidol ↑, perospirone ↑, aripiprazole ↑, quetiapine ↑, clozapine ↑

↓：作用減弱，↑：作用増強。**太字**は併用禁忌，その他は併用注意。

表Ⅳ-5　DA受容体遮断作用を有しEPSを悪化させる薬剤

tandospirone［ブチロフェノン系との併用で］
lithium［機序不明ながらNMSのリスク］
ドンペリドン（ナウゼリン®）
メトクロプラミド（プリンペラン®）
⇩
haloperidol↑, bromperidol↑, perospirone↑
chlorpromazine↑, levomepromazine↑

ると考えられ，clozapineは用量依存性にけいれん閾値を低下させることから，抗てんかん薬を併用する際は注意が必要である。

② ベンゾジアゼピン系薬

　Triazolamは，perospironeとの併用で双方の血中濃度が上昇する。これは，どちらもCYP3A4により代謝されることから，代謝が競合して阻害されることによる。また，ベンゾジアゼピン系薬はclozapineとの併用で，心循環系の副作用が相互に増強され循環虚脱のリスクがあり，心停止や呼吸停止に至るおそれもあり併用注意となっている。ベンゾジアゼピン系ではないが，抗不安薬のtandospironeは弱いD₂遮断作用があり，定型薬との併用でEPSが増強する恐れがある（表Ⅳ-5）。

③ 抗生剤（抗真菌薬，マクロライド系）

　統合失調症の患者では爪白癬などの真菌症が少なくないため，皮膚科で経口の抗真菌剤を処方されることがある。アゾール系抗真菌剤やマクロライド系抗生物質，HIVプロテアーゼ阻害剤などはCYP3A4を阻害する（表Ⅳ-4）。Pimozideは，これによる作用増強でQT延長などの重篤な副作用のおそれがあるため，併用禁忌となっている[41]。Blonanserinは血中濃度の上昇が大きく，副作用のおそれが高いため，併用禁忌となっている。その他haloperidolや非定型薬の多くもCYP3A4で代謝されるため，併用に注意が必要である。

④ 消化器系薬剤

　メトクロプラミド（プリンペラン®）やドンペリドン（ナウゼリン®）は臨床的によく使われる。これらの薬剤は先に述べたように，DA遮断作用を有するため定型薬との併用ではEPSの出現に注意する（表Ⅳ-5）。また，プロトンポンプ阻害薬のオメプラゾール（オメプラゾン®）はCYP1A2が誘導されolanzapineやclozapineの作用が減弱する可能性がある。

■ 文　献

1) American Diabetes Association, American Psychiatric Association, American Association of Clinical Endocrinologists, North American Association for the Study of Obesity : Consensus Development Conference on Antipsychotic Drugs and Obesity and Diabetes. Diabetes Care, 27 ; 596-601, 2004.

2) Briggs, G.G., Freeman, R.K., Yaffe, S.J. : Drugs in pregnancy and lactation : a reference guide to fetal and neonatal risk. 8th, Wolters Kluwer Health/Lippincott Williams & Wilkins, Philadelphia, 2008.

3) Caroff, S.N., Mann, S.C. : Neuroleptic malignant syndrome. Med. Clin. North. Am., 77 ; 185-202, 1993.

4) Chiu, C.C., Lu, M.L., Huang, M.C., et al. : Heavy smoking, reduced olanzapine levels, and treatment effects : a case report. Ther. Drug Monit., 26 ; 579-581, 2004.

5) Gentile, S. : Antipsychotic therapy during early and late pregnancy. A systematic review. Schizophr. Bull., 36 ; 518-544, 2010.

6) Haupt, D.W., Newcomer, J.W. : 非定型抗精神病薬と耐糖能障害．臨床精神薬理，5 ; 1063-1082, 2002.

7) 林昌洋，佐藤孝道，北川浩明編：実践妊娠と薬 10,000例の相談事例とその情報．第2版，じほう，東京，2010.

8) 堀孝文：ポストサイコティックデプレッション．上島国利監修，朝田隆編：精神科臨床ニューアプローチ2 気分障害．メジカルビュー社，東京，p.127-132, 2005.

9) 堀孝文：Olanzapine, quetiapine．精神科治療薬の副作用：予防・早期発見・治療ガイドライン．精神科治療学，22 増刊；176-179, 2007.

10) 池澤善郎，相原道子編：薬疹のすべて エキスパートにまなぶ診療の実際．南江堂，東京，2008.

11) 稲田俊也，八木剛平：悪性症候群．三浦貞則監修，上島国利，村崎光邦，八木剛平編：改訂新版 2001 精神治療薬体系 下．星和書店，東京，p.139-154, 2001.

12) 猪口孝一：無顆粒球症について—Clozapine の副作用とその対処—．臨床精神薬理，12 ; 1385-1393, 2009.

13) 医薬品医療機器総合機構：ジスチグミン臭化物．医薬品安全対策情報，188, 2010. http://www.info.pmda.go.jp/dsu/DSU188.pdf

14) 泉順子，山本真紀子，濱野浩一：軽度の薬物性肝障害．精神科治療学，24 ; 679-684, 2009.

15) 上島国利：抗精神病薬の副作用 うつ状態の誘発．神経精神薬理，11 ; 25-35, 1989.

16) Karagianis, J.L., Phillips, L.C., Hogan, K.P. : Clozapine-associated neuroleptic malignant syndrome : two new cases and a review of the literature. Ann. Pharmacother., 33 ; 623-630, 1999.

17) 岸本泰士郎：高プロラクチン血症による長期的有害事象．精神科治療薬の副作用：予防・早期

発見・治療ガイドライン．精神科治療学，22 増刊；116-119, 2007.
18) 北畑亮輔：けいれん（てんかん性発作）．精神科治療薬の副作用：予防・早期発見・治療ガイドライン．精神科治療学，22 増刊；31-35, 2007.
19) 古賀聖名子：統合失調症におけるメタボリックシンドローム—その疾患自体と抗精神病薬の関与について—．精神科治療学，20；165-173, 2005.
20) 小口芳世，仁王進太郎：筋強剛（パーキンソン症状）．精神科治療薬の副作用：予防・早期発見・治療ガイドライン．精神科治療学，22 増刊；50-51, 2007.
21) 厚生労働省：重篤副作用疾患別対応マニュアル．http://www.mhlw.go.jp/topics/2006/11/tp1122-1.html
22) 小山司，高橋義人：従来型抗精神病薬．精神医学講座担当者会議監修，佐藤光源，井上新平，丹羽真一編：統合失調症治療ガイドライン．医学書院，東京，p.121-145, 2008.
23) クロザリル患者モニタリングサービス（CPMS Clozaril Patient Monitoring Service）．http://www.clozaril.jp/m_cpms/01.html
24) 久住一郎，小山司：Clozapine の副作用とその対処—糖尿病，心筋炎・心筋症を中心に—．臨床精神薬理，12；1395-1401, 2009.
25) 町野彰彦，福本拓治，萬谷智之ほか：悪性症候群への対応．薬局，61；86-92, 2010.
26) 松島英介：妊娠中，授乳中の薬物療法．分裂病の治療ガイドライン．精神科治療学，15 増刊；161-168, 2000.
27) メタボリックシンドローム診断基準検討委員会：メタボリックシンドロームの定義と診断基準．日本内科学会雑誌，94；794-809, 2005.
28) 村崎光邦：新規（新世代型）抗精神病薬．精神医学講座担当者会議監修，佐藤光源，井上新平，丹羽真一編：統合失調症治療ガイドライン．医学書院，東京，p.145-187, 2008.
29) 日本動脈硬化学会：動脈硬化性疾患予防 ガイドライン 2007 年版．http://jas.umin.ac.jp/pdf/guideline_summary.pdf
30) 日本麻酔科学会編：麻酔薬および麻酔関連薬使用ガイドライン第 3 版，2010．http://www.anesth.or.jp/guide/pdf/publication4-6.pdf
31) 日本糖尿病対策推進会議編：糖尿病治療のエッセンス 2011-2011．http://dl.med.or.jp/dl-med/tounyoubyou/diabetesp2010.pdf
32) 仁王進太郎：急性ジストニア．精神科治療薬の副作用：予防・早期発見・治療ガイドライン．精神科治療学，22 増刊；36-37, 2007.
33) 仁王進太郎：Rabbit 症候群．精神科治療薬の副作用：予防・早期発見・治療ガイドライン．精神科治療学，22 増刊；48-49, 2007.
34) 西澤治，近藤毅：妊娠中の向精神薬療法の継続と中止—統合失調症—．精神科治療学，24；549-554, 2009.
35) 西嶋康一：悪性緊張病と悪性症候群．臨床精神医学，38；813-819, 2009.

36) 佐藤清貴：低血圧症．今日の精神科治療ガイドライン．精神科治療学，25 増刊；312-315, 2010.
37) 佐藤誠：睡眠時無呼吸症候群（SAS）の病態と診断―精神科医にこれだけは知っておいてほしいこと―．精神科治療学，21；589-595, 2006.
38) 佐藤孝道：妊娠・出産・授乳期における薬物療法の基本的留意点．臨床精神薬理，7；1867-1874, 2004.
39) 澤田法英：遅発性ジスキネジア．精神科治療薬の副作用：予防・早期発見・治療ガイドライン．精神科治療学，22 増刊；61-65, 2007.
40) 志田博和：急性アカシジア．精神科治療薬の副作用：予防・早期発見・治療ガイドライン．精神科治療学，22 増刊；54-57, 2007.
41) 清水研，八田耕太郎：心電図異常（QT 延長症候群）と致死性不整脈（Torsade de Pointes）．精神科治療薬の副作用：予防・早期発見・治療ガイドライン．精神科治療学，22 増刊；82-85, 2007.
42) Shiovitz, T.M., Welke, T.L., Tigel, P.D. : Cholinergic rebound and rapid onset psychosis following abrupt clozapine withdrawal. Schizophr. Bull., 22 ; 591-595, 1996.
43) 須貝拓朗，澤村一司，染矢俊幸：向精神薬による注目すべき有害事象―非定型抗精神病薬を中心に―．臨床精神薬理，9；423-429, 2006.
44) 鈴木利人，安部秀三：Pisa 症候群の臨床的特徴と病態．臨床精神薬理，2；845-852, 1999.
45) 高宮真樹：遅発性ジスキネジア．三浦貞則監修：精神治療薬体系 下巻．星和書店，東京，p.100-119, 2001.
46) 武田俊彦：抗精神病薬による錐体外路症状の診断，治療，予防．臨床精神薬理，5；47-55, 2002.
47) 玉井浩：向精神薬服用中の母乳栄養の問題点．精神科治療学，24；581-586, 2009.
48) 坪井貴嗣：Meige 症候群．精神科治療薬の副作用：予防・早期発見・治療ガイドライン．精神科治療学，22 増刊；44-45, 2007.
49) 坪井貴嗣：Pisa 症候群．精神科治療薬の副作用：予防・早期発見・治療ガイドライン．精神科治療学，22 増刊；46-47, 2007.
50) 宇野司，立石智則：薬物相互作用．日本臨床精神神経薬理学会専門医制度委員会編：臨床精神神経薬理学テキスト 改訂第 2 版．星和書店，東京，p.90-99, 2008.
51) 渡辺憲：知覚変容発作と幻覚 抗精神病薬療法新時代における病態の把握と対応．精神経誌，111；127-136, 2009.
52) 渡邊衡一郎，岸本泰士郎，竹内啓善：非定型抗精神病薬の登場によって統合失調症治療の副作用に対する考え方がどう変化したか？ 臨床精神薬理，11；29-41, 2008.
53) 八木剛平，稲田俊也，神庭重信：アカシジアの診断と治療 とくに精神症状との関連について．精神科治療学，6；13-26, 1991.
54) 八木剛平：錐体外路系副作用―特に早期・可逆型について―．三浦貞則監修，上島国利，村

崎光邦, 八木剛平編：改訂新版2001精神治療薬体系 下. 星和書店, 東京, p.51-92, 2001.

55) 山口直彦：知覚変容発作. 中安信夫編：稀で特異な精神症候群ないし状態像. 星和書店, 東京, p.225-232, 2004.

56) 山本暢朋, 稲田俊也：錐体外路症状の治療. 日本臨床精神神経薬理学会専門医制度委員会編：臨床精神神経薬理学テキスト 改訂第2版. 星和書店, 東京, p.244-252, 2008.

57) 山下博栄, 山内俊雄：向精神薬による肝障害, 高アンモニア血症. 臨床精神医学, 32；539-547, 2003.

58) 吉岡眞吾：口渇・便秘. 精神科治療薬の副作用：予防・早期発見・治療ガイドライン. 精神科治療学, 22増刊；96-97, 2007.

著者一覧

中安 信夫（なかやす のぶお）［第Ⅰ部，第Ⅱ部 - 1］
　医療法人原会 原病院 顧問

関 由賀子（せき ゆかこ）［第Ⅱ部 - 2］
　国立国際医療研究センター病院 精神科 医長

神尾 聡（かみお さとる）［第Ⅱ部 - 3］
　医療法人赤城会 三枚橋病院 精神科

広沢 正孝（ひろさわ まさたか）［第Ⅱ部 - 4］
　順天堂大学大学院 スポーツ健康科学研究科 教授

本田 秀夫（ほんだ ひでお）［第Ⅲ部 - 1］
　山梨県立こころの発達総合支援センター 所長，山梨県中央児童相談所 副所長

吉岡 眞吾（よしおか しんご）［第Ⅲ部 - 2］
　独立行政法人国立病院機構 東尾張病院 司法精神医学部長，臨床研究部長

針間 博彦（はりま ひろひこ）［第Ⅲ部 - 3］
　東京都立松沢病院 精神科 医長

船山 道隆（ふなやま みちたか）［第Ⅲ部 - 4］
　日本赤十字社 足利赤十字病院 精神神経科 部長

堀 孝文（ほり たかふみ）［第Ⅳ部］
　筑波大学 保健管理センター 精神科 准教授

（執筆順，［ ］は執筆担当箇所）

編者略歴

中安 信夫（なかやす のぶお）

- 1949 年　山口県宇部市に生まれる
- 1975 年　東京大学医学部医学科卒業，精神医学教室に入局
- 1984 年　群馬大学医学部神経精神医学教室・講師
- 1988 年　東京都精神医学総合研究所社会精神医学研究部門・副参事研究員
- 1991 年　東京大学大学院医学系研究科精神医学分野・准教授
- 2010 年　医療法人原会原病院・顧問，現在に至る

専攻：臨床精神医学，精神病理学

著書：中安信夫『初期分裂病』（星和書店，1990）
　　　中安信夫『分裂病症候学―記述現象学的記載から神経心理学的理解へ』（星和書店，1991）
　　　中安信夫，神庭重信『対談：初期分裂病を語る』（星和書店，1991）
　　　中安信夫『初期分裂病／補稿』（星和書店，1996）
　　　中安信夫『宮﨑勤精神鑑定書別冊　中安信夫鑑定人の意見』（星和書店，2001）
　　　中安信夫『増補改訂分裂病症候学―記述現象学的記載から神経心理学的理解へ』（星和書店，2001）
　　　中安信夫編『精神科臨床のための必読100文献』（星和書店，2003）
　　　中安信夫『稀で特異な精神症候群ないし状態像』（星和書店，2004）
　　　中安信夫，村上靖彦編『初期分裂病―分裂病の顕在発症予防をめざして』（思春期青年期ケース研究10）（岩崎学術出版社，2004）
　　　村上靖彦，永田俊彦，市橋秀夫，中安信夫『座談 精神科臨床の考え方―危機を乗り越えるべく』（メディカルレビュー社，2005）
　　　中安信夫『精神科臨床を始める人のために―精神科臨床診断の方法』（星和書店，2007）
　　　中安信夫『体験を聴く・症候を読む・病態を解く―精神症候学の方法についての覚書』（星和書店，2008）
　　　針間博彦，中安信夫監訳『フィッシュ臨床精神病理学―精神医学における症状と徴候』（星和書店，2010）
　　　中安信夫『続 統合失調症候学―精神症候学の復権を求めて』（星和書店，2010）

統合失調症とその関連病態：ベッドサイド・プラクティス

2012 年 5 月 22 日　初版第 1 刷発行

編　者	中安信夫
発行者	石澤雄司
発行所	㈱星和書店

東京都杉並区上高井戸 1-2-5　〒168-0074
電話　03（3329）0031（営業）／03（3329）0033（編集）
Fax　03（5374）7186（営業）／03（5374）7185（編集）
http://www.seiwa-pb.co.jp

©2012　星和書店　　　Printed in Japan　　　ISBN 978-4-7911-0809-1

- 本書に掲載する著作物の複製権・翻訳権・上映権・譲渡権・公衆送信権（送信可能化権を含む）は（株）星和書店が保有します。
- JCOPY〈（社）出版者著作権管理機構　委託出版物〉
本書の無断複写は著作権法上での例外を除き禁じられています。複写される場合は，そのつど事前に（社）出版者著作権管理機構（電話 03-3513-6969, FAX 03-3513-6979, e-mail：info@jcopy.or.jp）の許諾を得てください。

体験を聴く・症候を読む・病態を解く 精神症候学の方法についての覚書	中安信夫 著	四六判 208p 2,600円
精神科臨床を始める人のために 精神科臨床診断の方法	中安信夫 著	四六判 80p 1,900円
稀で特異な精神症候群ないし状態像	中安信夫 編	B5判 252p 4,500円
続　統合失調症症候学 精神症候学の復権を求めて	中安信夫 著	A5判 上製函入 652p 9,800円
フィッシュ臨床精神病理学 精神医学における症状と徴候　第3版	P・ケージー、B・ケリー 著 針間博彦、中安信夫 監訳	A5判 260p 3,800円
クレランボー精神自動症	クレランボー 著 針間博彦 訳	A5判 368p 6,800円

発行：星和書店　http://www.seiwa-pb.co.jp　価格は本体(税別)です

書名	著訳者	判型・頁・価格
精神科における 予診・初診・初期治療	笠原 嘉 著	四六判 180p 2,000円
命令幻聴の認知行動療法	S・バーン、他著 菊池安希子 訳・監訳 朝波千尋、他訳	A5判 232p 2,800円
妄想・幻声・パラノイアへの 認知行動療法	P・チャドウィック、他著 古村 健、 石垣琢麿 訳	A5判 304p 2,900円
統合失調症のための 集団認知行動療法	E・ウイリアムズ 著 菊池安希子 訳・監訳 下津咲絵、他訳	A5判 240p 3,500円
統合失調症の 早期発見と認知療法 発症リスクの高い状態への 治療的アプローチ	P・フレンチ、 A・P・モリソン 著 松本和紀、 宮腰哲生 訳	A5判 196p 2,600円
自分自身をみる能力の 喪失について 統合失調症と自閉症の 発達心理学による説明	R・レンプ 著 高梨愛子、 山本 晃 訳	A5判 232p 2,900円

発行：星和書店　http://www.seiwa-pb.co.jp　価格は本体（税別）です

構造的解離： 慢性外傷の理解と治療 上巻（基本概念編）	ヴァンデアハート、他著 野間俊一、 岡野憲一郎 監訳	A5判 260p 3,500円
DIEPSSを使いこなす 改訂版 薬原性錐体外路症状の評価と診断 ―DIEPSSの解説と利用の手引き―	稲田俊也 著	B5判 92p 1,900円
自閉症考現箚記	石坂好樹 著	四六判 208p 2,800円
みんなで学ぶ アスペルガー症候群と 高機能自閉症	オゾノフ、ドーソン、 マックパートランド 著 田中康雄、 佐藤美奈子 訳	A5判 400p 2,600円
自閉症の心の世界 認知心理学からのアプローチ	F・ハッペ 著 石坂好樹、 神尾陽子、他訳	四六判 272p 2,600円
自閉症 幼児期精神病から発達障害へ	高木隆郎 編	B5判 288p 6,500円

発行：星和書店　http://www.seiwa-pb.co.jp　価格は本体(税別)です